Baender-Michalska
Baender

Yoga und Embodiment

Elisabeth Baender-Michalska
Rolf Baender

Yoga und Embodiment

Stress und Schmerz bewältigen

Mit einem Geleitwort von Johann Caspar Rüegg

Mit 124 Abbildungen und 25 Tabellen

Zusätzlich zum Download unter
www.schattauer.de/3062.html
ausdruckbares Trainingsmaterial und weitere Arbeitsmaterialien.
Bitte geben Sie den Zugangscode 3062-Q2f69A ein.

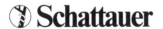

Schattauer

Elisabeth Baender-Michalska
Rolf Baender
Yoga Zentrum Darmstadt
Bewegungstherapie & Entspannungsverfahren
Heinrichstr. 117
64283 Darmstadt
fit@yoga-gymnastik.de

Bibliografische Information der Deutschen Nationalbibliothek
Die Deutsche Nationalbibliothek verzeichnet diese Publikation in der Deutschen Nationalbibliografie; detaillierte bibliografische Daten sind im Internet über http://dnb.d-nb.de abrufbar.

Besonderer Hinweis:
Die Medizin unterliegt einem fortwährenden Entwicklungsprozess, sodass alle Angaben, insbesondere zu diagnostischen und therapeutischen Verfahren, immer nur dem Wissensstand zum Zeitpunkt der Drucklegung des Buches entsprechen können. Hinsichtlich der angegebenen Empfehlungen zur Therapie und der Auswahl sowie Dosierung von Medikamenten wurde die größtmögliche Sorgfalt beachtet. Gleichwohl werden die Benutzer aufgefordert, die Beipackzettel und Fachinformationen der Hersteller zur Kontrolle heranzuziehen und im Zweifelsfall einen Spezialisten zu konsultieren. Fragliche Unstimmigkeiten sollten bitte im allgemeinen Interesse dem Verlag mitgeteilt werden. Der Benutzer selbst bleibt verantwortlich für jede diagnostische oder therapeutische Applikation, Medikation und Dosierung.
In diesem Buch sind eingetragene Warenzeichen (geschützte Warennamen) nicht besonders kenntlich gemacht. Es kann also aus dem Fehlen eines entsprechenden Hinweises nicht geschlossen werden, dass es sich um einen freien Warennamen handelt.
Das Werk mit allen seinen Teilen ist urheberrechtlich geschützt. Jede Verwertung außerhalb der Bestimmungen des Urheberrechtsgesetzes ist ohne schriftliche Zustimmung des Verlages unzulässig und strafbar. Kein Teil des Werkes darf in irgendeiner Form ohne schriftliche Genehmigung des Verlages reproduziert werden.

© 2014 by Schattauer GmbH, Hölderlinstraße 3, 70174 Stuttgart, Germany
E-Mail: info@schattauer.de
Internet: www.schattauer.de
Printed in Germany

Lektorat: Katharina Sporns-Schollmeyer, Berlin
Umschlagabbildung: © maglyvi – Fotolia.com (Gehirn), © SashPictures – Fotolia.com (Neuronen), © Ivy – Fotolia.com (Silhouetten)
Satz: am-productions GmbH, Wiesloch
Druck und Einband: Himmer AG, Augsburg

Auch als E-Book erhältlich:
ISBN 978-3-7945-6866-6

ISBN 978-3-7945-3062-5

Geleitwort

Yoga als Mind-Body-Disziplin

Mehr und mehr Menschen praktizieren Meditation und Yoga. Den meisten steht weniger der Sinn nach Esoterik und Erleuchtung. Sie möchten einfach mit Stress und Hektik besser fertig werden. Denn Yoga entspannt Geist und Körper. Der renommierte amerikanische Stressforscher und Psychoendokrinologe Bruce Mc Ewen wurde einmal in einem Interview (DER SPIEGEL, 48/2008) gefragt, wie er persönlich den Stress bekämpfe. Die Antwort: Samstags gehe er zum Yoga. Als Naturwissenschaftler wisse er, dass Meditationstechniken wie Yoga schließlich zu messbaren physiologischen Änderungen führen.

Mind-Body-Interventionen wie Meditation und Yoga bewirken nicht nur eine Entspannung von Körper und Geist; sie verändern auch die Wirkung von Genen, die den Energiestoffwechsel und das Immunsystem beeinflussen. Beispielsweise wird durch das Entspannungstraining mit sofortiger Wirkung die Aktivität – die „Expression" – gewisser Gene gehemmt, die bei chronischem Stress und Entzündungen überaktiviert sind und dann eine fragwürdige Rolle spielen. Das haben unlängst Forscher des Benson-Henry Instituts für Mind-Body-Medicine am Massachusetts General Hospital in Boston und der Harvard Medical School, Boston, Massachusetts durch genetische Untersuchungen der Blutproben von Meditierenden herausgefunden (Bhasin et al., 2013). Vielleicht wird die Akzeptanz einer Mind-Body-Medizin durch eine naturwissenschaftlich ausgerichtete „Schulmedizin" in dem Maße höher, wie physiologisch plausible Modellvorstellungen über psychophysische Wechselwirkungen erarbeitet werden. Das trägt dazu bei, die Kluft zwischen einer orthodoxen, streng naturwissenschaftlichen Medizin und einer „komplementären" Mind-Body-Medizin zu überbrücken. Und das tut Not, denn sowohl diesseits als auch jenseits des Atlantiks wendet sich ein Großteil der Bevölkerung mehr und mehr den verschiedenen Heilverfahren einer Integrativen Medizin zu.

Studien zeigen eindrucksvoll, wie tiefgreifend Gehirn und Psyche auf den Körper und seine Gesundheit einwirken können. Allerdings: Geist und Körper – Mind und Body – beeinflussen sich wechselseitig. Psychophysische Interaktionen sind nicht nur psychosomatischer, sondern auch somatopsychischer Natur. So beruht etwa die heilsame Wirkung von Yoga auf der Fähigkeit eines Menschen, auf Seele und Geist auch über den Körper einzuwirken. Zum Beispiel kann über Veränderung des Atems und von Spannungsmustern der Körpermuskulatur die emotionale Befindlichkeit verändert werden. Körperhaltung und Gefühle hängen eng zusammen, das ist bekannt: Bei Stress ist man verspannt, und bei Scham oder Trauer steht man gebeugt da. Erhobenen Hauptes sind wir dagegen bei Stolz und Glück. Solche Gefühle können sich auch ganz von selbst einstellen, wenn wir die entsprechende Körperhaltung einnehmen. So hängt das Empfinden von Traurigkeit oder Fröhlichkeit (auch) von der Wahrnehmung bestimmter Körperzustände ab, sagt der amerikanische Neurowissenschaftler Antonio Damasio. Wohl kein anderer Emotionsforscher hat die Bedeutung der Verkörperung (Embodiment) unserer Gefühle für die seelische Befindlichkeit prägnanter zur Sprache gebracht.

Bekanntermaßen können bei psychischem Stress Verspannungen unserer (Rücken-) Muskulatur zu Fehlhaltungen und deprimierenden Schmerzen führen. Aber: Wie stark wir den Schmerz im Körper empfinden, hängt sehr von unserer mentalen Einstellung ab, etwa davon, ob wir Schmerz und Stress katastrophieren. Oder entspannt und gelassen bleiben – zum Beispiel dank Yoga, sagen Elisabeth Baender-Michalska und Rolf Baender. Sie verorten den Yoga als „zeittypische Intervention im Rahmen einer Mind-Body-Medizin". Möge ihr bemerkenswertes Buch die zahlreichen interessierten Leserinnen und Leser finden, die es verdient.

Hirschberg, im Frühjahr 2014 **Johann Caspar Rüegg**

Bhasin MK, Dusek JA, Chang B-H, Joseph MG, Denninger JW et al (2013). Relaxation Response Induces Temporal Transcriptome Changes in Energy
Metabolism, Insulin Secretion and Inflammatory Pathways. PLoS ONE 8(5): e62817.

Vorwort

"Exercise your body and mind. Discover your soul." Dieser auf den Trainer-T-Shirts aufgebrachte Leitspruch bringt die Mission des Yoga Zentrums Darmstadt zum Ausdruck. Körperübungen (*Asanas*), Atemlenkung (*Pranayama*) und Meditation (*Dhyana*) sind Aspekte des Yoga, die unseren Blick auf die verkörperte Selbstwahrnehmung in der Gegenwart, im Hier-Jetzt, lenken. Wir verbinden uns mit unserem Körper und begreifen, dass Körper, Geist/Gehirn und Seele eine Einheit bilden und keine getrennten Wesenheiten sind. Körper und Atem sind die beiden wichtigsten Komponenten der Verkörperung (Embodiment). Der Körper ist gegenwärtig, nicht in der Zukunft oder in der Vergangenheit verhaftet. Das gleiche gilt für den Atem. Mit dem Gewahrsein des subjektiv emotionalen Augenblicks können wir unsere Sehnsüchte, Ängste, Pläne, Erinnerungen, unseren Ärger oder Kummer loslassen. Wir werden zum neutralen Beobachter in eigener Sache, aufnahmebereit für die Lektionen, die das Auftauchen von Affekten uns lehrt, und dankbar für das vertiefende Verständnis des Lebens, das sie uns geben.

Die über 20-jährige eigene Yoga- und Meditationspraxis und die Erfahrungen mit vielen Kursteilnehmerinnen und -teilnehmern motivierten uns, das Buchprojekt zu wagen. Frauen und Männer aller Altersstufen suchen unser Studio aus vielfältigen Gründen auf: Dabei stehen Gesundheit und Wohlbefinden, der Umgang mit Schmerz sowie Aspekte der Selbstfindung und Sinnsuche im Vordergrund:

- Entspannung vom stressigen (Berufs-)Alltag,
- Linderung von Schulter-Nacken- oder Rückenschmerzen,
- Verbesserung der Beweglichkeit durch Dehnung und Kräftigung der Muskulatur,
- berufliche und private Neuorientierung.

Patienten mit Migräne, Tinnitus, Bluthochdruck, Asthma, Adipositas oder Krebserkrankungen suchen den Weg in den Yogaunterricht. Immer häufiger folgen Menschen dem Rat von Ärzten oder Psychologen, bei körperlichen und/oder psychischen Beschwerden komplementärtherapeutisch einen Yogakurs zu besuchen. Darüber hinaus freuen wir uns über die Teilnahme aller Menschen, die ohne gesundheitliche Beeinträchtigungen einfach nur Interesse und Freude an Bewegung und Entspannung haben und sich psychisch und körperlich „fit" halten wollen. Frauen, die zur Geburtsvor- und -nachbereitung

Yoga als adäquate Bewegungsform für sich und ihr Kind entdecken, finden eigens für sie konzipierte Kursprogramme.

Auf der Basis vieler Gespräche mit unseren Kursteilnehmerinnen und -teilnehmern, ihrer Erzählungen, Hinweise und Vorschläge, konzipierten wir Kursangebote für unterschiedliche Erfordernisse. Die dabei gesammelten Erfahrungen wären ohne den Input dieser Menschen nicht möglich gewesen. Wir danken allen Menschen, die durch offene und ehrliche Berichte über ihre psychischen, körperlichen und spirituellen Erfahrungen mit Yoga, Einblicke in ihr Leben und die Veränderungsprozesse, die die Yogapraxis in ihnen auslösten, gewährt haben. Ihre Beispiele sind Bestätigung, Inspiration und Ansporn für unsere tägliche Arbeit.

Unsere Begeisterung für Yoga resultiert aus der Begegnung mit vielen suchenden Menschen und dem im Laufe der Jahre immer tieferen Verständnisses der Wirkmechanismen des Yoga und seiner Methoden. Das alte Erfahrungswissen der indischen Lehre in Kombination mit den Forschungsergebnissen ganz unterschiedlicher Fachgebiete wie z.B. der Mind-Body-Medizin, der Psychoneuroimmunologie oder der Kognitions- und Neurowissenschaften eröffnet neue Horizonte im Umgang mit Stress und Schmerz und bewirkt ein verändertes Verständnis der Zusammenhänge von Gesundheit und Krankheit.

Während der Entstehung des Buchs begleitete uns Herr Klaus Firle (Facharzt für Allgemeinmedizin mit den Tätigkeitsschwerpunkten Präventivmedizin, Naturheilverfahren, integrative Schmerztherapie und Psychotherapie) in zahlreichen intensiven Gesprächen. Unser Dank gilt seinen freundschaftlichen Ermutigungen, inhaltlichen Anregungen und kritischen Hinweisen.

Dem Geschäftsführer des Schattauer-Verlags, Herrn Dr. med. Wulf Bertram, danken wir für die Bereitschaft, das Buch in das Verlagsprogramm aufzunehmen. Ohne die freundliche und engagierte Betreuung unserer Erstveröffentlichung durch die Lektoratsleitung, Frau Dr. Petra Mülker, und Programmplanung, Frau Dr. med. Julia Fiedler, wäre das Buchprojekt nicht so schnell zum Abschluss gekommen. Für die Navigationsunterstützung durch das – aus unserer Sicht – Neuland des Verlagswesens sprechen wir beiden Damen unseren herzlichen Dank aus. Frau Katharina Sporns-Schollmeyer erledigte die Detailarbeit des Lektorats mit viel Einfühlungsvermögen und Sachverstand für das vorgelegte Material. Ihre eigene Yogapraxis bereicherte die inhaltlichen Gespräche und erleichterte die Optimierungsarbeit zwischen Manuskript und fertigem Buch. Für die vertrauensvolle und produktive Zusammenarbeit an dieser Stelle ein herzliches Dankeschön. Nicht vergessen möchten wir das Schattauer-Team, das im Hintergrund am Entstehen dieses Buches tatkräftig Hand anlegte. Allen diesen Menschen gilt unser tiefempfundener Dank.

Herr Prof. Dr. med. Johann Caspar Rüegg war so liebenswürdig, dem Buch ein Geleitwort voranzustellen, in dem er aus wissenschaftlicher Sicht auch auf die genetischen Wirkungen von Stress und den diesem entgegenwirkenden Mind-Body-Interventionen auf den Energiestoffwechsel und das Immunsystem aufmerksam macht sowie die wechselseitige Beeinflussung von Gehirn, Psyche und Körper hervorhebt. Seine Ausführungen sind Bestätigung und Ermutigung für das Anliegen unseres Buches. Vielen Dank dafür.

Abschließend wünschen wir uns, dass das Buch zu einer weiterführenden Diskussion zum Thema Yoga und seinen Wirkmechanismen beiträgt und hilft, Yoga noch stärker in Gesundheitsförderung, Prävention, Gesundheitsbildung und therapeutischer Praxis zu integrieren. Gesundheit (körperliche, mentale und seelische) ist nichts Statisches, sondern eine Qualität, um die wir uns ein Leben lang bemühen müssen. Sie ergibt sich aus der Fähigkeit, mit sich selbst und der Umwelt in Harmonie leben zu lernen.

Wir widmen dieses Buch unseren Familien, die je auf ihre Weise am Entstehen und Gelingen des Projektes unterstützend teilhatten. Ferner widmen wir das Buch all unseren Kurs- und Seminarteilnehmerinnen und –teilnehmern, die aus eigener Kraft ihre Gesundheit, Leistungsfähigkeit und Lebensfreude durch bewusste Vorsorge erhalten oder wiedererlangen wollen.

Darmstadt, im Frühjahr 2014
Elisabeth Baender-Michalska
Rolf Baender

Inhalt

Einleitung 1

Teil I: Theorie

1 Erklärungsansätze für Stress 11
1.1 Physiologische Sicht 12
1.2 Psychologische Sicht 18
1.2.1 Die Lageeinschätzung einer Situation 20
1.2.2 Die Bewältigung einer Situation 21
1.3 Neurowissenschaftliche Sicht 22
1.3.1 Das Allostase-Konzept 22
1.3.2 Das zentrale Adaptionssyndrom 28
1.4 Soziologische Sicht 32
1.4.1 Stressoren 32
1.4.2 Soziologische Erklärungsansätze zur Arbeitsbelastung .. 33
1.5 Salutogenetische Sicht 37
1.6 Systemisches Anforderungs-Ressourcen-Modell 39

2 Epidemiologie 43
2.1 Psychische Erkrankungen stetig zunehmend 43
2.2 „Zeittypische" Krankheitsbilder 50
2.2.1 Burnout-Syndrom 51
2.2.2 Depression 58
2.2.3 Angststörungen 63
2.2.4 Anpassungsstörungen 65
2.3 Erklärungsansätze für die Zunahme psychischer Erkrankungen ... 65
2.3.1 Höhere Entdeckungsrate psychischer Störungen 66
2.3.2 Wandel der Arbeitswelt 67

2.4	Volkskrankheit Kreuzschmerz	73
2.4.1	Schmerz bedingt durch Anatomie des Rückens	76
2.5	Komorbidität	84
2.6	Sozioökonomische Folgen	86
3	**Gesundheit in ausgewählten Berufsfeldern**	**93**
3.1	Beratungsbranchen	95
3.2	Heil- und Pflegeberufe	97
3.3	Lehrergesundheit	99
3.4	Schöne neue Arbeitswelt: „Cloud-Working"	105
3.5	Folgen von Entgrenzung und Subjektivierung	110
3.5.1	Selbstoptimierung mit psychoaktiven Medikamenten	111
3.5.2	Neuroethische Herausforderungen	114
3.5.3	Kognitives Enhancement als politisch-gesellschaftliches Thema	115

Teil II: Trainingsmanual

4	**Yoga – eine Mind-Body-Disziplin**	**119**
4.1	Theoretische Grundlagen des Yoga	121
4.2	Embodiment – Körpererfahrung und Selbstwahrnehmung durch Yoga	130
4.3	Yoga als therapeutische Komplementärmethode	138
4.3.1	Integrativer Ansatz	138
4.3.2	Definition von Gesundheit	141
4.3.3	Definition von Mind-Body-Medizin	143
4.3.4	Resümee	147
4.4	Yoga als Gesundheitsbildungsangebot	148
4.5	Yoga im Rahmen der Gesundheitsförderung und Prävention	154
4.5.1	Gesetzliche Grundlagen	156
4.5.2	Der „Leitfaden Prävention" des GKV-Spitzenverbands	158
4.5.3	Präventionsziele 2013–2018	161
4.5.4	Finanzierung der Präventionsförderung	164
4.5.5	Zusammenfassende Würdigung	170

4.6	Evaluation	174
4.6.1	Strukturelle Wirkungen von Yoga	179
4.6.2	Funktionale Wirkungen von Yoga	182
4.6.3	Psychische Wirkungen von Yoga	184
4.6.4	Soziale Wirkungen von Yoga	188
4.6.5	Risiken und Nebenwirkungen von Yoga	188

5 Beschreibung der Körperübungen (*Asanas*) ... 199

5.1	*Asanas* im Sitzen	200
5.2	*Asanas* im Vierfüßerstand	209
5.3	*Asanas* in der Bauchlage	212
5.4	*Asanas* in der Rückenlage	215
5.5	*Asanas* im Stehen	220
5.6	Aufwärmübungen	231
5.7	Sonnengruß oder Sonnengebet (*Surya Namaskar*)	231
5.8	Entspannungshaltungen	239

6 Beschreibung der Atemübungen (*Pranayama*) ... 241

6.1	Grundlagen	241
6.2	Die Übungen	244

7 Entspannungsverfahren ... 247

7.1	Allgemeines	247
7.2	Progressive Muskelrelaxation (PMR)	252
7.2.1	Die Übungen	253
7.3	Autogenes Training (AT)	258
7.3.1	Die Übungen der Grundstufe	260
7.4	Meditation	261
7.5	Body-Scan	267
7.5.1	Ablauf des Body-Scan	268

Literatur ... 271
Sachverzeichnis ... 289

Einleitung

Politische, gesellschaftliche, wirtschaftliche, soziale Entwicklungen und Ereignisse, technologische Entwicklungssprünge oder Naturkatastrophen beeinflussen das physische und emotionale Erleben jedes Einzelnen. Die Zyklen krisenhafter Ereignisse treten – gefühlt oder tatsächlich – immer häufiger und in immer kürzeren Intervallen auf. Gemeinsam ist den Entwicklungen, dass sie die gesamte Menschheit berühren und angehen. In einer globalisierten und multimedial vernetzten Welt bleibt niemand mehr verschont. Die globalen Ereignisse wirken direkt oder indirekt täglich in die Lebenswelt jedes einzelnen Menschen hinein. Aber auch in der überschaubaren individuellen Lebenswelt nehmen innerer und äußerer Druck und Stress stetig zu und lassen Menschen ihre innere Mitte verlieren. Aufgrund der ständig steigenden Herausforderungen und Belastungen in Beruf, Alltag und Familie leiden viele Menschen unter negativen Spannungszuständen. Von den Medien wurde das Burnout-Syndrom neben den Rückenschmerzen zur Volkskrankheit des 21. Jahrhunderts erhoben. Die seelischen Erkrankungen (z. B. Depression, Angstzustände, Zwangsstörungen, Suchterkrankungen) befinden sich auf dem Vormarsch und belasten zunehmend die Krankenstatistiken, die Budgets der Krankenkassen und die Volkswirtschaft insgesamt. Die Weltgesundheitsorganisation (WHO) schätzt, dass depressive Störungen im Jahr 2020 an erster Stelle jener Krankheiten stehen werden, die für Arbeitsunfähigkeit oder Sterblichkeit verantwortlich sind (WHO 2011). Rückenschmerzen nehmen seit Jahren eine Spitzenposition bei den Fehltagen von Arbeitnehmern ein. Unabhängig von den Ursache-Wirkungs-Zusammenhängen sind Stressreaktionen (wie z. B. Rückenschmerzen) häufig zu beobachtende parallel auftretende Erkrankungen zu seelischen Belastungen.

Herz-Kreislauf-Beschwerden, Tinnitus, Schlafstörungen, Magen-Darm-Probleme, chronische Kopf-, Nacken- und Rückenschmerzen, Arteriosklerose, eine erhöhte Anfälligkeit gegenüber Infektionskrankheiten, Diabetes, Depressionen und Alkoholmissbrauch deuten häufig auf Überlastung am Arbeitsplatz hin. Termindruck, Multitasking und Emotionen spielen dabei eine große Rolle. Keine Branche bleibt von dem Phänomen unberührt. Beschäftigte in der IT-, Medien- und Telekommunikationsindustrie, in der Beratung, im Handel und im Finanzdienstleistungssektor können genauso betroffen sein wie Menschen in pädagogischen, sozialen und pflegenden Berufen, im Sport oder Kulturbereich – und dies unabhängig von Hierarchieebenen.

Außergewöhnlich starke körperliche, seelische, geistige oder soziale Anforderungen beanspruchen die vorhandenen Anpassungs- und Regulationsfähigkeiten eines Menschen in hohem Maße oder übersteigen sie. Überforderung durch Stress in Verbindung mit mangelnden Bewältigungsfähigkeiten gilt als Risikofaktor für die Entstehung von chronischen Krankheiten. Ein heute stark verbreiteter permanenter Unruhezustand überfordert auf Dauer die Anpassungsfähigkeit des Organismus. Die Evolution hat den Menschen auf Dauerstress nicht vorbereitet. Unser Überlebensmodus ist auf Kampf oder Flucht programmiert und dies nur für kurze Zeit. Psyche und Bewegungsapparat kommunizieren miteinander und das uralte Wechselspiel von maximaler Anspannung und optimaler Entspannung sorgt dabei für Stabilität. Durch rastlose Betriebsamkeit und Multitasking gelingt dem modernen Menschen die Balance jedoch immer seltener.

Heute gilt die Maxime: Erfolgreich ist, wer mental leistungsfähig ist und bleibt. Persönliches Ressourcenmanagement und Life-Balancing bzw. Work-Life-Effectiveness bilden zunehmend Kernkompetenzen im Berufsleben. Immer mehr Menschen suchen nach erfolgreichen Strategien und Methoden zum besseren Umgang mit Stress und möchten ihre persönlichen Bedingungen so gestalten, dass die gesundheitsschädigenden Wirkungen von Stress möglichst vermieden werden.

Neben der objektiven Stärke von Belastungen ist von entscheidender Bedeutung, wie Menschen die jeweiligen Belastungen gedanklich bewerten und welches Bewältigungsverhalten sie gegenüber Stress an den Tag legen. Das Gelingen der Bewältigung (engl.: *coping*) ist abhängig von der Handlungskompetenz, vom Grad der persönlichen und sozialen Ressourcen, über die ein Mensch in Stresssituationen verfügt. Das Wechselspiel von negativen Belastungen, ihrem subjektiv wahrgenommenen Ausmaß, der persönlichen Einschätzung von Bewältigungsmöglichkeiten und den vorhandenen bzw. eingeschränkten Ressourcen von Menschen wird beeinflusst von der jeweiligen (strukturellen) Lebenslage und der persönlichen Lebensweise.

Arbeit führt uns mit anderen Menschen zusammen. Sie ist sinnstiftend und eng verbunden mit unserem Selbstverständnis. Im Zusammenhang mit Arbeit entwickeln wir unsere Fähigkeiten weiter, was der Selbstverwirklichung dient. Weil die gegenwärtigen Bedingungen des Arbeitslebens häufig als sehr belastend wahrgenommen werden und sich Veränderungen in organisatorischen Strukturen und Prozessen nur langsam durchsetzen lassen, sind Wege aufzuzeigen, wie Menschen in ihren Berufen nicht nur gesund bleiben, sondern aus ihren Berufen und Tätigkeiten Kraft und persönliche Bereicherung ziehen können. Die äußeren Bedingungen des Berufslebens sind objektiv schwierig, aber die subjektiven Bewältigungsstrategien entscheiden letztlich darüber, wie belastend der (Berufs-) Alltag empfunden wird. Deshalb bedarf es mehr denn je einer Ausbildung und berufsbegleitenden Fortbildung, die Selbstreflexion, Selbsterfahrung und Beziehungsfähigkeit betont. Ausgehend von der hohen Prävalenzrate psychosomatischer Erkrankungen in der Arbeitswelt (z. B. pädagogische und pflegende Berufe) wird es erforderlich, verstärkt und systematisch den Körper in die Interventionen vor allem zur verbesserten Emotionsregulation und Verarbeitung sogenannter negativer Emotionslagen einzubeziehen.

Selbsterkenntnis, Werte, die Auseinandersetzung mit Fragen nach dem Sinn des Lebens und Sinn im Leben sind Faktoren, die die Gesundheit und Handlungsfähigkeit des Menschen entscheidend beeinflussen. Mit schnell aufeinander folgenden Veränderungen und sich auflösenden kulturellen Bindungen in einer Zeit der Globalisierung geht auch ein Verlust von Sinn einher, der für das Individuum existenziell bedrohlich werden kann. Die Suche des Menschen nach Wohlergehen und Glück sowie ein Vermeidungsverhalten gegenüber allem, was Unbehagen und Schmerzen erzeugt, sind Ausdruck dieser Entwicklung. Für den Philosophen Wilhelm Schmid (* 1953) ist in modernen Wohlstandsgesellschaften die Frage nach dem Sinn eine Folge der „Befreiung" von vormodernen verbindlichen Zusammenhängen der Religion, Politik, Ökologie, Ökonomie und Gesellschaft. Die umfassende Fragmentierung und Auflösung vormals fester Sinnzusammenhänge, verbindlicher, häufig zwanghafter und verpflichtender sozialer Hierarchien ließen vereinzelte, vereinsamte Individuen zurück. *„Zusammenhänge althergebrachter Tradition, allgemeiner Konvention, wertgebundener Ethik, verpflichtender Moral sind Geschichte geworden; zuletzt zerbrachen auch die davon gestützten Zusammenhänge in der Beziehung des Einzelnen zu sich selbst. So entstand die innere Leere und äußere Kälte, die viele beklagen und gegen die kaum einer ankommt. Sinn vermittelt Kräfte, Sinnlosigkeit aber entzieht sie: Das ist ein wesentlicher Grund für das Ausbrennen, den ‚Burnout', den so viele Menschen in moderner Zeit beklagen"* (Schmid 2007, S. 72 ff.).

Yoga ist ein Weg der Wandlung, der Veränderung und des Wachstums; es ist ein individueller Weg zu mehr Selbsterkenntnis, innerer Reife, physischer und psychischer Gesundheit. Yoga ist das zur Ruhe kommen der Aktivitäten des Geistes und mündet im Rahmen der Yogaphilosophie in den Zustand absoluter Glückseligkeit, Integration, vollkommener Versenkung bzw. in den Gipfelzustand höchster Bewusstseinsklarheit und Kreativität. Für den Indologen J.W. Hauer (1881–1962) besteht das Hochziel des klassischen Yoga in der *„Erfahrung des Tiefenichs, des Selbstes (Purusa)"*, durch die der Mensch in seine *„schöpferisch-tragende Mitte"* gelangt, aus der heraus er den Unwägbarkeiten des Lebens entgegentreten kann. Aus Hauers Sicht befindet sich der abendländische Mensch in einer „radikalen Krise", die zu meistern es keine andere „Mitte" mehr gibt, *„von der aus er der Zerrüttung der Zeit und der Zerfaserung seines Wesens standhalten und zu voller Verwirklichung seines Daseins kommen kann (...) Innere Schulung schafft Ordnung und Klarheit in der inneren Welt und daraus entspringen Ruhe und Tiefenblick, die Voraussetzungen jener stillen Ereignisse, in denen Lärm und die Hast des lauten, drängenden Tages versinken und schöpferische Kräfte aufquellen (...)"* (Hauer 1983, S. 9 f.).

Indem wir uns Zeit für uns selbst nehmen, in uns hinein spüren, das Wechselspiel von Anspannung und Entspannung üben, ein Gefühl für unseren

Körper entwickeln, versetzen wir uns zunehmend in die Lage, ein gesundes Gleichgewicht (Homöostase) wiederherzustellen. Das achtsame Üben der Yogatechniken (Bewegung, Atem und meditative Verfahren) und deren Verbindung führen zur Integration der Gesamtpersönlichkeit. Daraus erschließen sich Möglichkeiten über Jahre und Jahrzehnte angeeignete Denkgewohnheiten, Glaubenssätze und Haltungen zu überprüfen und gegebenenfalls zu korrigieren. Positive Effekte des Yoga sind in fünf Erfahrungsbereichen belegt:

- **physisch**: wiedergewonnene Körperwahrnehmung, reduzierte Schmerzen im Schulter-Nacken- und unteren Lendenwirbelbereich, Entspannungsantwort/ Stressreduzierung, verringerter Bluthochdruck,
- **kognitiv**: vermehrt wahrgenommene Kontrolle über die Gesundheit, verbesserte Selbstwirksamkeitswahrnehmung, Achtsamkeit,
- **emotional**: bessere Akzeptanz von Schmerzen und Lebensbelastungen, emotionale Kontrolle/Regulation, reduzierter Stresslevel, gesteigerte Lebensqualität,
- **behavioral**: Verantwortungsübernahme für die eigene körperliche und seelische Gesundheit, verstärkter Gebrauch aktiver Bewältigungsstrategien (mehr Bewegung, Ernährungsumstellung, verändertes Risikoverhalten),
- **sozial**: soziale Kontakte, Wiederteilnahme am aktiven Leben.

Wir verstehen Yoga als eine multimodale, integrative Intervention bei Stress und (Rücken-) Schmerzen, die die körperliche Wahrnehmung und damit die Fähigkeit, uns selbst zu spüren fördert. Das hier vorgestellte Hatha-Yoga-Übungsprogramm wurde über viele Jahre von den Verfassern entwickelt und erprobt. Es verfolgt einen therapeutischen Zweck und dient dem Schutz der Gesundheit. Dem Konzept liegt die Erkenntnis der Einheit von Körper und Geist zugrunde. So wie Psyche und Körper miteinander kommunizieren und zueinander in Bezug stehen, so bedingen sich auch Stress und Rückenschmerzen. Während der moderne Mensch seelisch überfordert ist und unter „Burn-out" leidet, ist seine Muskulatur schwach und leidet an „Bore-out". Stress, gepaart mit zu wenig Bewegung, führt zu Muskelverspannungen und Fehlhaltungen und den entsprechenden Folgen (z. B. Haltungsbeschwerden, Nackenverspannungen, Kopfschmerzen). Die Inhalte unseres Yoga-Kursprogramms ermöglichen eine verbesserte Körperwahrnehmung. Somit können Körpersignale, die bei einer Nichtwahrnehmung zu Stress und Erschöpfungszuständen führen würden, leichter identifiziert werden. Yoga als Stressreduktionstraining zielt auf die Kompetenzerweiterung bezüglich der Entspannung, Formung und Kräftigung der Skelettmuskulatur, der Selbst- und Umweltregulation. Als meditatives Verfahren kann Yoga den Menschen in seiner Mitte verankern. Das schafft Stabilität und Flexibilität zugleich, wodurch Resilienz entsteht. Es wird Achtsamkeit gelehrt, und diese Achtsamkeit ist elementar und notwendig, um die aktuelle Handlungsregulation positiv und adäquat zu beeinflussen. Körperübungen, Atemregulation und Meditation ergänzen und beeinflussen sich gegenseitig. Aus therapeutischer Sicht hat der Yoga das Ziel, das Gleichgewicht zwischen einer Person und ihrer Umwelt wiederherzustellen. Die Eigeninitiative der Patienten, an ihrer eigenen Genesung und dem Erhalt der Gesundheit mitzuwirken, wird gestärkt. Yoga ist eine Mind-Body-Disziplin, bei der die Gesundheitsförderung und die Krankheitsprävention sowie der Umgang mit Krankheit und die Verbesserung der Lebensqualität der Betroffenen im Vordergrund stehen.

Seit einiger Zeit findet das Konzept des Embodiment verstärkte Aufmerksamkeit in der Kognitionswissenschaft und der Psychologie. Der Körper und seine Wirkung auf das menschliche Denken, Fühlen und Handeln werden in den Blick gerückt. Gefühl und Kognition sind zirkulär kausal bzw. bidirektional mit dem Körper und dem passenden Körperausdruck verbunden. Der Mensch wird als ein sich selbstorganisierendes biologisches System verstanden. Geist, Körper und Umwelt sind Teile eines dynamischen Systems, in dem kognitive Prozesse als komplexe Interaktionen zwischen den Komponenten ablaufen (engl.: *embodied cognition*). Selbstregulative Mechanismen sorgen dafür, dass in Interaktion mit den aktuellen Anforderungen eine ständige Adaptionsleistung des Organismus an veränderte Umweltbedingungen erfolgt. Die Anpassungsleistungen sind jedoch nicht immer erfolgreich oder führen individuell zu allostatischer Last. Unterdrückungs- und Abwehrmechanismen, wie das Ignorieren der Bedürfnisse des Körpers, Leugnung, Intellektualisieren oder Selbstberuhigung bewirken auf Dauer Krankheit. Mit den Instrumenten des Yoga (*Asana*, *Pranayama*, Meditation, Achtsamkeit, Konzentration usw.) wird die verkörperte Selbstwahrnehmung gefördert bzw. wieder hergestellt und damit Anpassungsfähigkeit an veränderte Umweltbedingungen und biopsychosoziale Gesundheit begünstigt. Bewegung, Atem und fokussierte Aufmerksamkeit versetzen die Yogapraktizierenden in die Lage, ihr seelisches Erleben und den Körper (neu) zu gestalten. In engem Zusammenhang mit dem Embodiment-Konzept stehend leistet der Yoga damit einen wichtigen Beitrag zur körperzentrierten Psychotherapie.

Das vorliegende Buch enthält eine umfassende Auseinandersetzung mit den Gesundheitsphänomenen „Stress" und „Rückenschmerzen", deren Ursachen, Erklärungsansätzen, Auswirkungen sowie dem Umgang damit. Da mit dem Begriff Stress umgangssprachlich im Wesentlichen etwas Negatives verbunden ist und Stress von Menschen überwiegend in Verbindung mit ihrem Arbeitsleben erfahren wird, stellt das vorliegende Konzept ein Gesundheitsbildungsangebot dar, das
- Gesundheitswissen vermittelt,
- die Eigenverantwortlichkeit stärkt,
- Änderungen in Bezug auf das eigene Gesundheitsverhalten anregt und
- auf das Sozialverhalten und die Gestaltung der persönlichen Umwelt wirkt (Deutzmann 2002).

Das in diesem Buch vorgestellte Yoga-Kurskonzept bietet Interventionen an, die gesundheitsbewusstes Verhalten stärken, indem gesundheitliche Risiken, die im eigenen Verhalten liegen, vermieden werden. Darüber hinaus wird ein Selbstreflexionsprozess über Sinnfragen angeregt. Die eigene Lebenssituation und der über Jahre oder Jahrzehnte angeeignete Lebensstil und die damit verbundenen Verhaltensweisen werden hinterfragt und gegebenenfalls neu ausgerichtet. Es erfolgt ein Aufbau und eine Stärkung gesundheitlicher Ressourcen.

Der dargestellte Yogakurs ist für alle Menschen geeignet, die den beruflichen und privaten Herausforderungen begegnen wollen und müssen. Er dient der Wissensvermittlung in gesundheitlichen Belangen, insbesondere in den Bereichen Rücken- und Gelenkschmerzen, seelische Belastungen und deren gegenseitige Wechselwirkungen (Komorbidität). Den am Kursprogramm Teilnehmenden werden die psychosozialen Zusammenhänge zwischen Gesundheit und Krankheit sowie Kompetenzen zum gesundheitsbewussten Verhalten vermittelt. Das Übungsprogramm richtet sich an alle Menschen, die bereit sind, in eigener Sache zu forschen, die Ursachen ihrer Selbstblockaden zu ergründen, die Wege finden wollen, mit Anforderungen gelassener umgehen zu können. Unser Yogaprogramm trägt zur Gestaltung des individuellen Lebensstils bzw. des Lifestyle-Managements bei. In diesem Zusammenhang stellt es auch einen Gegenentwurf dar zu der kontrovers diskutierten Einnahme von Neuro-Enhancement-Präparaten, die die Steigerung der geistigen Leistungsfähigkeit oder eine Verbesserung des Gemütszustandes ohne medizinischen Grund unter Ausblendung der Gefahren von Nebenwirkungen suggerieren.

Die bewegungsorientierten Interventionen, Atem- und Entspannungstechniken können von in der Gesundheitsbranche Tätigen (z. B. Psychotherapeuten, Physiotherapeuten) und deren Klienten sowie Angehörigen pädagogischer Berufe und Yogalehrern als Ergänzung ihrer eigenen Angebote genutzt werden. Aber auch Angehörige jeder anderen Berufsgruppe profitieren von dem Programm, da die körperliche Wahrnehmung mittels Yoga und meditativer Verfahren der individuellen biopsychosozialen Ressourcenstärkung dient. Das vorgestellte Yogaprogramm ermöglicht es den Teilnehmern, die vermittelten Kenntnisse und Fähigkeiten durch Vertiefung und Fortentwicklung in Beruf und Alltag zu integrieren.

Das Training erzielt die Verbesserung der Gesundheit durch:
- Befähigung zu **internalen** Bewältigungsstrategien (Selbstregulation in Stresssituationen mit Hilfe von Yoga, weiteren Entspannungstechniken, Selbstreflexion und Emotionsregulation) zur Stabilisierung der Persönlichkeit, um nach außen hin stabil zu agieren. Es geht um die Bewusstmachung der persönlichen Muster.
- Schulung zu **externalen** Bewältigungsfähigkeiten (Umweltregulation: z. B. Kommunikationsverhalten, Lehrer-Schüler-Interaktion, Vorgesetzten-Mitarbeiter-Interaktion).

Einleitung

- Training der **Achtsamkeit**. Je fähiger wir sind, präsent zu sein, desto besser können wir mit der Aufgabenvielfalt umgehen und die Gefahren des Multitaskings vermeiden.

In diesem Buch verorten wir Yoga als zeittypische Intervention im Rahmen der Mind-Body-Medizin. Es wird ein Spannungsbogen von Gesundheitsförderung/-bildung über Krankheitsprävention bis zur Therapie gezogen. In einem ersten theoretischen Teil werden verschiedene Erklärungsansätze für Stress (▶ Kap. 1) vorgestellt, dem sich eine epidemiologische Betrachtung der im Zusammenhang mit Stress stehenden psychischen Belastungen (Burnout, Depression, Angststörungen) anschließt (▶ Kap. 2). Da Rückenschmerzen in den meisten Fällen unspezifischer Natur sind, d.h. nicht mit einer ernsten Schädigung des Bewegungsapparates einhergehen, stehen sie offensichtlich im Zusammenhang mit negativ empfundenem Stress und seinen somatischen Auswirkungen (Komorbidität). Daran anschließend werden die ökonomischen Folgen psychosomatischer Erkrankungen skizziert. Um die spezifischen beruflichen Anforderungen zu verdeutlichen, denen die Beschäftigten heute ausgesetzt sind, werden an den Beispielen der Beratungsbranche, der Heil- und Pflegeberufe und der Lehrer exemplarisch die jeweiligen Rahmenbedingungen dargestellt. Daran schließt sich die Beschreibung der Auswirkungen einer zunehmenden virtuellen Arbeitswelt in Form flexibler Beschäftigungsverhältnisse auf selbstständiger Basis an (▶ Kap. 3). Der zweite Teil des Buches enthält die praktische Anleitung, wie dem negativ empfundenen Stress und seinen somatischen Folgen wirkungsvoll begegnet werden kann. Der Yogaweg kann als Copingmodell zur Bewältigung psychischer und physischer Stressreaktionen sowie den damit einhergehenden Erkrankungen verstanden werden. Neben den theoretischen Grundlagen (▶ Kap. 4.1) werden das Konzept des Embodiment (▶ Kap. 4.2), die therapeutischen Ansätze (▶ Kap. 4.3) und die edukativen Aspekte (▶ Kap. 4.4) von Yoga erörtert. Prävention ist seit vielen Jahren Spielball der Politik und der beteiligten Interessengruppen. Versuche, der Prävention einen gesetzlichen Rahmen zu geben, sind in der Vergangenheit mehrfach gescheitert. ▶ Kapitel 4.5 geht auf die jüngste Gesetzesinitiative der Bundesregierung ein, stellt die Regelungen des Präventionsleifadens des GKV-Spitzenverbandes zur Umsetzung von §§ 20 und 20a SGB V vor und beschäftigt sich mit der Stellung des Yoga innerhalb dieses Regelwerkes. Die vielfältigen Wirkungen von Yoga auf körperlicher, psychischer und sozialer Ebene behandelt ▶ Kapitel 4.6. In den letzten beiden Dekaden wurden zahlreiche wissenschaftliche Studien veröffentlicht, die die Wirksamkeit von Meditation und Yoga bei unterschiedlichen Beschwerden und Erkrankungen belegen. Aufgrund einer nicht adäquaten Übungspraxis durch die Teilnehmenden und/oder eine nicht sachkundige Anleitung durch Lehrer können Yogaübungen allerdings auch Verletzungsrisiken in sich bergen. Die Beschreibungen der einzelnen Körperübungen, Atemübungen und Entspannungsverfahren sind in den ▶ Kapiteln 5 bis 7 enthalten.

Downloads zum Buch

Ergänzend zu diesem Buch ist auf der Homepage des Schattauer Verlags unser Yoga-Kursprogramm sowie Zusatzmaterial für Interessierte zusammengestellt. Die methodischen und didaktischen Grundlagen des Kursprogramms sind hier ebenso abrufbar wie das zehn Kurseinheiten zu je 90 Minuten umfassende Basisprogramm. Dazu geben Sie vorher unter www.schattauer.de/3062.html Ihren Zugangscode ein. Diesen finden Sie vorne im Buch. Auf der gleichen Seite haben Sie auch die Möglichkeit, das Buch zu bewerten und dem Verlag und den Autoren Ihre Meinung mitzuteilen.

Schreib- und Aussprachehinweise zu den Sanskritbegriffen

Sanskritbegriffe sind im Text erklärt bzw. übersetzt. Wir haben die gängige Transliteration der in Devanagari geschriebenen Sanskritbegriffe übernommen, dabei aber auf die diakritischen Aussprachezeichen verzichtet. Die Aussprache im Sanskrit entspricht im Wesentlichen der in der deutschen Sprache mit folgenden Ausnahmen:

- c = tsch (wie in dt.: klatschen; *Citta* (= Geist) → Tschitta),
- j = dsch (wie in engl.: joy; *Arjuna* (= Hauptgestalt in der Bhagavadgita) → Ardschuna),
- s = ss (wie in dt.: Wasser, stimmloses und scharfes ß oder ss),
- sh = sch (wie in dt.: Stein; *Purusha* (= absolutes, reines Bewusstsein) → Puruscha),
- v = w (wie in dt.: Wort; *Vritti* (= Erregung des Geistes) → Writti),
- y am Wortanfang = j (wie in dt.: jeder; Yoga → Joga),
- y innerhalb eines Wortes = i (wie in *Dhya*na (= Meditation) → Dhiana).

Im Devanagari-Alphabet werden die Vokale a, i und u in Kurz- (wie z. B. Mann, Sinn, Ruck) und Langvokale (wie z. B. Saal, Sieg, Zug) unterschieden. Dagegen ist die Aussprache der Vokale e und o immer lang (wie z. B. in See und Dom).

Verwendung des generischen Maskulinums

Soweit in diesem Text das generische Maskulinum – die männliche Schreibweise – verwendet wurde, sind gleichermaßen weibliche und männliche Personen, aktuelle und zukünftige Yoginis und Yogis gemeint. Es wurde weitgehend versucht, geschlechtsneutrale Formen zu finden.

Teil I: Theorie

1 Erklärungsansätze für Stress

*Nicht die Dinge selbst beunruhigen die Menschen,
sondern ihre Urteile und Meinungen über die Dinge.*

(Epiktet, 50–120 n.Chr.)

Der Begriff Stress geht auf das lateinische *stringere* zurück, was straff anziehen, zusammenziehen bedeutet. Ursprünglich wurde dieser Terminus in der Werkstoffkunde benutzt, wenn Materialen auf ihre Beanspruchung zu prüfen waren. Ihm liegt also die Idee zugrunde, dass es sich bei Druck oder Zug um Anforderungen handelt, die zu einer Schwächung des Systems führen können. In der Mitte des 20. Jahrhunderts fand der Begriff Einzug in die Medizin und Psychologie. Nachdem der Ausdruck auch in andere Wissenschaftsdisziplinen übernommen wurde, können sich hinter dem Wort Stress sehr unterschiedliche Bedeutungen verbergen.

Heute ist Stress Gegenstand interdisziplinärer Forschung. Diese umfasst biologische, psychische und soziale Aspekte des Menschen und versucht, ihn als Einheit von Körper und Seele im Zusammenhang mit seinen Umweltbedingungen zu betrachten. Nach mehreren Jahrzehnten Forschung in den Gesundheitswissenschaften existiert jedoch noch kein Konsens über die Definition von Stress.

Stress ist eine normale Reaktion auf innere und äußere Reize und Belastungen und damit weder positiv noch negativ. Bei unseren Vorfahren diente eine Stressreaktion
- der Mobilisierung individueller Ressourcen in Form von Energie,
- einer verstärkten Blutzirkulation im Gehirn und den Muskeln und
- einer erhöhten Aufmerksamkeit.

Je nach Stressauslöser kam es dann zu Kampf oder Flucht. Nach Verschwinden der Reize oder der Bedrohung geht die Stressreaktion auf das Ausgangsniveau zurück. In der modernen Arbeits- und Lebenswelt ist der menschliche Organismus zunehmend komplexen Belastungen ausgesetzt. Immer mehr Menschen leiden unter Dauerstress. **Chronischer Stress** beeinflusst
- den Stoffwechsel,
- das Immun- und kardiovaskuläre System
- die Schlafregulierung,
- Lern- und Gedächtnisleistung,
- Aufmerksamkeitsprozesse und
- die psychische Gesundheit.

> **Merke**
> Chronischer Stress als Gesundheitsrisiko hat eine hohe Public-Health-Relevanz.

Die Public-Health-Politik beschäftigt sich mit dem Zusammenhang von sozioökonomischen Status und Krankheit und sucht eine Verringerung der sozialen Gesundheitsungleichheit im Rahmen der Gesundheitspolitik herbeizuführen (Huster 2012).

Im Folgenden werden physiologische, psychologische, neurowissenschaftliche und soziologische Perspektiven von Stress, der salutogenetische Ansatz und das systemische Anforderungs-Ressourcen-Modell skizziert. Die Konzepte unterscheiden sich im Wesentlichen durch die unterschiedlichen Sichtweisen auf die Begriffe Gesundheit und Krankheit (vgl. Franke 2012).

Gleichgewichts- oder **Homöostasetheorien** betrachten Gesundheit als einen Zustand von Ausgeglichenheit, Gleichgewicht, Ausgewogenheit, Harmonie, Stabilität, Ordnung, sowohl im Inneren (somatische und psychische Faktoren) eines Individuums, als auch mit dessen äußeren Welt (Gesellschaft). Sie betonen die Fähigkeit einer Person, sich nach einer Störung in kürzester Zeit wieder auf einen Ruhezustand einpendeln zu können. Gesund sein ist ein Zustand der Abwesenheit von Krankheit. Innere wie Umweltveränderungen stellen in diesem Zusammenhang Risikofaktoren für die Gesundheit dar. Gesundheit wird als Regelfall und Krankheiten als Abweichungen vom Normalfall angesehen.

Im Gegensatz hierzu gehen **Heterostasemodelle** davon aus, dass Krankheit nicht durch die Störung der Homöostase gekennzeichnet ist, sondern einen notwendigen Zustand bei der Anpassung an neue Herausforderungen und Belastungen (Stressoren) darstellt. Krankheiten, Leiden und Schmerzen sind integrale Bestandteile menschlicher Existenz und verhindern Stagnation und Erstarrung. Nach dieser Vorstellung ist ein Mensch gesund, wenn er in der Lage ist, den Störungen aktiv zu begegnen und sie zu überwinden. Gesundheit ist ein aktiver Vorgang, der vom Menschen stets neu erarbeitet werden muss.

1.1 Physiologische Sicht

Unser Organismus ist einer stark wechselhaften Umgebung (Temperatur, Feuchtigkeit, Verfügbarkeit von Nahrungsmitteln usw.) ausgesetzt. Doch Leben ist nur möglich, wenn die inneren Bedingungen im Körper, das sogenannte **innere Milieu**, in engen Grenzen konstant bleiben. Das betrifft z. B. die Körpertemperatur, die Ionenkonzentration, den Salzgehalt, den Wassergehalt, die Glukosekonzentration im Blut und den pH-Wert.

1.1 Physiologische Sicht

> **Definition**
> Der Gleichgewichtszustand, der bei der Konstanterhaltung des inneren Milieus eintritt, wird als Homöostase bezeichnet.

Die Offenheit aller lebenden Systeme macht ihre innere Ordnung störanfällig für Änderungen in der Außenwelt. Hier setzt die homöostatische Selbstregulation ein. Im Energieaustausch mit der Umwelt versucht der Organismus daher, Sollwerte seiner physiologischen Systeme durch beständige Anpassungsprozesse einzuhalten. Dies regeln endokrine und autonom-nervöse Steuerungsvorgänge. Der Istwert wird fortlaufend mit dem Sollwert verglichen. Bei Abweichungen vom Sollwert wird das System durch geeignete Veränderungen angeglichen. So sorgen bestimmte Mechanismen (z. B. Fieber) dafür, dass trotz der sich verändernden Umweltbedingungen der Organismus konstant bleibt. Abweichungen innerhalb einer gewissen Schwankungsbreite werden toleriert. Es handelt sich um ein Fließgleichgewicht, bei dem die Istwerte um die Sollwerte beständig schwanken. Diese homöostatische Selbstregulation funktioniert, solange die äußeren Lebensbedingungen weitgehend konstant bleiben bzw. der Organismus in einer weitgehend unveränderten Lebensumwelt verharrt. Große Ist-Soll-Abweichungen können durch die verfügbaren routinemäßigen Reaktionen nicht kompensiert werden. Es kommt zu unspezifischen Stressreaktionen.

> **Definition**
> Reize oder Situationen, die Abweichungen von der Homöostase bewirken, werden als Stressoren bezeichnet.

Das Konzept, dass Organismen nach der Aufrechterhaltung eines konstanten inneren Milieus streben, wurde erstmals um 1860 von dem französischen Physiologen Claude Bernard (1813–1878) beschrieben. Der US-amerikanische Physiologe Walter Bradford Cannon (1871–1945) prägte den Begriff **Homöostase** (Cannon 1929).

„Aus biologischer Sicht bezeichnet der Stressbegriff einen psychophysischen Zustand, bei dem Abweichungen von der Homöostase vorliegen, die durch die verfügbaren, routinemäßigen Reaktionen nicht kompensiert werden können" (Kaluza 2011, S. 15).

Stress stellt demnach einen Ungleichgewichtszustand dar. Stress kann sowohl positive als auch negative Aspekte haben. Positiver Stress (häufig auch als Eustress bezeichnet) wird als Herausforderung empfunden und motiviert zum aktiven, gestaltenden Handeln. Er ist beherrschbar (engl.: *escapable stress*). Negativer Stress (häufig auch als Dysstress bezeichnet) wird als belastender Konflikt empfunden, ruft negative Gefühle wie Angst und Hilflosigkeit hervor und führt zu Handlungsverhinderung bzw. Ausweichverhalten (engl.: *inescapable stress*). Stressphysiologisch wird heute nicht mehr von gutem und schlechtem Stress, sondern von akutem und chronischem Stress gesprochen.

> **Merke**
> Kurzfristig können Stressreaktionen leistungssteigernd wirken, mittelfristig zu Beeinträchtigungen der Gesundheit und langfristig zu Erschöpfung des Organismus bis hin zu Burnout und Depression führen.

Die **biologische Stressforschung** geht auf den österreichisch-kanadischen Mediziner und Biochemiker Hans Selye (1907–1982) zurück (Selye 1936). Das biologische Stresskonzept beschreibt die psychosomatischen Reaktionen in einer Stresssituation. Stress ist demnach die Antwort des Organismus auf alles, was ihn aktiviert und eine emotionale Reaktion hervorruft. Stressreaktionen sind entwicklungsgeschichtlich alte, stereotyp im Körper ablaufende Aktivierungsmuster, die ein Optimum an Energie für unmittelbare Kampf- oder Fluchtreaktionen zur Verfügung stellen. Stressoren sind in diesem Zusammenhang alle von außen auf den Organismus einwirkenden Reize. Diese können nicht nur physischer, sondern auch psychosozialer Natur sein. Auch über die vermehrte Ausschüttung bestimmter Hormone und über die Aktivierung des autonomen Nervensystems wird der Kreislauf beschleunigt. Durchblutung und Stoffwechsel werden gesteigert, der gesamte Organismus ist in Alarmbereitschaft. Selye hat die koordinierten physiologischen Antwortmuster auf Stressoren als **allgemeines Adaptationssyndrom** (AAS oder General Adaptation Syndrome, GAS) beschrieben (Seyle 1936). Das Konzept geht auf seine Beobachtung zurück, dass Patienten mit unterschiedlichen Krankheiten, eine Reihe einheitlicher Symptome (z. B. Appetitlosigkeit, belegte Zunge) aufweisen. Er folgerte daraus, dass der Körper auf eine Anforderung oder Störung des körperlichen Gleichgewichts mit den immer gleichen unspezifischen Vorgängen reagiert. Das AAS umfasst drei typische Phasen der Alarmierung und Aktivierung:
- Die Alarmreaktion des Körpers mit Initialschock und verringerter Widerstandskraft. Das autonome Nervensystem wird aktiviert.
- Die Widerstands- bzw. Resistenzphase mit Einsatz von endokrinologischen Abwehrenergien zur Anpassung an anhaltende Stressbedingungen und von temporärer Erhöhung der Widerstandskraft.
- Das Erschöpfungsstadium mit Verhinderung weiterer Anpassung durch Zusammenbruch von Widerstand und Adaptation. Der Körper ist nicht unbegrenzt belastbar und anpassungsfähig.

In der dritten Phase treten wieder die Symptome der anfänglichen Alarmreaktion auf, allerdings mit dem Unterschied, dass der Organismus nicht mehr reagieren kann und Ausfallerscheinungen zeigt.

1.1 Physiologische Sicht

> Die wichtigsten **kurzfristigen Auswirkungen einer Stressreaktion** auf den Körper sind:
> - **Atmung**: Erweiterung der Bronchien, Atembeschleunigung, gesteigerte Sauerstoffaufnahme,
> - **Herz-Kreislauf-System**: erhöhter Blutdruck, erhöhter Puls,
> - **Muskulatur**: erhöhte Muskelspannung, verbesserte Reflexe,
> - **Stoffwechsel**: schnelle Energiebereitstellung (Freisetzung von Blutzucker, Fettsäuren), Hemmung der Verdauungstätigkeit von Magen und Darm sowie der Energiespeicherung, reduzierter Speichelfluss,
> - **Sexualität**: verminderte Durchblutung der Genitalien, gehemmte Libido,
> - **Immunsystem**: erhöhte Gerinnungsfähigkeit des Blutes, erhöhte Immunkompetenz,
> - **Schmerz**: erhöhte Schmerztoleranz durch die vermehrte Ausschüttung von körpereigenen Schmerzhemmstoffen (Endorphine).

Der Organismus begegnet drohenden Gefahren **kurzfristig** mit einer Kampf- oder Fluchtreaktion. Wie die Übersicht zeigt, werden zur Gefahrenabwehr die dafür notwendigen körperlichen Funktionen aktiviert (Atmung, Herz-Kreislauf, Energiebereitstellung), während die eher regenerativen oder reproduktiven Körperfunktionen (Verdauung, Energiespeicherung, Fortpflanzung, Wachstum) reduziert werden. Die adaptive Energie des Körpers ist jedoch endlich. Wenn **langfristig** die Beanspruchungen des Körpers dessen Adaptionsfähigkeit überfordern, kann er letztlich die Homöostase nicht mehr wiederherstellen, er wird krank.

> **Definition**
> Gesundheit liegt vor, wenn der Körper die Homöostase durch permanente Anpassungsleistung aufrechterhalten kann. Krankheit entsteht, wenn ein Erreger oder eine sonstige Bedingung das Fließgleichgewicht der Homöostase zu zerstören beginnt.

Die körperliche Stressreaktion besteht aus einem Zusammenspiel zwischen dem zentralen Nervensystem, dem vegetativen Nervensystem und dem Hormonsystem. Alle körperlichen Funktionen und Systeme (Atmung, Herz-Kreislauf, Stoffwechsel, Muskulatur) sind beteiligt. Die neuronalen Aktivierungsprozesse im Gehirn sind in komplexer Weise durch diverse Rückkopplungsmechanismen miteinander verbunden. Die physiologischen Stressreaktionen verlaufen auf zwei Achsen (▶ Abb. 1-1):
1. der Sympathikus-Nebennierenmark-Achse und
2. der **H**ypothalamus-**H**ypophysen-**N**ebennierenrinden-Achse (HHN-Achse oder engl.: *HPA-Axis* = **H**ypothalamus-**P**ituitary-**A**drenocortical Axis).

Bei der Wahrnehmung einer als bedrohlich eingeschätzten Situation kommt es zunächst zu einer Aktivierung der Sympathikus-Nebennierenmark-Achse (Kaluza 2011, S. 17 ff.). Die Aufgabe des sympathischen Nervensystems ist es,

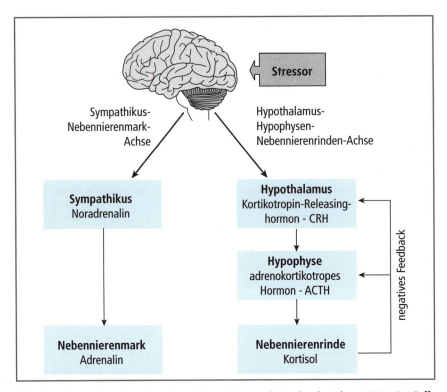

Abb. 1-1 Die zwei Achsen der körperlichen Stressreaktion (nach Kaluza 2011, S. 17 ff.; Franke 2012, S. 105 ff.; Kirschbaum 2001).

bei einer Gefahrensituation die physiologischen Abläufe für die Kampf- oder Fluchtreaktion zu beschleunigen. Der sympathische Grenzstrang des vegetativen Nervensystems, der entlang der Wirbelsäule verläuft und innere Organe und Blutgefäße innerviert, wird von Neuronen im Rückenmark aktiviert, die ihrerseits vom Gehirn kontrolliert werden. Die Signalübertragung erfolgt über elektrische Impulse blitzschnell entlang der Nervenbahnen. Die Nervenenden des Sympathikus setzen innerhalb von Bruchteilen von Sekunden ihrerseits Noradrenalin frei und aktivieren damit die peripheren Organe. Der Sympathikus stimuliert zudem das Nebennierenmark, mehr Adrenalin freizusetzen. Dadurch werden wiederum die Funktionen der Organe und Organsysteme beeinflusst. Die Herzschlagfrequenz wird erhöht, die Sauerstoffversorgung des Körpers verbessert, die Durchblutung von Gehirn und Muskulatur gesteigert.

Hält die Belastung an, wird die Hypothalamus-Hypophysen-Nebennierenrinden-Achse (HPA-Achse) aktiviert. Die Signalübertragung erfolgt über Hormonabgaben in das Blut und ist damit deutlich langsamer als der nervale Weg. Die Funktion der zweiten Stressachse besteht in der Energiebereitstellung (Glukose) für den Körper.

1.1 Physiologische Sicht

Exkurs zu Abbildung 1-1

Die HPA-Achse ist ein neuroendokriner Regelkreis zwischen Hypothalamus, Hypophyse (eine erbsengroße Struktur unterhalb des Hypothalamus) und Nebennierenrinde (kleines, kegelförmiges Organ oberhalb der Nieren). Der Ablauf in Kurzform ist:

Der Hypothalamus bildet den Botenstoff CRH (Kortikotropin-Releasing-Hormon, engl.: *to release* = freisetzen).

CRH wirkt auf die Hypophyse (engl.: *pituitary gland* = Hirnanhangsdrüse).

Die Hypophyse bildet ACTH (adrenokortikotropes Hormon).

ACTH wirkt auf die Nebennierenrinde (engl.: *adrenal gland*).

Die Nebennierenrinde bildet Kortisol.

Die HPA-Achse ist ein Hauptbestandteil des neuroendokrinen Systems, das die Stressreaktion steuert und viele Körperprozesse reguliert (z. B. Verdauung, Immunsystem, Gemütslage, Emotionen, Sexualität sowie Energiespeicherung und -freigabe). Der dreigliedrige Regelkreis mit negativen Rückmeldeschleifen dient der optimalen Regulation und Sekretion der Botenstoffe auf allen drei Ebenen. Die HPA-Achse ist ein Mechanismus zur wechselseitigen Beeinflussung zwischen Drüsen, Hormonen und Teilen des Zwischenhirns, die für das Adaptationssyndrom (GAP) verantwortlich sind. Das Endprodukt des Regelkreises, Kortisol, kann aufgrund seiner Eigenschaften praktisch in jede Körperzelle eindringen und den Körperstoffwechsel, das Immunsystem sowie das Gehirn beeinflussen. Kortisol unterdrückt als körpereigenes Immunsuppressivum die Körperabwehr. Die HPA-Achse ist an der Entstehung verschiedener Krankheiten beteiligt, z. B. Depression, Krebs und Neurodermitis.

In Stresssituationen wird die HPA-Achse aktiviert. Im Hypothalamus werden die im Blut zirkulierenden Hormone ständig gemessen und in Abhängigkeit des Hormonspiegels vermehrt oder vermindert freigesetzt. Das Kortikotropin-Releasing-Hormon (CRH) wird aus dem Hypothalamus ausgeschüttet, wenn zu wenig Kortisol im Blut vorhanden ist. Das CRH regt die Hypophyse (Hirnanhangsdrüse) an, das adrenokortikotrope Hormon (ACTH) auszuschütten, welches seinerseits auf die Nebennierenrinde einwirkt, die das Endprodukt des Regelkreises Kortisol, bildet. Dieses soll der Bereitstellung von Energie für eine Kampf- oder Fluchtreaktion dienen und damit zu einer optimalen Anpassung des Organismus an potenzielle Gefahrensituationen beitragen. Gefördert wird die ACTH-Ausschüttung unter anderem auch durch den Botenstoff Serotonin. Gehemmt wird die ACTH-Ausschüttung unter anderem durch den Botenstoff GABA (Gammaaminobuttersäure, ein Botenstoff des zentralen Nervensystems). Durch die gleichzeitige Unterdrückung von bestimmten physiologischen Systemen (z. B. Verdauung, Fortpflanzung, Immunsystem), denen in der akuten Stresssituation eine untergeordnete Rolle zukommt, werden weitere Energieressourcen zur Verfügung gestellt. Kortisol wird über das Blut in das Gehirn und die Hypophyse gebracht. Dort unterdrückt Kortisol die Bildung und Freisetzung von CRH und ACTH (negatives Feedback), wodurch die Kortisolbildung wieder aussetzt.

Der relativ neue Forschungszweig **Psychoneuroimmunologie** beschäftigt sich mit der Analyse der Beziehung zwischen dem Nervensystem und dem Immunsystem. Die Wirkmechanismen sind bisher noch wenig bekannt. Studien belegen eine positive Beziehung zwischen geschwächtem Immunsystem und erhöhtem Krankheitsrisiko. Das Risiko ist umso höher, je länger der Stress andauert. Der Grund dafür ist die fortdauernde Kortisolausschüttung. Die Immunkompetenz wird dadurch abgebaut. Eine erhöhte Krankheitsanfälligkeit wurde u. a. gegenüber Infektionen der oberen Luftwege und Herpes-Virusinfektionen beobachtet. Korrelative Zusammenhänge wurden zwischen psychischen Belastungen, verminderter Immunkompetenz und dem Wachstum von Tumorzellen festgestellt. Zudem kommt dem Kortisol eine Bedeutung beim Verlauf atopischer Erkrankungen (z. B. Neurodermitis) zu. Das Auftreten von Gedächtnisproblemen unter Stress wird ursächlich der Kortisolausschüttung zugeschrieben (Kirschbaum 2001).

1.2 Psychologische Sicht

Die psychologische Stressforschung hebt die Bedeutung der individuellen kognitiven Einschätzung einer belastenden Situation hervor. Sie geht von der Beobachtung aus, dass verschiedene Menschen auf dieselbe Situation (z. B. eine Prüfung, einen Streit) in sehr unterschiedlicher Weise reagieren. Was den einen sehr aufregt, lässt den anderen unberührt. Wo der eine unter Versagensängsten leidet, erkennt der andere seine Chance. Die Qualität einer Situation als Stressor hängt primär von der individuellen Bewertung ab. Die kognitive und emotionale Bewertung einer gegebenen Anforderungsbedingung hat entscheidenden Einfluss darauf, ob und mit welcher Intensität und Qualität neuroendokrine Stressreaktionen ausgelöst werden.

> **Merke**
> Der Stress wird umso größer sein, je mehr die Bewältigungsmöglichkeiten der Person beansprucht oder sogar überfordert werden.

Das **transaktionale Stressmodell** des amerikanischen Emotionsforschers Richard S. Lazarus (1922–2002) beschreibt die gegenseitige Beeinflussung von Stressoren und Reaktionen (Lazarus 1966; Lazarus u. Launier 1981). Die subjektive Unsicherheit über die möglichen Bewältigungsmöglichkeiten entscheidet darüber, ob ein Reiz oder eine Situation als Stressor erlebt wird oder nicht.

1.2 Psychologische Sicht

Nicht der äußere Stressor, sondern die eigene Bewertung und die Fähigkeit zur Stressbewältigung entscheiden über die Stressreaktion. Der Prozess der Stressverarbeitung wird in zwei Phasen unterteilt (▶ Abb. 1-2):
- Appraisal (kognitive Bewertung): Wahrnehmung und Bewertung des Reizes/der Situation und
- Coping (Bewältigung): Phase des Umgangs mit dem als Stressor wahrgenommenen Reiz.

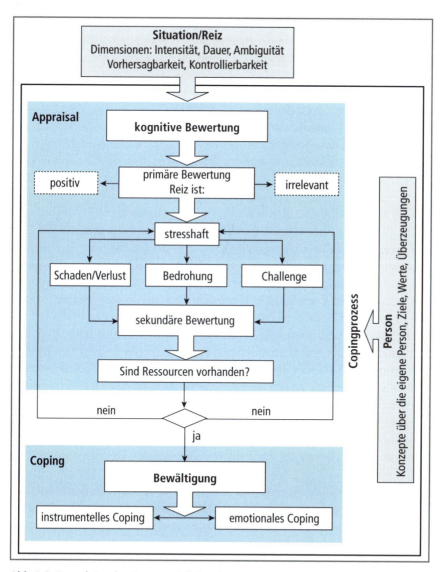

Abb. 1-2 Transaktionales Stressmodell (Franke 2012, S. 122; mit freundlicher Genehmigung Verlag Hans Huber).

1.2.1 Die Lageeinschätzung einer Situation

Die Einschätzung der Lage (Appraisal) wird wiederum in zwei Phasen gegliedert:

Im **primären Appraisal** unterscheiden Menschen, ob eine Situation für sie neutral (irrelevant), positiv oder stressgeladen ist. Eine solche Situationsbewertung erfolgt mittels persönlicher „Sollwerte". Im Laufe einer Biografie können dies z. B. geformte individuelle Ausprägungen menschlicher Grundbedürfnisse (Liebe, Intimität, Zugehörigkeit, Selbstverwirklichung, Autonomie, Umweltkontrolle, Sicherheit) sein, aber auch Ansprüche und Erwartungen an sich selbst. Sieht eine Person die eigenen Sollwerte durch bestimmte Situationen bedroht (Soll-Ist-Diskrepanz), so liegt eine stressbezogene primäre Bewertung vor.

Im weiteren Verlauf ist nur die Bewertung des Reizes/der Situation als stresshaft relevant. Stresssituationen sind solche, die Schaden/Verlust (*harm/loss*), Bedrohung (*threat*) und/oder Herausforderung (*challenge*) beinhalten. Die primäre Lageeinschätzung erfolgt innerhalb von Sekundenbruchteilen.

Die Phase des **sekundären Appraisal** folgt begrifflich, nicht notwendigerweise sequenziell. Hier werden, mehr oder weniger bewusst, verfügbare Handlungsalternativen (Ressourcen) unter Abwägung der physischen, sozialen, psychologischen und materiellen Ressourcen, der vermuteten Wirksamkeit und zu befürchtender Nebeneffekte geprüft und ausgewählt. Es geht um die Einschätzung eigener Bewältigungsfähigkeiten und -möglichkeiten.

„Der Prozess der sekundären Bewertung kann somit als einer verstanden werden, in dem eine objektive Situation in eine subjektive Realität umgewandelt wird und in der überprüft wird, welche persönliche Bedeutung eine Situation für eine Person hat" (Franke 2012, S. 120).

Die primäre und sekundäre Bewertung stehen in einem interaktionalen Prozess zueinander und können in unterschiedlicher Reihenfolge durchlaufen werden und sich zeitlich überlappen. Solange die stressrelevante Bedingung aufrechterhalten wird, laufen die Prozesse wiederholt ab und determinieren summativ in der Person-Umwelt-Transaktion die Qualität des individuellen Stresserlebens. Durch die primäre und sekundäre Lageeinschätzung werden folgende Emotionen ausgelöst:

- Angst, Furcht, Besorgnis, Aufgeregtheit (bei bedrohlich eingeschätzter Anforderung),
- Ärger, Traurigkeit, Resignation, Hilflosigkeit bzw. Niedergeschlagenheit (bei Bewertung der Situation als schädigend oder verlustreich) und
- Zuversicht, Interesse, Neugier, Hoffnung (bei Bewertung der Situation als positive Herausforderung).

Im Verlauf der primären und sekundären Bewertungen kann es zu Neubewertungen (**Reappraisal**) aufgrund von neuen Hinweisen aus der Umgebung,

Rückmeldungen hinsichtlich der eigenen Reaktionen und deren Konsequenzen sowie neuer Überlegungen kommen. Diese Rückkopplungsschleife betont den dynamischen Charakter der Person-Umwelt-Transaktion. Ebenso wird mit dem Konzept der Neubewertung die Möglichkeit der Erfahrungsbildung berücksichtigt.

1.2.2 Die Bewältigung einer Situation

Die eigentliche Bewältigung (Coping) schließt sich dem Appraisal an. Lazarus versteht Coping als die Summe aller Aktivitäten, die Menschen unternehmen, um kritische Lebensereignisse zu meistern (Lazarus 1966; Lazarus u. Launier 1981; Lazarus u. Folkman 1984). Es werden wiederum zwei Arten unterschieden:
- das problemorientierte-instrumentelle Coping und
- das emotionsorientierte Coping (internales Coping)

Problemorientiertes Coping wird i. d. R. aus einer beliebigen Form des Sich-Behauptens bestehen und findet vor allem dann statt, wenn die Situation als prinzipiell beherrschbar wahrgenommen wird. Es besteht aus dem Suchen und Sammeln von Informationen, dem Rückversichern sozialer Unterstützung, problemorientiertem Handeln usw.

Emotionsorientiertes Coping ist primär darauf ausgerichtet, unangenehm empfundene Gefühlslagen abzuschwächen oder abzukürzen. Es wird vor allem dann eingesetzt, wenn eine verhaltensmäßige Situationskontrolle mit den vorhandenen Mitteln nicht möglich ist, also bei sogenannten Unabänderlichkeiten. Hierzu gehören Strategien wie kognitives Umstrukturieren (z. B. Umdeutung der gesamten Situation, Verleugnung), inneres Distanzieren (nicht daran denken, sich ablenken), Gefühle ausdrücken. Daher wird das emotionsbezogenen Coping häufig auch als defensive (palliative) Strategie bewertet.

Eine subjektive Trennung der beiden Coping-Strategien kommt in der Realität selten vor. Letztlich kommt es darauf an, viele verschiedene Bewältigungsstrategien zu haben, die je nach Situation flexibel einsetzbar sind.

Bei subjektiven Misserfolgen der Bewältigungsanstrengungen ist mit dem Auftreten von Stressreaktionen auf physiologischer, kognitiver, emotionaler und/oder motorischer Verhaltensebene zu rechnen. Für die betroffene Person ergeben sich langfristig Probleme für den Gesundheitszustand.

Stress ist nach diesem Modell ein transaktionales Geschehen, bei dem Ressourcen und Anforderungen verglichen werden. Derselbe Stressor kann bei verschiedenen Personen oder bei derselben Person zu verschiedenen Zeitpunkten zu unterschiedlichen Stressreaktionen (körperlich, emotional, kognitiv, verhaltensmäßig) und damit auch zu abweichenden Bewältigungsverfahren führen. Auf dieser Basis erhält das Konzept seine Bedeutung als interaktionistisches Modell, welches durch eine Transaktion gekennzeichnet ist, bei der die Personen aktiv ihre Stressbewertung modellieren. Subjektive Sichtweisen sind von zentraler Bedeutung. Als Folge der Bewertungsschritte und Rückkopplungsschleifen können sich sowohl Person als auch Umwelt ändern.

1.3 Neurowissenschaftliche Sicht

1.3.1 Das Allostase-Konzept

Ein psychobiologisches Stressmodell stammt von dem amerikanischen Neurobiologen Bruce S. McEwen (*1938) von der Rockefeller-Universität in New York (McEwen u. Stellar 1993). Das Modell verbindet das transaktionale Stressmodell der kognitiven Verhaltenstherapie von Lazarus (Lazarus 1966; Lazarus u. Folkman 1984) mit dem aktuellen Stand der Neuroendokrinologie und der Neurowissenschaft. McEwen beschäftigt das Paradoxon, dass die Systeme, die auf Stress reagieren (z. B. autonomes Nervensystem), kurzfristig wichtige Schutzfunktionen für den Körper übernehmen, langfristig aber Schaden zufügen und krank machen können. Ihm fehlte ein umfassendes Modell, das die scheinbar widersprüchlichen Effekte miteinander verbindet und gleichzeitig Einblicke liefert, wie Menschen unterschiedliche Vulnerabilität bei der Krankheitsentstehung entwickeln.

McEwen entwickelte ein biologisches Modell zur Messung des kumulativen Einflusses psychosozialer Faktoren auf die Gesundheit. Ziel dieses Risikomodells ist unter anderem die Überwindung der terminologischen Schwierigkeiten mit den Begriffen Stress und Homöostase (McEwen u. Wingfield 2010). Stress bedeutet für ihn eine reale oder implizite Bedrohung der psychischen oder physiologischen Integrität einer Person (McEwen 2000). Innerhalb des Modells spielen vor allem die Mechanismen der Allostase und der allostatischen Last sowie die sie bedingenden psychosozialen Stressfaktoren eine zentrale Rolle (McEwen 1998). Der Begriff Allostasis wurde von Sterling und Eyer 1988 geprägt. Das Allostase-Konzept will das einfachere Homöostase-Konzept, nach dem der Körper in jeder Situation v. a. eine Aufrechterhaltung eines inneren Gleichgewichts anstrebt, erweitern (▶ Kap. 1.1).

Der Begriff der Allostase (griech.: *allo* = variabel und *stase* = stehend) beschreibt einen selbstregulierenden biologischen Prozess, durch den der menschliche Körper in der Lage ist, adaptiv auf tägliche Anforderungssituationen (Stress) durch physiologische und Verhaltensänderungen zu reagieren. Dadurch wird die Selbstregulierung der unterschiedlichsten Organsysteme aufrechterhalten. McEwen definiert Allostase als ein Erreichen von Stabilität oder Homöostase durch Änderung (*„maintaining stability, or homeostasis, through change"*, McEwen 1998; McEwen 2000). Der Begriff beschreibt den

1.3 Neurowissenschaftliche Sicht

Prozess, durch den der Körper auf Stressoren antwortet, um wieder in Homöostase zu gelangen. Die Wahrnehmung von Stress wird beeinflusst von den genetischen Dispositionen, Erfahrungen in der frühen Kindheit und im Erwachsenenleben sowie dem Verhalten. McEwen unterscheidet drei Typen von Stress:
- positiven Stress („*positive stress*"),
- ertragbaren Stress („*tolerable stress*") und
- toxischen Stress („*toxic stress*").

Positiver Stress zeichnet sich durch bewältigbare Herausforderungen, ein Gefühl der Machbarkeit und Beherrschung sowie ein gutes Selbstwertgefühl aus. Widrige Lebensereignisse werden durch gute soziale und emotionale Unterstützung ertragbar (**ertragbarer Stress**).

Toxischer Stress liegt vor, wenn unkontrollierbare Belastungen mit Chaos, Vernachlässigung, Missbrauch, mit wenig oder ohne soziale und emotionale Unterstützung sowie einer ungesunden Gehirnarchitektur („*unhealthy brain architecture*") einhergehen.

Eine moderate Allostase ist gesundheitsfördernd (unterstützt die Homöostase) und hilfreich beim Umgang mit den alltäglichen Stressoren. Kurzfristig ermöglicht die Allostase zwar eine effektive Belastungsbewältigung, doch längerfristig können sich diese Mechanismen auch negativ auf den menschlichen Organismus auswirken. Denn durch Dauerbelastungen kommt es zu einer Belastungsakkumulation. Damit einhergehend treten Abnutzung bzw. Verschleiß („*wear and tear*") auf und die Selbstregulation wird gestört. McEwen spricht in diesem Zusammenhang von einer **allostatischen Last** oder Überlast („*allostatic load or overload*").

> **Definition**
> Die allostatische Last oder Überlast ist der Preis, den der Körper zahlt, sich an ungünstige psychische oder physische Situationen anpassen zu müssen.

Die allostatische Last repräsentiert entweder die Anwesenheit von zu viel Stress oder das ineffiziente Wirken des hormonellen Stressantwortsystems, das bei Auftreten einer Stresssituation aktiviert und nach Abklingen inaktiviert werden muss (McEwen 1998; McEwen 2000). Sie kann einerseits auftreten, wenn der Organismus über einen längeren Zeitraum vielen belastenden und neuen Ereignissen ausgesetzt ist („*repeated hits*" = wiederholte Aktivierung) oder die physiologische Stressreaktion bei dem wiederholten Erleben einer gleichen Belastung in ihrem Ausmaß nicht abnimmt („*lack of adaptation*" = fehlende Anpassung). Andererseits kann es zu einer allostatischen Last kommen, wenn die physiologische Stressreaktion insgesamt entweder zu stark („*prolonged response*" = anhaltende Aktivierung) oder zu schwach („*ina-*

dequate response" = fehlende Aktivierung) ausfällt (McEwen 2000; McEwen 2006).

Neben dem sympathischen und parasympathischen Nervensystem spielt bei der Allostase eine Vielzahl von Stressmediatoren eine Rolle. Sie bilden zusammen ein nicht lineares interdependentes Netzwerk. Hierzu zählen Hormone (z. B. Adrenalin, Noradrenalin, Dopamin), Zytokine (Proteine, die innerhalb eines bestimmten Gewebes bestimmte Wachstums- und Differenzierungsprozesse von Zellen steuern) und Neurotransmitter (endogene, in Neuronen gebildete biochemische Botenstoffe, welche die Erregung einer Nervenzelle auf andere Zellen an chemischen Synapsen übertragen). Die Nichtlinearität drückt sich darin aus, dass die Veränderung eines Botenstoffs kompensatorische Auswirkungen in anderen Botenstoffen auslöst. Dies hängt vom Zeitablauf und von der Stärke der Veränderung jedes einzelnen Mediators ab.

Die allostatische Last und das Gehirn

Besondere Bedeutung hat eine dauerhafte allostatische Last für das Gehirn. Das Gehirn ist das **Schlüsselorgan** für die Stressantwort, da es darüber bestimmt, was bedrohlich und damit anstrengend ist (McEwen 2006; McEwen 2012; McEwen u. Gianaros 2010). Es beeinflusst das Verhalten und die physiologische Antwort auf Stress. Der Plastizität des Gehirns kommt somit eine Schlüsselstellung zu. Während kontrollierbarer Stress zu einer Stabilisierung führt, zieht nicht kontrollierbarer Stress eine Destabilisierung zentralnervöser Strukturen nach sich (Hüther 1996; Hüther 2012; ▶ Kap. 1.3.2). Wegen der Lebenserfahrungen seit der frühen Kindheit bestehen große individuelle Unterschiede bezüglich der Reaktion auf Stressoren.

Die wichtigsten Hirnregionen in der Wahrnehmung von und der Reaktion auf Stress sind
- der Hippocampus,
- die Amygdala und
- Bereiche des präfrontalen Kortex.

Der für kognitive Funktionen wichtige **Hippocampus** ist eine der empfindlichsten und plastischsten Regionen des Gehirns. Er zählt zu den evolutionär ältesten Strukturen des Gehirns und ist eine zentrale Schaltstation des limbischen Systems bzw. des Motivations-Belohnungs-Kreislaufs. Es gibt einen Hippocampus pro Hemisphäre. Der Hippocampus
- überführt Gedächtnisinhalte aus dem Kurzzeit- in das Langzeitgedächtnis und ist damit wichtig für das Lernen und den Wissenserwerb (deklaratives Gedächtnis)
- ist für das räumliche Gedächtnis und die Stimmungsregulierung zuständig und
- daran beteiligt, die Stressantwort zu beenden.

1.3 Neurowissenschaftliche Sicht

Die **Amygdala**, auch Mandelkern genannt, ist paarig angelegt und ebenfalls Teil des limbischen Systems. Die Amygdala verknüpft Ereignisse mit Emotionen (z. B. Furcht, Angst, Aggressionen, Lust) und speichert diese. Sie ist für die Stimmungsregulierung verantwortlich. Die Amygdala

- aktiviert Stresshormone und löst damit u. a. die HPA-Achse aus,
- erhöht den Blutdruck und
- bewirkt den mimischen Gesichtsausdruck von Furcht.

War ein Ereignis mit einer Gefahr, Schmerz oder Leid verbunden, können als ähnlich erachtete Situationen zum Auslöser einer starken somatischen Reaktion (etwa Panik, Übelkeit, Apathie, Ohnmacht) werden, unabhängig davon, ob sie objektiv vergleichbar sind, und sogar unabhängig davon, ob eine (bewusste) Erinnerung an das ursprüngliche Ereignis besteht. Die Amygdala reagiert auf Stress mit der Bildung emotional geladener Erinnerungen. Daher taucht in diesen Zusammenhängen oft der Begriff „**Körpergedächtnis**" auf. Sie steuert Furcht-, Vermeidungs- und Stressverhalten. Eine stressbedingte Überaktivität der Amygdala führt zu Angststörungen und Depression.

Der **präfrontale Cortex** befindet sich an der Stirnseite des Gehirns und ist ein Teil des Frontallappens der Großhirnrinde. Er empfängt sensorische Signale und steht in korrelativem Zusammenhang mit der Integration von Gedächtnisinhalten und emotionalen Bewertungen und beeinflusst damit Gemütszustand und Antrieb. Auf dieser Basis besteht weiterführend ein korrelatives Verhältnis zwischen präfrontaler Hirnaktivität und der Handlungsplanung (Entscheidungsfindung, Setzen von Prioritäten, Abschätzung von Handlungsfolgen). Die Funktionen und Prozesse präfrontaler Hirnstrukturen werden als notwendige Bedingungen für eine situationsangemessene Handlungssteuerung und die Regulation emotionaler Prozesse (z. B. Stimmung, Impulse) angesehen und beeinflussen die Stressantwort. Der präfrontale Cortex ist die höchste neuronale, personelle, interpersonelle und soziale Integrationsinstanz, das oberste Entscheidungs- und Kontrollzentrum (Esch 2012).

Die genannten Systeme regulieren physiologische und behaviorale Stressprozesse, die kurzfristig adaptiv (Allostase) und langfristig maladaptiv (allostatische Last) wirken können. Chronische Ungleichgewichte während allostatischer Anpassungsprozesse äußern sich in einer vermehrten Ausschüttung von Stresshormonen wie Kortisol und der Aktivierung endokriner Kaskaden wie der HPA-Achse, die wiederum psychopathologisch wirken. Die Stressprozesse entstehen aus bidirektionalen Beziehungen zwischen dem Gehirn und dem autonomen Nervensystem, dem kardiovaskulären und dem Immunsystem. Stresshormone beeinflussen Gehirnfunktionen indem sie die Struktur von Neuronen verändern.

Die genannten Hirnregionen zeigen als Resultat allostatischer Last strukturelle Veränderungen (z. B. verringerte Volumina). Mit der **Atrophie des Hippocampus** werden
- psychische Störungen wie z. B. Depressionen, Angststörungen, posttraumatischen Belastungsstörungen und Borderline-Persönlichkeitsstörung,
- Diabetes Typ II,
- chronischer Stress,
- chronischer Jetlag,
- Bewegungsarmut und
- chronische Entzündungen

in Verbindung gebracht (McEwen 2006; McEwen 2012; McEwen u. Gianaros 2010). Umgekehrt wirken regelmäßige moderate Bewegung, intensives Lernen und die Einnahme von Antidepressiva hypertrophisch. **Erhöhte Reaktionen der Amygdala** (u. a. die Vergrößerung der Neuronen) wurden bei
- psychischen Störungen wie z. B. Major Depression, Angststörungen, posttraumatischen Belastungsstörungen und
- Schlafentzug

beobachtet. Studien legen nahe, dass die Verbesserung des Stresserlebens durch Entspannungsverfahren die Dichte der grauen Gehirnsubstanz in der Amygdala verringern kann (Hölzel et al. 2010). Eine stressbedingte Beeinträchtigung des präfrontalen Cortexes steht im Zusammenhang mit einer geschwächten kognitiven Anpassungsfähigkeit.

Zur Messung der allostatischen Last eignet sich der **Allostatic Load Index** (ALI). Dieser gilt als Maß für pathophysiologische Veränderungen. Dazu gehören u. a. der Body-Mass-Index, der HDL-Wert und der Gesamt-Cholesterin-Wert oder der Blutdruck (McEwen 2000).

Für McEwen wirken ein positiver Ausblick auf das Leben, ein gut entwickeltes Selbstwertgefühl sowie soziale Unterstützung und Integration positiv auf Messgrößen der allostatischen Last. Der **sozioökonomische Status** von Menschen ist ein ebenso wichtiger, beeinflussender Faktor auf die Sterblichkeit wie das Rauchen, der Umgang mit karzinogenen Stoffen und weitere genetische Risikofaktoren (McEwen 2000; McEwen 2006). Nicht kontrollierbare Stressreaktionen (z. B. soziale Stressoren: Ausgrenzungserfahrungen oder Situationen, die mit Gefühlen der Beschämung und Erniedrigung verbunden sind) führen zur Aktivierung der Hypothalamus-Hypophysen-Nebennierenrinden-Achse (HPA-Achse). So ist auch der Zusammenhang zwischen der sozialen und gesundheitlichen Situation von Menschen von der kumulierten allostatischen Last beeinflusst (z. B. soziallagenabhängige frühere Alterung, höhere Erkrankungsrate). Aus Sicht des Allostase-Konzepts reguliert das Gehirn als zentrales Stressorgan untergeordnete Systeme. Daher sollte es im Mittelpunkt aller Interventionen stehen.

1.3 Neurowissenschaftliche Sicht

Stress und Veränderungen in der modernen Welt

Die Anpassungsfähigkeit des Gehirns und des Körpers auf akute und chronische Stresssituationen wird zu einer zunehmend wichtigen Aufgabenstellung in der modernen Welt. Um den vielfältigen Problemen und Auswirkungen von Stress auf das Gehirn und den Körper zu entgehen, schlägt McEwen Maßnahmen auf drei Ebenen vor:
- individuelle,
- politische und
- unternehmensbezogene Interventionen (McEwen 2006; McEwen u. Gianaros 2010; McEwen 2012).

Auf der **individuellen Ebene** empfiehlt er
- die Qualität und Quantität des Schlafs zu verbessern,
- soziale Beziehungen zu pflegen,
- eine positive Einstellung zum Leben und Selbstvertrauen zu entwickeln,
- eine gesunde Ernährung einzuhalten,
- Rauchen zu vermeiden und
- sich regelmäßig moderat zu bewegen.

Sinn und Zweck im Leben zu finden ist für McEwen ein herausragender Protektivfaktor für Gesundheit. Weil Verhaltensänderungen im Privat- und Berufsleben für den Einzelnen nicht immer leicht zu bewirken sind, befürwortet er, zur Vermeidung späterer Erkrankungen professionelle Hilfe in Anspruch zu nehmen oder sogar den Job bzw. den Beruf zu wechseln. Der Änderung des Lebensstils und dazugehöriger Verhaltensweisen gibt er den Vorzug vor der Einnahme von Neuro-Enhancement-Präparaten.

Die individuellen Anstrengungen, ein gesundes Leben zu führen, sollten von **politischer Seite** durch Maßnahmen zur Verbesserung
- der Bildung,
- des Wohnungsbaus,
- der Qualität von Lebensmitteln,
- der Steuerpolitik,
- der Festlegung von Mindestlöhnen

sowie Programmen zur Verbreitung der betrieblichen Gesundheitsförderung und zum Umweltschutz begleitet werden. Politische Entscheidungen sind hinsichtlich der gesundheitlichen Auswirkungen auf die Bürger zu beurteilen.

Auf **Unternehmensseite** ist der Ausbau des betrieblichen Gesundheitsmanagements anzustreben, um
- Krankheitskosten zu senken und
- Mitarbeiter an das Unternehmen zu binden.

Politiker und Manager müssen sich einer stärkeren Verantwortung für die Gesundheitsförderung und Prävention von Krankheit bewusst werden.

1.3.2 Das zentrale Adaptionssyndrom

Der Neurobiologe Gerald Hüther (*1951) sieht in der Angst den Auslöser für Stressreaktionen. Er unterscheidet zwischen kontrollierbaren und unkontrollierbaren Stressreaktionen sowie zwischen deren stabilisierenden und destabilisierenden Wirkungen auf die im Gehirn angelegten neuronalen Verschaltungen. Mit dem Konzept des zentralen Adaptionssyndroms (Hüther 1996) versucht er eine Brücke zwischen den physiologisch und psychologisch orientierten Stresskonzepten zu bauen (▶ Abb. 1-3). Das Konzept „*nimmt eine Neubewertung der Ursachen und Konsequenzen von Angst und Stress vor. Es ermöglicht die Abkehr vom einseitigen Paradigma der Malignität und Pathogenität psychischer Belastungen und beleuchtet die biologische Bedeutung von Angst und Stress für Selbstorganisations- und Anpassungsprozesse*" (Hüther 2012, S. 31; Malignität = Bösartigkeit). Die Stressreaktion im Menschen ist nicht dazu da, damit er krank wird, sondern damit er sich, sein Denken, Fühlen und Handeln

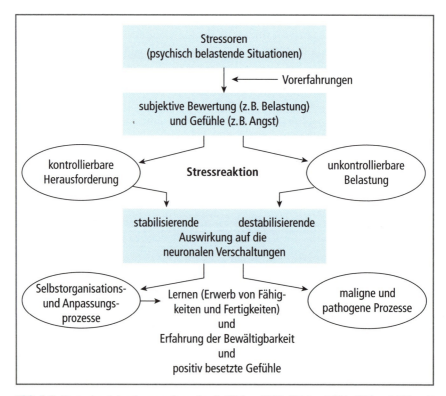

Abb. 1-3 Zentrales Adaptionssyndrom (nach Hüther 1996; Hüther 2011; Hüther 2012; mit freundlicher Genehmigung Bundesanstalt für Arbeitsschutz und Arbeitsmedizin aus Heeg et al. 2007).

ändern kann. Für Hüther ist die „*tonische Aktivierung*" nichts Destruktives und zu Vermeidendes (Dysstress). Vielmehr ist die mit Verzweiflung und Ratlosigkeit einhergehende unkontrollierbare Stressreaktion die Voraussetzung dafür, dass ein neuer, geeigneterer Weg zur Bewältigung der Angst gefunden werden kann (Hüther 2012, S. 76 f.).

Das Konzept geht von der Erkenntnis aus, dass Leib und Seele nicht voneinander getrennt sind, sondern zwei sich gegenseitig durchdringende und beeinflussende Wesenheiten bilden. Die jüngeren neurowissenschaftlichen und psychologischen Forschungen arbeiten immer deutlicher die gegenseitige Beeinflussung biologischer Prozesse durch psychische Faktoren heraus. Umgekehrt wirken neurobiologische Gegebenheiten auf psychische Phänomene. Beginnend mit der embryonalen Entwicklung sind Körper und Gehirn untrennbar verbunden. Die neuronalen Verschaltungen und synaptischen Verbindungen des Gehirns sind zeitlebens mit dem Körper über afferente und efferente Nervenbahnen gekoppelt und interagieren mit ihm. Die frühe Entwicklung des Gehirns, d. h. die Art der neuronalen Vernetzung, ist sehr stark von den ersten Beziehungserfahrungen des Menschen abhängig und beeinflusst wesentlich dessen spätere Wahrnehmung und Bewertung der Lebensereignisse.

Entgegen der lange dominierenden Annahme, dass die Hirnentwicklung in jungen Jahren bereits abgeschlossen ist und sich ab dann Nervenzellen im Gehirn nicht mehr teilen können, geht man heute von der Annahme der **Neuroplastizität** des Gehirns bis in das hohe Alter aus, also dass das Gehirn lebenslang lernfähig ist.

Definition
Neuroplastizität bzw. neuronale Plastizität ist die Eigenschaft von Synapsen, Nervenzellen oder Hirnarealen (neuronalen Verschaltungen), sich je nach veränderten Anforderungen oder Nutzungsbedingungen in ihren Eigenschaften anzupassen (Hüther 2012).

In bestimmten Hirnbereichen findet auch im Erwachsenenalter noch eine Neurogenese statt, d. h. es entstehen Neurone aus Stammzellen, die wachsen und Verbindungen mit anderen Nervenzellen aufnehmen. Ihre Fortsätze und Synapsen sind in der Lage, sich – je nach Inanspruchnahme – zurück bzw. neu zu bilden. Das Gehirn ist somit in der Lage, sich an veränderte Umweltbedingungen anzupassen, zu lernen und neue Inhalte zu speichern. Im Gehirn findet eine permanente Stabilisierung, Auflösung und Umgestaltung synaptischer Verbindungen und neuronaler Verschaltungen statt. **Neue Erfahrungen** und Eindrücke bewirken, dass sich
- die Architektur des Gehirns verändert,
- bestehende Verbindungen zwischen den Nervenzellen stabilisieren und
- unter Einbeziehung bestehenden Wissens neue Verbindungen zwischen den Nervenzellen entstehen.

Werden bestimmte vorhandene Nervenstrukturen kaum oder nicht genutzt, bilden sich diese zurück. Das Gehirn offenbart sich als eine lebenslange „Baustelle", als ein in hohem Maße veränderbares Organ.

Stress und Angst als Antrieb für Veränderung

Hüther sieht in Angst und Stress die Antriebsmotivation im menschlichen Leben für die persönliche (Weiter-)Entwicklung. Wesentlich dabei ist, wie Anforderungen bzw. Stressoren individuell vor dem Hintergrund bereits in der Vergangenheit gemachter Erfahrungen und den daraus entstanden inneren Vorstellungen, Überzeugungen und Haltungen, bewertet werden. Erfahrungen werden immer gleichzeitig in Form von Denk-, Gefühls- und körperlichen Reaktionsmustern kognitiv, emotional und physisch verankert und aneinander gekoppelt. Von der subjektiven Bewertung der Situation und den damit verbundenen Gefühlen hängt ab, welche inneren Prozesse aktiviert und welche langfristigen neuronalen Veränderungen ausgelöst werden. Die individuelle Bewertung der Kontrollierbarkeit des Stressors entscheidet über die Art der Belastung, mit der sich eine Person konfrontiert sieht.

In Stresssituationen schüttet das Gehirn Hormone aus: Noradrenalin und Kortisol spielen eine besondere Rolle. Gleichzeitig empfängt das Gehirn hormonelle Signale, wenn die subjektive Bewertung der Situation (des Stressors) eine unkontrollierbare Belastung feststellt. Noradrenalin und Kortisol haben großen Einfluss auf die Funktion des Gehirns, besonders auf die neuronalen Verschaltungen. Bei kurzfristigen und kontrollierbaren Belastungen führt das Ausschütten von Noradrenalin zur Stabilisierung bestehender Schaltkreise. Das bedeutet, dass alle Verschaltungen im Gehirn, die zur Bewältigung der Stresssituation vorhanden sind, optimiert und effektiv aktiviert werden. Wenn eine Stressreaktion länger andauert, wird hingegen vermehrt Kortisol ausgeschüttet. Das führt dazu, dass die neuronalen Strukturen instabil werden. Außerdem leidet bei chronischem Stress die Signalübertragung zwischen den Nervenzellen.

Zu einer Herausforderung bzw. **kontrollierbaren Stressreaktion** kommt es dann, „*wenn die bisher angelegten Verschaltungen zwar prinzipiell zur Beseitigung der Störung geeignet, aber noch nicht effizient genug sind, um diese vollständig und gewissermaßen routinemäßig zu beantworten*" (Hüther 2012, S. 39). Die Aktivierung des noradrenergen Systems führt zu Anpassungsprozessen im Gehirn. Wiederholt auftretende, kontrollierbare psychosoziale Belastungen können sukzessive zu einer Stabilisierung und verbesserten Effizienz der in die Bewältigung involvierten neuronalen Netzwerke und Verbindungen führen. Erfolgreich bewältigte Belastungen lösen entsprechende positive Gefühle aus, die wiederum neuronal verankert werden.

Ist keine der vorhandenen Verhaltens- und/oder Verdrängungsstrategien geeignet, das ursprüngliche Gleichgewicht wieder herzustellen, kommt es zu einer sogenannten **unkontrollierbaren Stressreaktion** bzw. Belastung, die auf Dauer (durch die fortwährende Überschwemmung des Körpers mit Stresshormonen) in Hilflosigkeit und Verzweiflung, eine sogenannte „learned helplessness" (Seligman 1975), führen kann. „*Sie ist durch eine langanhaltende Aktivierung kortikaler und limbischer Strukturen sowie des zentralen und peripheren noradrenergenen Systems gekennzeichnet, die sich wechselseitig soweit aufschaukelt, dass es schließlich auch zur Aktivierung des HPA-Systems mit einer massiven und lang anhaltenden Stimulation der Kortisolausschüttung durch die Nebennierenrinde kommt*" (Hüther 2012, S. 38). Ursachen für die Aktivierung unkontrollierbarer Stressreaktionen können sein:

- psychosoziale Konflikte einhergehend mit einem individuell unzureichenden Repertoire an Coping-Strategien,
- Umbruchphasen (z. B. Pubertät),
- Veränderungen des sozialen Beziehungsgefüges (z. B. Verlust des Partners),
- sich rasch verändernde kulturelle oder soziale Normen,
- das Auseinanderfallen von vorgestellten Zielen und deren Realisierbarkeit,
- als zwingend empfundene Wünsche und Bedürfnisse, die sich als nicht realisierbar herausstellen,
- ein Defizit von relevanten Informationen oder eine Informationsüberflutung,
- die assoziative Fähigkeit, sich etwas vorstellen zu können, das eine Stressbelastung beinhaltet sowie
- die Nichtwahrnehmung bzw. Verleugnung von Bedrohungen, real existierenden Gefährdungen, Ängsten (Hüther 2012, S. 42 ff.).

Eine fortwährende Ausschüttung von Stresshormonen führt zu malignen und pathogenen Prozessen (z. B. Schwächung der körpereigenen Abwehrmechanismen, Schlafstörungen). Sie wirkt sich auf Dauer auf die Körperorgane und deren Funktionen aus. Welche Organe am ehesten betroffen sind, ist individuell unterschiedlich, vom Lebensstil und von den persönlichen (genetischen) Dispositionen abhängig.

Die destabilisierende Wirkung unkontrollierbarer Stressreaktionen hat für Hüther auch ihre guten Seiten. Die ständig erhöhten Stresshormonspiegel (Glukokortikoide) tragen dazu bei, dass die aus früheren Erfahrungen gebahnten stabilen neuronalen Verschaltungsmuster in limbischen und kortikalen Hirnregionen allmählich aufgelöst werden und zur Elimination von solchen Verhaltensweisen führen, die für eine erfolgreiche Beendigung des Stress-Reaktions-Prozesses ungeeignet sind. „*Die Aneignung neuer Bewertungs- und Bewältigungsstrategien, grundlegende Veränderungen im Denken, Fühlen und Handeln werden durch die vorangehende Destabilisierung und Auslöschung unbrauchbar gewordener Muster erst ermöglicht*" (Hüther 2012, S. 76).

Beide Arten von Stressreaktionen (kontrollierbare Herausforderungen und unkontrollierbare Belastungen) bewirken in jeweils spezifischer Art und Weise die Selbstorganisation neuronaler Verschaltungsmuster unter Einfluss der jeweils vorgefundenen psychosozialen Bedingungen. „*Herausforderungen stimulieren die Spezialisierung und verbessern die Effizienz bereits bestehender Verschaltungen. Sie sind damit wesentlich an der Weiterentwicklung und Ausprägung bestimmter Persönlichkeitsmerkmale beteiligt. Schwere, unkontrollierbare Belastungen ermöglichen durch die Destabilisierung einmal entwickelter, aber unbrauchbar gewordener Verschaltungen die Neuorientierung und Reorganisation von bisherigen Verhaltensmustern*" (Hüther 2012, S. 81).

Ausgehend von frühkindlichen Prägungen und den neuronalen Vernetzungen können neue Erfahrungen und Verhaltensweisen nur durch ständiges Training erhalten und weiter entfaltet werden. Hüther setzt sich mit dem Konzept des zentralen Adaptionssyndroms für die Befreiung des menschlichen Denkens, Fühlens und Handelns aus den Fesseln der Angst ein.

1.4 Soziologische Sicht

1.4.1 Stressoren

Störgrößen, die die physische und psychische Homöostase gefährden, werden als Stressoren bezeichnet. Sie können
- körperlicher (z. B. schmerzhafte Reize, Verletzungen, Nahrungsentzug, Bewegungseinschränkung),
- physikalischer (Lärm, Hitze, Kälte, Nässe),
- chemischer (Vergiftungen),
- leistungsbezogener (Zeitdruck, quantitative und/oder qualitative Überforderung, Prüfungen) und
- sozialer (Konkurrenz, zwischenmenschliche Konflikte, Trennung, Verlust, Isolation) Art sein.

Stressoren können im Informationsaustausch mit der Umwelt oder in der sozialen Interaktion entstehen. „*Die Störung der Homöostase (besteht) hier in der Bedrohung selbstwertrelevanter Sollwerte in Form von zentralen psychischen Motiven und Bedürfnissen (Anerkennung, Sicherheit, Kontakt, Selbstverwirklichung)*" (Kaluza 2011, S. 28).

Die durch äußere Anforderungsbedingungen ausgelösten Stressreaktionen äußern sich auf der körperlichen, auf der behavioralen und auf der kognitiv-emotionalen Ebene. Übergreifende Merkmale von Situationen, in denen Stressreaktionen möglich sind, können sein (Kaluza 2011, S. 28):
- die Intensität und Dauer,
- der Grad der Bekanntheit bzw. Neuheit,
- die verhaltensmäßige Kontrollierbarkeit,
- die Vorhersehbarkeit,

1.4 Soziologische Sicht

- die Mehrdeutigkeit bzw. Transparenz der Situation sowie
- die persönliche Valenz („*ego-involvement*").

Franzkowiak und Franke (2011) haben folgende von der subjektiven Bewertung unabhängigen negativen Reize identifiziert und in sechs Gruppen unterteilt:
- Alltagsbelastungen und physikalisch-sensorische Stressoren (Hetze, zeitlicher Druck, Arbeitsverdichtung, Lärm, Schlafentzug)
- Leistungs- und soziale Stressoren (Über- und Unterforderung, Konkurrenz, Isolation, zwischenmenschliche Konflikte)
- körperliche Stressoren (Verletzung, Schmerz, Hunger, Funktionseinschränkungen, Behinderung)
- Lebensverändernde kritische Ereignisse (Verlust von Bezugspersonen, von wichtigen Rollen und dem Arbeitsplatz; plötzliche Einschränkungen von Gesundheit und Leistungsfähigkeit)
- chronische Spannungen und Belastungen (dauerhafte „kleine" Alltagsprobleme [„*daily hassles*"], Rollenkonflikte in Beruf und Familie, dauerhafte Arbeitsüberlastung, lang andauernde Krankheiten)
- kritische Übergänge im Lebenslauf (Adoleszenz und junges Erwachsenenalter; Pubertät, Klimakterium, Andropause; Berufseinstieg, oder -ausstieg; Übergang ins Rentnerdasein; „Empty-Nest-Syndrom")

Ausschlaggebend dafür, ob es in der Folge von kritischen, belastenden (Lebens-)Ereignissen oder lang andauernden bzw. immer wiederkehrenden alltäglichen Belastungen zu gesundheitlichen Störungen kommt oder nicht, ist weniger das jeweilige kritische Ereignis selbst, als mehr dessen Wahrnehmung, Bewertung und Verarbeitung durch den betroffenen Menschen. Ein Ereignis (wie z. B. ein Schulwechsel, Umzug oder selbst der Tod eines nahen Angehörigen) kann als Bedrohung oder Verlust, aber auch als Herausforderung oder gar Erlösung erlebt werden. Für die Wahrnehmung und Bewältigung von Belastungen sind die soziale Lebenslage der Betroffenen sowie die soziale Unterstützung nahe stehender Personen von Bedeutung.

1.4.2 Soziologische Erklärungsansätze zur Arbeitsbelastung

In den vergangenen 25 Jahren wurde eine Reihe von Arbeitsstressmodellen in der arbeits- und organisationspsychologischen sowie -soziologischen Forschung entwickelt, um die Beziehung zwischen verallgemeinerbaren Arbeitsstressoren, ihren Wirkungen auf die Beschäftigten und den über Stressmechanismen vermittelten gesundheitlichen Folgen nachzuweisen. Zwei empirisch bedeutsame, theoretische Arbeitsstressmodelle sind:
- das Anforderungs-Kontroll-Modell (*Demand-Control-Model*, Karasek u. Theorell 1990) und

- das Modell beruflicher Gratifikationskrisen (*Effort-Reward-Imbalance-Model*, Siegrist 1996)

Das Anforderungs-Kontroll-Modell

Das Anforderungs-Kontroll-Modell (▶ Abb. 1-4) konzentriert sich auf Aspekte der Arbeitsorganisation und der Tätigkeitsinhalte als Auslöser chronischer Stresserfahrung. Die psychischen Anforderungen beinhalten die qualitativen und quantitativen Arbeitsanforderungen (z.B. Zeitdruck, ungewollte Unterbrechungen, widersprüchliche Vorgaben). Anforderungen, die aus der Zusammenarbeit mit Vorgesetzten und Kollegen entstehen, werden ebenfalls hierunter subsumiert. Bei der Kontrolle über die Arbeitsaufgaben geht es um Entscheidungsspielräume, Kreativität bei der Arbeitsorganisation sowie die Möglichkeit, die eigenen Fähigkeiten einzusetzen. Die subjektive Bewertung der Anforderungen und Kontrollmöglichkeiten wird mit dem Modell nicht erfasst. Tätigkeiten, die sich durch hohe psychische und physische Anforderungen und zugleich durch einen geringen Grad an Entscheidungsspielraum und Kontrolle über die Ausführung der Tätigkeit charakterisieren lassen, rufen chronische Stressreaktionen hervor und erhöhen dadurch langfristig das Risiko stressbedingter Erkrankungen. Ein geringer Handlungs- und Entscheidungsspielraum in Kombination mit hohen Anforderungen hat eine Risiko-

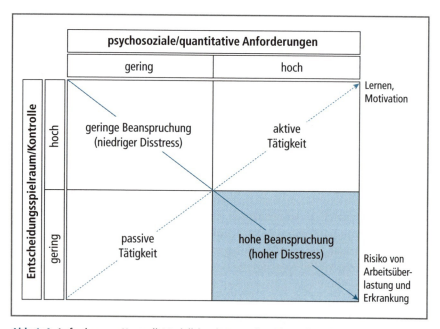

Abb. 1-4 Anforderungs-Kontroll-Modell (nach Karasek u. Theorell 1990).

1.4 Soziologische Sicht

verdopplung für das Auftreten von sowohl kardiovaskulären Erkrankungen als auch depressiven Störungen zur Folge (Siegrist u. Dragano 2008). Problematische Belastungskonstellationen führen demnach zu einem erhöhten Arbeitsunfähigkeitsgeschehen (AU-Fälle und -Tage).

Das Modell beruflicher Gratifikationskrisen

Das Modell beruflicher Gratifikationskrisen (▶ Abb. 1-5) erweitert das Anforderungs-Kontroll-Modell, indem es auch persönliche Bewältigungskompetenzen und arbeitsmarktbedingte Faktoren einbezieht. Es fokussiert auf die im Arbeitsvertrag angelegte soziale Wechselseitigkeit (Reziprozität) der Tauschbeziehung zwischen Leistung und Belohnung. Danach werden für erbrachte Arbeitsleistungen (intrinsische Komponenten: z.B. Engagement, Wissen Zeit, Identifikation, Leistung, Persönlichkeit) angemessene Gratifikationen in Form von Lohn oder Gehalt, beruflichem Aufstieg bzw. Sicherheit des Arbeitsplatzes sowie Anerkennung und Wertschätzung gewährt. Diese extrinsischen Komponenten sind finanzieller, sozioemotionaler und statusbezogener Natur. Stressreaktionen sind nach diesem Modell dort zu erwarten, wo Erwerbstätige sich fortlaufend verausgaben (intrinsische Komponente), ohne im Vergleich hierzu eine angemessene Belohnung zu erfahren. Hohen individuellen Kosten steht nur ein niedriger Gewinn entgegen (= Gratifikationskrisen). Stressreaktionen, die aus einem solchen Ungleichgewicht von Verausgabung und Belohnung resultieren, ergeben sich aus der Tatsache, dass unangemessene oder ausbleibende Gratifikationen die sowohl ökonomisch wie psychologisch wichtige Kontrolle über den eigenen beruflichen Status bedrohen (fehlende Achtung, fehlender Aufstieg, fehlende Sicherheit). Die Kombination von hoher Verausgabung und niedriger Belohnung führt sowohl zu einer Erhöhung des Risikos für kardiovaskuläre Erkrankungen als auch für depressive Störungen und damit zu höheren Arbeitsausfällen (Siegrist u. Dragano 2008). Gratifikationskrisen stellen starke psychische Belastungen dar, die zur Entstehung von psychischen und psychosomatischen Erkrankungen führen können. Menschen mit einem niedrigen sozioökonomischen Status leiden häufiger unter Gratifikationskrisen.

Dass Menschen trotz drohender gesundheitlicher und psychischer Risiken Gratifikationskrisen hinnehmen, kann unterschiedliche Gründe haben:
- fehlende Alternativen (z.B. aufgrund geringer Qualifikation, eingeschränkter Mobilität),
- strategische Entscheidungen (z.B. Karriereziele oder Hoffen auf einen unbefristeten Vertrag),
- persönliche Bewältigungskompetenzen (Neigung zur „Selbstausbeutung").

Beide Modelle unterscheiden sich hinsichtlich der analytischen Schwerpunkte (eingeschränkte Handlungskontrolle vs. verletzte soziale Reziprozität). Daher ergänzen sie sich eher, als dass sie in Konkurrenz zueinander stehen.

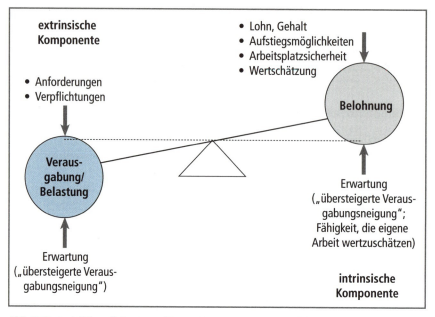

Abb. 1-5 Modell beruflicher Gratifikationskrisen (nach Siegrist 2010).

Die soziologische Stressforschung zu den gesundheitlichen Auswirkungen von Belastungen des modernen Erwerbslebens verdeutlicht, dass für eine wirksame Prävention stressbedingter Gesundheitsrisiken neben der Förderung individueller Bewältigungskompetenzen auch strukturelle Maßnahmen erforderlich sind. Wirtschaft und Wissenschaft diskutieren – nicht zuletzt vor dem Hintergrund des demografischen Wandels – Themen wie *„Organizational Burnout"* (Greve 2010), die *„erschöpfte Organisation"* (Badura 2011) oder *„Corporate Happiness"* (Haas u. Heigl 2011). Es wird zunehmend der Frage nachgegangen, ob Burnout nicht als kollektives Phänomen zu begreifen ist, das in erster Linie durch Merkmale von Organisationen (Kultur, Führung, Beziehungen usw.) erklärt werden sollte. Eine **Kultur der Achtsamkeit für Gesundheit** sollte entwickelt werden. Maßnahmen, die auf eine gesundheitsförderliche Gestaltung von Arbeitsaufgaben und -abläufen sowie von organisationalen und sozial-kommunikativen Bedingungen (Führungsstil) am Arbeitsplatz abzielen, erhalten eine zunehmende Bedeutung. Für die erfolgreiche Therapie von seelischer Erschöpfung und Burnout ist ein Mix aus individuellen Hilfsangeboten und organisationsbezogenen Maßnahmen erforderlich.

1.5 Salutogenetische Sicht

Der amerikanisch-israelische Medizinsoziologe Aaron Antonovsky (1923–1994) versuchte die Faktoren zu verstehen, die die Entwicklung und den Erhalt von Gesundheit ermöglichen. Er formulierte das Paradigma der **Gesundheitsorientierung** (Salutogenese) im Unterschied zur vorherrschenden Blickrichtung auf Faktoren, die Erkrankungen verursachen und chronifizieren lassen (Pathogenese). Für ihn stand die Frage danach im Vordergrund, was Menschen gesund erhält, wenn andere unter gleichen Bedingungen krank werden (Antonovsky 1979; Antonovsky 1993; Antonovsky u. Franke 1997; Franke 2012).

Der Begriff Salutogenese (lat.: *salus* = Gesundheit, Wohlbefinden; griech.: *genesis* = Geburt, Ursprung, Entstehung) wurde von Antonovsky als Gegenbegriff zu Pathogenese geprägt. Während Pathogenese die Faktoren und Prozesse kennzeichnet, die Krankheit bedingen, widmet sich Salutogenese den Faktoren und Prozessen, die Gesundheit erhalten und fördern.

Antonovskys Modell der Salutogenese beruht auf zwei Grundannahmen:
- dass Krankheiten eine normale Erscheinung im menschlichen Leben sind und nicht eine Abweichung von Normalität und
- dass Gesundheit und Krankheit zwei Pole eines gemeinsamen Kontinuums sind.

Pathogenetische Modelle gehen überwiegend von der Annahme aus, dass Gesundheit einen Zustand des Gleichgewichts, der **Homöostase**, darstellt. Danach sind Menschen in der Regel im Gleichgewicht. Es wird nur bei einer Kombination ungünstiger Zustände oder Ereignisse beeinträchtigt und Krankheit resultiert. Krankheit ist somit eine Abweichung vom Normalzustand Gesundheit.

Demgegenüber betrachtet das salutogenetische Modell **Heterostase**, Krankheit, Leiden und Tod als Bestandteile menschlicher Existenz: Krankheit ist ein inhärenter Zustand des menschlichen Lebens, ein normales Ereignis in den wechselnden Bedingungen des Lebens. Da sich der menschliche Organismus als System nicht von selbstständig aufrechterhält, sondern der Tendenz zu Auflösung und Zerfall unterliegt, müssen Menschen stetige Anpassungs- und aktive Bewältigungsleistungen erbringen, um ihre Gesundheit zu erhalten.

Der Mensch ist nicht „nur" gesund oder krank. Das salutogenetische Modell betrachtet Gesundheit und Krankheit nicht als sich ausschließende Gegensätze, sondern als Endpunkte eines Kontinuums, auf dem der Mensch die verschiedensten Positionen einnehmen kann. Die Pole dieses Erklärungsmodells werden mit **H**ealth-**E**ase (Gesundheit) und **D**is-**E**ase (Ent-Gesundung) bezeichnet: **HEDE-Kontinuum** (Franke 2009; Franke 2012; ▶ Abb. 1-6). An jedem Punkt des Kontinuums besteht ein labiles, immer wieder neu auszubalancierendes komplexes Gleichgewicht zwischen

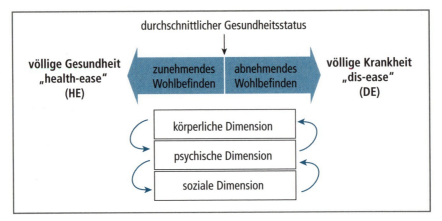

Abb. 1-6 Gesundheits-Krankheits-Kontinuum (nach Franzkowiak 2011a; Franke 2009; Franke 2012).

- salutogenetischen Prozessen (welche die körperliche, seelische und soziale Regulationsfähigkeit sichern bzw. unterstützen) und
- pathogenetischen Vorgängen (welche die körperliche, seelische und soziale Regulations- und Anpassungsfähigkeit überfordern und hemmen).

Präventive Maßnahmen (z. B. Schutzimpfungen, Tragen von Schutzkleidung) werden nach diesem Verständnis eingesetzt, um zu verhindern, dass sich die Position eines Individuums in Richtung Krankheit verschiebt. Gesundheitsförderung ist darauf ausgerichtet, die Position eines Menschen in Richtung „völlige Gesundheit" zu verschieben.

Antonovsky postulierte **generalisierte Widerstandsressourcen** (GRR, *Generalized Resistence Resources*) als die Faktoren, die entscheidend zu einem konstruktiven Umgang mit Stressoren beitragen. Er verstand darunter alle Faktoren, die einen solchen konstruktiven Umgang erleichtern. Dazu zählt er sowohl Faktoren der Person (z. B. eine gute Konstitution, Selbstvertrauen, Optimismus, finanzielle Ressourcen, sicherer Arbeitsplatz) als auch der Umgebung (z. B. stabiles Sozialsystem, gutes Gesundheitssystem, wirtschaftliche Stabilität). Als übergeordnete personale Ressource sieht er das **Kohärenzgefühl** (SOC, *Sense of Coherence*) an, eine bestimmte Einstellung gegenüber sich und der Außenwelt, ein tief verwurzelter Glaube an das Positive im Leben. Er definiert SOC wie folgt:

„*Das SOC (Kohärenzgefühl) ist eine globale Orientierung, die ausdrückt, in welchem Ausmaß man ein durchdringendes, andauerndes und dennoch dynamisches Gefühl des Vertrauens hat, dass*
1. *die Stimuli, die sich im Verlauf des Lebens aus der inneren und äußeren Umgebung ergeben, strukturiert, vorhersehbar und erklärbar sind,*

2. *einem die Ressourcen zur Verfügung stehen, um den Anforderungen, die diese Stimuli stellen, zu begegnen,*
3. *die Anforderungen Herausforderungen sind, die Anstrengung und Engagement lohnen"* (Antonovsky 1993; Antonovsky u. Franke 1997, S. 36).

Das Kohärenzgefühl setzt sich somit aus drei Teilkomponenten zusammen:
- **Verstehbarkeit** (Vorhersagbarkeit, engl.: *comprehensibility*) meint das Verständnis der eigenen Person und der äußeren Ereignisse. Sowohl die Botschaften des eigenen Körpers, die eigenen Gedanken und Gefühle sowie die Informationen aus der Umwelt und von anderen Menschen sind einem nicht unverständlich und fremd, sondern man kann sie einordnen, erklären und in gewisser Weise auch voraussehen.
- **Handhabbarkeit** (Bewältigbarkeit, Gestaltbarkeit, engl.: *manageability*) als die pragmatische Komponente des Kohärenzgefühls bedeutet, dass man Mittel und Wege hat, um die Aufgaben und Anforderungen zu lösen.
- **Bedeutsamkeit** (Sinnhaftigkeit, engl.: *meaningfulness*) kennzeichnet, dass eine Person das Leben als sinnvoll empfindet und dass es Menschen, Dinge und Lebensbereiche gibt, die ihr wichtig sind und für die es sich anzustrengen lohnt.

Ein ausgeprägtes Kohärenzgefühl gibt einer Person die Gewissheit und innere Kraft, den Anforderungen gewachsen zu sein, sich nicht ausgeliefert und fremdbestimmt zu erleben und sich selbst und die eigenen Lebensbedingungen steuern zu können. Anforderungen werden weniger angstauslösend, sondern eher als das eigene Wachstum fördernde Herausforderungen erlebt. Aus Sicht der Salutogenese bedeutet Gesundheitsförderung, Bedingungen zu schaffen, die Menschen helfen, ein umfassendes Kohärenzgefühl aufbauen und langfristig erhalten zu können.

1.6 Systemisches Anforderungs-Ressourcen-Modell

Das von Becker und Kollegen entwickelte systemische Anforderungs-Ressourcen-Modell (Becker et al. 1994; Becker 2006) versucht, verschiedene Erklärungskonzepte für Stress zu integrieren. Gesundheit wird nicht nur als die Abwesenheit von Funktionsbeeinträchtigungen und Symptomen beschrieben. Neben externen Anforderungen finden auch interne Anforderungen und die daraus folgenden Emotionen und Gesundheitszustände Beachtung.

Das Modell ist systemtheoretisch konzipiert. Sowohl das Individuum als auch die Umwelt (z. B. Familie, Schule, Betrieb, Gesellschaft, Umwelt) werden als komplexe, hierarchisch strukturierte Systeme angesehen, die aus Subsystemen (Systemelementen) bestehen, gleichzeitig aber auch in übergeordneten

(Supra-)Systemen organisiert sind. Systeme und Systemelemente stehen in Beziehungen zueinander und beeinflussen sich wechselseitig. Die Position eines Individuums auf dem Gesundheits-Krankheits-Kontinuum ist im Verständnis dieses Modells Resultat von Anpassungs- und Regulationsprozessen zwischen einem Individuum und seiner Umwelt.

Systeme und Systemelemente stellen an andere Systeme und Systemelemente Anforderungen, auf die in gut funktionierenden Systemen mit der Aktivierung oder Bereitstellung von Ressourcen geantwortet wird. Die Bereitstellung von Ressourcen als Reaktion auf Anforderungen findet sowohl innerhalb von Subsystemen des Individuums als auch zwischen (Sub-)Systemen in der Umwelt statt. Aus Suprasystemen (z. B. Familie, Betrieb, Umwelt) erwachsen Anforderungen an einen Menschen, mit denen er sich täglich auseinandersetzen muss. Diese wirken belastend und stellen eine zu bewältigende Aufgabe dar. Gesundheitlich relevant sind umgekehrt auch alle internen Anforderungen (z. B. Bedürfnisbefriedigung, Erwartungen) einer Person an ihre Umwelt. In dem Modell ist die grundlegende Annahme postuliert, dass der Gesundheitszustand eines Menschen von seiner Fähigkeit abhängt, interne und externe Anforderungen mithilfe interner und externer Ressourcen zu bewältigen (▶ Abb. 1-7).

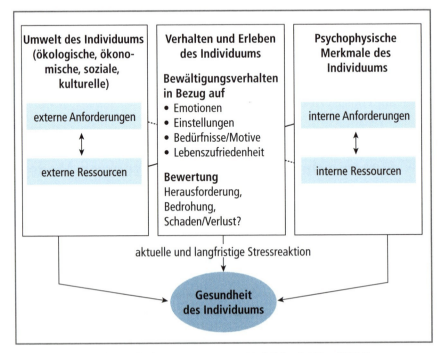

Abb. 1-7 Systemisches Anforderungs-Ressourcen-Modell (nach Blümel 2011).

1.6 Systemisches Anforderungs-Ressourcen-Modell

Anforderungen sind Bedingungen, mit denen sich ein Mensch auseinandersetzen muss. Interne Anforderungen stellt ein Mensch sich selbst. Sie resultieren aus den Bedürfnissen (z. B. nach Nahrung, Sauerstoff, Schlaf, Selbstverwirklichung, Sicherheit, Bindung, Achtung), Zielen, Werten, Normen dieses Menschen. Externe Anforderungen (Stressoren) kommen aus der Umwelt des Individuums (z. B. beruflich durch Kollegen, Vorgesetzte oder soziale durch Partnerschaft, Familie, Freundeskreis).

Zur Bewältigung interner und externer Anforderungen kann auf interne und externe Ressourcen zurückgegriffen werden. Zu den **internen psychischen Ressourcen** gehören z. B.:
- Fähigkeiten,
- Kompetenzen,
- Selbstwirksamkeitserwartungen,
- Persönlichkeitseigenschaften,
- Lebenseinstellungen,
- Kohärenzsinn.

Genetische Voraussetzungen oder eine erworbene physische Konstitution stellen physische Ressourcen dar.

Aus der Umwelt zur Verfügung stehende **externe Ressourcen** können sein:
- soziale Unterstützung (z. B. gute Beziehungen zu wichtigen Personen, Vereine, religiöse Gemeinschaften, Selbsthilfegruppen),
- berufliche Ressourcen (z. B. Beschäftigung durch einen Ausbildungs- oder Arbeitsplatz, angemessene Handlungsspielräume, Kontrolle über die eigene Arbeit, ergonomische Arbeitsbedingungen, Lärmschutz),
- materielle Ressourcen (z. B. ausreichendes Einkommen, gute Wohnbedingungen),
- gesellschaftliche Ressourcen (z. B. funktionierendes Gesundheits-, Bildungs-, Rechtssystem),
- ökologische Ressourcen (z. B. intaktes Ökosystem, gesunde Nahrung).

Die Befriedigung von Bedürfnissen stellt für den Menschen eine gesundheitsrelevante Schlüsselvariable dar. Ökologische, ökonomische und soziokulturelle Lebenswelten beeinflussen die individuellen materiellen und psychosozialen Anforderungen und Ressourcen. Die Bewertung von Anforderungen und Ressourcen erfolgt vor dem Hintergrund individueller genetischer Dispositionen und erworbener psychischer und physischer Fähigkeiten, wie auf Abweichungen von subjektiv bedeutsamen Sollwerten mit den verfügbaren eigenen Regulationsmöglichkeiten reagiert werden kann. Liegt ein wahrgenommenes Ungleichgewicht zwischen situativen Anforderungen, externen Ressourcen und eigenen Reaktionsmöglichkeiten vor, aktiviert das Individuum seine Bewältigungsstrategien, um die Herausforderung erfolgreich anzunehmen, der antizipierten Bedrohung auszuweichen oder den eingetretenen

Verlust/Schaden zu überwinden. Gut dosierte Anforderungen und die Pflege und Vergrößerung von Ressourcen sowie die erfolgreiche Bewältigung interner und externer Anforderungen führen zu Wohlbefinden, Lebenszufriedenheit und physischer und psychischer Gesundheit. Misserfolge bei der Bewältigung von Herausforderungen und Belastungen aufgrund von fehldosierten Anforderungen oder Defiziten und Verlusten von Ressourcen können zu negativen Gefühlen, Unzufriedenheit, Veränderungen im Gesundheitsverhalten usw. führen. Erlebt eine Person Misserfolge über einen längeren Zeitraum, können daraus Beeinträchtigungen der physischen und psychischen Gesundheit resultieren.

Aus Sicht des systemischen Anforderungs-Ressourcen-Modells stellt Gesundheitsförderung eine **multidisziplinäre Aufgabe** (Zusammenarbeit mehrerer Wissenschaftsbereiche: Psychologie, Soziologie, Politik, Ökologie usw.) dar. Die ökologischen, politischen, gesellschaftlichen und sozialen Umweltbedingungen sollten für den Menschen gesundheitsförderlich ausgerichtet sein.

2 Epidemiologie

2.1 Psychische Erkrankungen stetig zunehmend

Die psychische Verfassung eines Menschen ist ein integraler und essenzieller Bestandteil seiner Gesundheit und damit ein Fundament für sein individuelles Wohlbefinden und seinen wirksamen Beitrag zur Gemeinschaft. Der Weltgesundheitsorganisation zufolge ist psychische Gesundheit *„ein Zustand des Wohlbefindens"*, in dem eine Person
- *„sich ihrer eigenen Fähigkeiten bewusst ist,*
- *die normalen Belastungen des Lebens bewältigen kann,*
- *produktiv arbeiten kann und*
- *in der Lage ist, einen Beitrag zur Gemeinschaft zu leisten"* (WHO 2010b, eigene Übersetzung).

Im Jahr 2008 wurde auf einer EU-Konferenz ein „Europäischer Pakt für psychische Gesundheit und Wohlbefinden" in der Europäischen Union initiiert, dessen Ziele der Erhalt und die Förderung der psychischen Gesundheit und die Prävention psychischer Erkrankungen sind (EU High-level Conference 2008). Der Pakt erkennt die psychische Gesundheit als Menschenrecht an und betrachtet psychische Gesundheit und Wohlbefinden in der Bevölkerung als *„ein Schlüsselelement für den Erfolg der EU als einer wissensbasierten Gesellschaft und Wirtschaft"*. Wirksame Maßnahmen in fünf Schlüsselbereichen werden von den Mitgliedsstaaten und EU-Institutionen gefordert. Das sind:
- Vorbeugung von Depression und Suizid,
- psychische Gesundheit in den Bereichen Jugend und Bildung,
- psychische Gesundheit am Arbeitsplatz,
- psychische Gesundheit älterer Menschen und
- Bekämpfung von Stigma und sozialer Ausgrenzung.

Nach Angaben der WHO leiden weltweit 450 Mio. Menschen unter psychischen Störungen und weitaus mehr unter seelischen Belastungen (WHO 2010b). Schätzungsweise sind heute ca. 50 Mio. Menschen in der EU von psychischen Problemen betroffen; 58 Tsd. Menschen nehmen sich jährlich das Leben, überwiegend Männer (EU High-level Conference 2008). Stress, Burnout und psychische Belastungen finden seit einigen Jahren auch in Deutschland zunehmend öffentliche Beachtung, nicht zuletzt aufgrund der Berichterstattung in den Medien. Die gesetzlichen Krankenkassen berichten regelmäßig von kontinuierlich steigenden Krankenstandszahlen aufgrund psychischer Erkrankungen (stellvertretend DAK 2005, TK 2008, BARMER Ersatzkasse 2009). Der Zusammenhang von psychischen Erkrankungen und anderen körperlichen Beeinträchtigungen wie Kreuzschmerz und Herz-Kreislauf-Beschwerden ist inzwischen wissenschaftlich nachgewiesen. Bei den meisten psychischen und körperlichen Beschwerden ist von einem Zusammenspiel von Geist und Körper auszugehen.

Gedankliche und emotionale Belastungen prägen den Arbeitsalltag, aber auch die Freizeit vieler Menschen. Das „Abschalten" am Feierabend, am Wochenende oder in den wohlverdienten Ferien funktioniert häufig nicht mehr. Die Ursachen bestehen in:
- Termindruck,
- Arbeitstempo,
- gestiegener Intensität,
- Komplexität der Arbeitsprozesse,
- Multitasking und
- dem Zwang, Privat- und Berufsleben zu organisieren.

Die Kommunikations- und Mediengewohnheiten haben sich in den letzten Jahren drastisch verändert und führen zu einem Leben im „Stand-by-Modus".

Ein **Gesundheitsmonitoring** zur kontinuierlichen Beobachtung der gesundheitlichen Lage in Deutschland befindet sich seit 2007 in Aufbau (Gößwald et al. 2012). Im Auftrag des Bundesgesundheitsministeriums soll das Robert-Koch-Institut in Berlin regelmäßig bundesweite Quer- und Längsschnitterhebungen durchführen. Bestandteile des Gesundheitsmonitorings sind:
1. „Studie zur Gesundheit Erwachsener in Deutschland" (DEGS)
2. „Studie zur Gesundheit von Kindern und Jugendlichen in Deutschland" (KiGGS)
3. Telefonsurvey „Gesundheit in Deutschland aktuell" (GEDA)

Die Daten des GEDA ergänzen die Ergebnisse aus DEGS. Bei GEDA liegt der Schwerpunkt in der Bereitstellung aktueller Gesundheitsdaten, der Möglichkeit der Regionalisierung von Daten und der Analyse zeitlicher Trends.

DEGS ist ein Untersuchungssurvey, der unterschiedliche Erhebungsinstrumente einsetzt: ärztliches Interview, Arzneimittelinterview, Gesundheitsfragebogen, Ernährungsfragebogen, Laboruntersuchungen, körperliche Untersuchungen. DEGS liefert Informationen für eine umfassende Gesundheitsberichterstattung, bildet die Grundlage für gesundheitspolitische Schwerpunktsetzungen und Maßnahmen und stellt Daten für die epidemiologische Forschung bereit. Die erste Erhebungswelle (DEGS1) erfolgte im Zeitraum November 2008 bis Dezember 2011 (8152 Teilnehmer). Weitere Erhebungswellen sind ab Mitte 2014 und 2017 geplant.

2.1 Psychische Erkrankungen stetig zunehmend

Die letzten bevölkerungsrepräsentativen Daten zur psychischen Gesundheit bzw. zu den seelischen Belastungen von Erwachsenen wurden im Rahmen des Bundes-Gesundheitssurveys 1998 (BGS98) erhoben (Jacobi et al. 2004; RKI 2011, S. 76, 79). Annähernd ein Drittel (31%) der erwachsenen Allgemeinbevölkerung im Alter zwischen 18 und 65 Jahren leidet im Laufe eines Jahres an einer psychischen Störung. Frauen (37%) sind dabei, mit Ausnahme der Suchtstörungen, insgesamt deutlich häufiger von psychischen Störungen betroffen als Männer (25%; RKI 2008, S. 9). Die telefonischen Gesundheitsbefragungen „Gesundheit in Deutschland aktuell" (GEDA) des Robert-Koch-Instituts aus den Jahren 2009 und 2010 bestätigen trotz unterschiedlicher Erhebungsinstrumente und Fragestellungen die Erhebungen des BGS98 (RKI 2011, S. 76 und S. 79; RKI 2012a, S. 39 ff., 73 ff.). Im Zeitraum September 2009 bis Juli 2010 wurden mehr als 22000 Teilnehmern ca. 200 Fragen zu ihrer Gesundheit gestellt. Danach sind 11% der erwachsenen Bevölkerung ab 18 Jahren (14% der Frauen und 8% der Männer) nach eigenen Angaben seelisch belastet. Der Unterschied zwischen den Geschlechtern ist signifikant. Psychische Erkrankungen treten deutlich häufiger auf. Ihr Anteil am Krankenstand sowie die Erkrankungsdauer haben zugenommen.

> **Definition**
> Seelisch belastet sind Menschen, die mindestens 14 Tage innerhalb der letzten vier Wochen wegen ihres seelischen Befindens beeinträchtigt waren (Monatsprävalenz).

Erste Ergebnisse der DEGS1-Studie liegen vor (Kurth 2012; Hapke et al. 2013):
- Jährlich ist ein Drittel der Bevölkerung von mindestens einer psychischen Störung betroffen.
- Angststörungen (16%), Alkoholstörungen (11%), unipolare Depressionen (8%) sind die häufigsten psychischen Störungen.
- Mit Ausnahme der Alkoholstörungen (Frauen 4%, Männer 18%) sind Frauen (36%) stärker betroffen als Männer (31%).
- Häufigste Störungen bei Frauen sind: Angststörungen, Depressionen, somatoforme Störungen.
- Häufigste Störungen bei Männern sind: Substanzstörungen, Angststörungen, Depressionen.
- Eine aktuelle Depression besteht bei 10% der Frauen und 6% der Männer.
- Psychische Beeinträchtigungen treten gehäuft bei Menschen mit chronischem Stress auf. Chronischer Stress gilt als wesentliche Belastung bei Erwachsenen mit depressiver Symptomatik (53,7%).
- Die Häufigkeit der Depressionen sinkt mit der Höhe des sozioökonomischen Status.

- Komorbidität: Bei mehr als einem Drittel der untersuchten Teilnehmer treten mehrere psychische Störungen gleichzeitig auf. Häufig gekoppelt sind Angst und Depression oder Angst und Suchterkrankungen.
- 4,2 % der Befragten gaben an, dass bei ihnen jemals ein Burnout-Syndrom festgestellt wurde (Frauen 5,2 %, Männer 3,3 %).
- Die 12-Monats-Prävalenz beträgt 1,5 % (Frauen 1,9 %, Männer 1,1 %), d. h. mehr als 600000 Menschen (bezogen auf ca. 42 Mio. Erwerbstätige) leiden innerhalb eines Jahres an einem Burnout-Syndrom.
- Fast jede zweite Person (45,9 %) mit einem Burnout-Syndrom fühlt sich durch chronischen Stress stark belastet (Frauen 51,5 %, Männer 36,1 %).
- Die Häufigkeit eines Burnout-Syndroms steigt mit der Höhe des sozioökonomischen Status.
- Viele psychische Störungen werden nur unzureichend behandelt. In ärztlicher oder psychotherapeutischer Behandlung befinden sich nur 43 % der Burnout-Betroffenen (Frauen 46 %, Männer 36 %).
- Unter Schlafstörungen – wie z. B. Insomnie, Schlafapnoe oder Restless-legs-Syndrom (mindestens 3-mal pro Woche) – leiden 26,5 % der Befragten (Frauen 30,8 %, Männer 22,3 %).
- Psychische Störungen verursachen eine hohe Anzahl an Ausfalltagen bei Erwerbstätigen.

Die Studie „Gesundheit in Deutschland aktuell 2010" (GEDA 2010) brachte zu verschiedenen untersuchten Indikatoren folgende Ergebnisse (RKI 2012a, S. 39 ff.):
- Alter: Der Anteil der Frauen, die eine psychische Beeinträchtigung angeben, steigt mit dem Alter an; bei den Männern ist kein „prägnanter Alterstrend" zu verzeichnen.
- Bildung: Je höher der Bildungsstatus liegt, desto höher ist der Anteil von Menschen mit mindestens durchschnittlicher psychischer Gesundheit.
- Soziale Unterstützung: Starke soziale Unterstützung fördert bei Frauen und Männern die psychische Gesundheit. Rund 75 % der Männer mit starker sozialer Unterstützung besitzen über alle Altersgruppen hinweg eine mindestens durchschnittliche psychische Gesundheit; gut zwei Drittel der Frauen mit starker sozialer Unterstützung berichten von einer mindestens durchschnittlichen psychischen Gesundheit.
- Bildung und soziale Unterstützung sind von herausragender Bedeutung für die psychische Gesundheit. Bessere Bildung und stärkere soziale Unterstützung erhöhen unabhängig voneinander die Chance auf eine gute psychische Gesundheit.
- Arbeitsbedingungen: Für erwerbstätige Frauen und Männer gilt, dass es einen deutlichen Zusammenhang zwischen als gesundheitsgefährdend wahrgenommenen Arbeitsbedingungen und der psychischen Gesundheit gibt.

2.1 Psychische Erkrankungen stetig zunehmend

Die Barmer Ersatzkasse hatte in ihrem Gesundheitsreport 2009 das Thema „Psychische Gesundheit und psychische Belastungen" zum Schwerpunkt. Im Rahmen ihrer Mitgliederstruktur wurden u. a. folgende Aussagen getroffen (BARMER Ersatzkasse 2009, S. 44 ff.):

- Hinsichtlich der psychischen Erkrankungen (F00-99) sind mehr als 20 % der AU-Fälle (Langzeit-AU-Fälle: Krankschreibung > 42 Tage) für 75 % der AU-Tage verantwortlich.
- 25 % der betroffenen Personen wurden nur einmal, 75 % zweimal und mehr im Jahr krankgeschrieben.
- Erwerbstätige, die nur einmal pro Jahr krankgeschrieben werden, sind mit 72 Tagen wesentlich länger arbeitsunfähig als Erwerbstätige, die mehrmalig krankgeschrieben werden (39 Tage).
- Ältere Erwerbstätige weisen eine mehr als doppelt so lange Erkrankungsdauer auf als junge Erwerbstätige.
- Der Krankheitsverlauf bei psychischen und Verhaltensstörungen weist bei Männern und Frauen eine andere, altersabhängige Dynamik auf: ab der Altersgruppe 40–44 Jahre nimmt die Erkrankungsdauer bei Männern gegenüber Frauen zu.
- Insgesamt liegt die Erkrankungsdauer von psychischen und Verhaltensstörungen um ein Vielfaches über dem Durchschnitt der mittleren Erkrankungsdauer von 13,6 Tagen aller 19 ICD-Diagnosegruppen.

Die Diagnosegruppen „Neurotische, Belastungs- und somatoforme Störungen" (F4) und „Affektive Störungen" (F3) sind zu über der Hälfte bzw. ca. einem Drittel an den psychischen Erkrankungen beteiligt (BARMER Ersatzkasse 2009, S. 63 f.). Dabei stehen „Reaktionen auf schwere Belastungen und Anpassungsstörungen" (F43) mit mehr als 23 % Anteil an den AU-Fällen innerhalb des Diagnosekapitels V (F) und „Depressive Episoden" (F32) mit ca. 27 % deutlich im Vordergrund (BARMER Ersatzkasse 2009, S. 67 ff.).

Der Zusatzsurvey „Psychische Störungen" des BGS98 ergab, dass im Zeitraum von einem Jahr 11 % der Allgemeinbevölkerung im Alter von 18 bis 65 Jahren unter einer depressiven Störung (F3) leidet (▶ Tab. 2-1). Das heißt, in Deutschland erkrankten zwischen 5 und 6 Mio. Menschen in diesem Altersbereich in den letzten 12 Monaten an einer Depression. Dabei sind Frauen mit 14 % in allen Altersgruppen ungefähr doppelt so häufig wie Männer (8 %) betroffen.

Bei den Versicherten der Barmer Ersatzkasse machten im Jahr 2008 die sieben häufigsten Einzeldiagnosen einen Anteil an den AU-Fällen von rund 90 % und an der Erkrankungsdauer von ca. 88 % aus (▶ Tab. 2-2). Die depressiven Episoden standen zusammen mit den rezidivierenden depressiven Störungen an erster Stelle des Krankheitsgeschehens. Depressive Episoden führten bei Personen, die einmal im Jahr krankgeschrieben waren, zu doppelt so vielen

AU-Tagen (93,4 AU-Tage) im Vergleich mit Personen, die mehrmals pro Jahr krankgeschrieben wurden (47,4 AU-Tage pro Krankschreibung; BARMER Ersatzkasse 2009, S. 68).

Tab. 2-1 12-Monats-Prävalenz affektiver Störungen* in der erwachsenen Allgemeinbevölkerung (BGS98; nach RKI 2010, S. 19)

Altersgruppen	Gesamt	Frauen	Männer
18 bis 29 Jahre	9,5 %	11,5 %	7,5 %
30 bis 39 Jahre	9,7 %	12,4 %	7,2 %
40 bis 49 Jahre	12,4 %	16,6 %	8,3 %
50 bis 65 Jahre	11,6 %	15,6 %	7,4 %
gesamt	10,9 %	14,2 %	7,6 %

* irgendeine depressive Störung: Major Depression (einzelne Episode oder wiederkehrende) und/oder dysthyme Störung

Tab. 2-2 Die sieben häufigsten Einzeldiagnosen psychischer Erkrankungen von Versicherten der BARMER Ersatzkasse im Jahr 2008 (nach BARMER Ersatzkasse 2009, S. 72)

Rang	Art der psychischen Erkrankung	Anteil an AU-Tagen in %	Anzahl der AU-Tage	Anteil an der Erkrankungsdauer in %
1	depressive Episoden (F 32)	27,2	50,7	35,3
2	Reaktionen auf schwere Belastungen und Anpasungsstörungen (F 43)	23,2	28,2	16,8
3	neurotische Störungen (F 48)	13,0	28,2	8,1
4	somatoforme Störungen (F 45)	11,2	25,2	7,2
5	Angststörungen (F 41)	5,4	49,4	6,9
6	rezidivierende depressive Störung (F 33)	5,2	70,7	9,4
7	Störungen durch Alkohol (F 10)	4,2	36,7	4,0
8	übrige psychische Diagnosen	10,6	–	12,3

2.1 Psychische Erkrankungen stetig zunehmend

Die Einnahme von **Antidepressiva** nimmt seit Jahren zu. Von 2000 bis 2009 hat sich das Volumen der verschriebenen Antidepressiva mehr als verdoppelt (+113 %). Unter Bezugnahme auf die Techniker Krankenkasse berichtet die ZEIT Online: *„Statistisch gesehen erhielt jeder Berufstätige 2009 für acht Tage Medikamente zur Behandlung von Depressionen. Frauen erhielten im Schnitt mit 10,5 Tagesrationen deutlich mehr Antidepressiva als Männer, die Medikamente für sechs Tage verschrieben bekamen"* (ZEIT Online 2010).

In engem Zusammenhang mit depressiven Störungen stehen die Suizidraten. Schätzungsweise bei 65–90 % aller Suizide liegt eine psychische Erkrankung vor, am häufigsten eine Depression (40–70 %). Umgekehrt gilt, dass etwa 3–4 % aller depressiv Erkrankten durch Suizid sterben. Im Jahr 2008 wurden in der Bundesrepublik Deutschland insgesamt 9451 Sterbefälle durch Suizid erfasst. Das waren 3-mal mehr Männer als Frauen (7039 Männer und 2412 Frauen; RKI 2010, S. 25). Es sterben mehr Menschen an einem Suizid als durch einen Verkehrsunfall.

Der Zusatzsurvey „Psychische Störungen" des BGS98 ergab, dass im Zeitraum von einem Jahr 14,2 % der Allgemeinbevölkerung im Alter von 18–65 Jahren unter einer Angststörung leidet. Das heißt, in Deutschland sind annähernd 7 Mio. Menschen in diesem Altersbereich in den letzten 12 Monaten an einer klinisch relevanten Angststörung erkrankt. Dabei sind Frauen etwa doppelt so häufig wie Männer betroffen (RKI 2004a, S. 11).

Frauen und Männer unterscheiden sich – wie Tabelle 2-2 zeigt – hinsichtlich psychischer Erkrankungen vor allem bei den Diagnoseuntergruppen
- depressive Episoden,
- Reaktionen auf schwere Belastungen und Anpassungsstörungen und
- Störungen durch Alkohol.

Männer benutzen **Alkohol** sehr viel häufiger als Mittel zur Stressbewältigung. Trotzdem sind sie aufgrund von Störungen durch Alkohol kürzer krank als Frauen. Bei Frauen treten Reaktionen auf schwere Belastungen und Anpassungsstörungen deutlich häufiger auf, depressive Episoden dauern dagegen bei ihnen kürzer als bei Männern.

Hinsichtlich des Zusammenhangs von beruflicher Tätigkeit und psychischen Erkrankungen werden in Untersuchungen vor allem Berufsgruppen genannt, die hohen psychosozialen Anforderungen und Belastungen ausgesetzt sind (z. B. Sozialarbeiter, Krankenpflegepersonal) oder solche, deren Tätigkeiten mit relativ eintönigem Anforderungsprofil einhergehen (z. B. Verkäufer, Telefonisten) (DAK 2005; TK 2008; BARMER Ersatzkasse 2009).

2.2 „Zeittypische" Krankheitsbilder

In den letzten Jahrzehnten sind die Spielräume und Wahlmöglichkeiten der individuellen Lebensgestaltung enorm gewachsen. Im Zuge der Liberalisierung und Privatisierung wurden traditionelle Rollenvorgaben und gesellschaftliche Bindungen aufgelöst. Die großen gesellschaftlichen und wirtschaftlichen Entwicklungen (u. a. Globalisierung, verstärkter internationaler Wettbewerb, Flexibilisierung) führen zu
- entfremdeten Beziehungen,
- entpersönlichter Kommunikation,
- Virtualisierung der Erlebniswelten und zur
- Beschleunigung der meisten Interaktionsprozesse.

Die Folgen sind:
- ein Verlust an materieller und statusbedingter Sicherheit,
- weniger Halt in persönlichen, religiösen und spirituellen Glaubenssystemen,
- der Zerfall von geborgenheit- und sinnstiftenden Institutionen und Ritualen,
- ein Trend zu einer größeren Vereinzelung (hohe Scheidungsraten, hohe Anzahl von Single-Haushalten, geringe Geburtenraten, geringe soziale Unterstützung und Vernetzung in der Gesellschaft).

Dadurch sehen sich die Menschen mit einer neuen Quelle des Leidens konfrontiert: Ihrer Unfähigkeit, die Freiheitsspielräume und Wahlmöglichkeiten für ein gelingendes Leben zu nutzen. Um konkurrenzfähig zu bleiben, muss sich jeder laufend neu definieren und gerät damit in einen ruhelosen Zwang der Selbstverwirklichung, bis er oder sie unter Identitätsunsicherheit leidet. Eine rapide Zunahme narzisstischer Persönlichkeitsstörungen und depressiver Erkrankungen ist die Folge.

Am Beispiel von:
- Burnout,
- Depression,
- Angststörungen und
- Anpassungsstörungen

wird in diesem Kapitel auf den Zusammenhang zwischen gesellschaftlichem Trend und individueller Folgeerkrankung eingegangen. Wesentliche Voraussetzungen für die psychische Gesundheit (oder Krankheit) einer Person sind ihre Konstitution und körperlichen Dispositionen, ihre Entwicklung und Biographie, ihr Bewältigungspotenzial von Stresssituationen. Die Erscheinungsformen und Symptome sind vielfältig und häufig nicht eindeutig, so dass psychische Krankheitsbilder oft nicht klar voneinander abgrenzbar sind (z. B. Burnout und Depression).

2.2 „Zeittypische" Krankheitsbilder

2.2.1 Burnout-Syndrom

Burnout (engl.: *to burn out* = ausbrennen) ist eine Wortschöpfung des deutsch-amerikanischen Psychoanalytikers Herbert J. Freudenberger (1926–1999, siehe Freudenberger 1974). Ursprünglich in helfenden Berufen (Schmidtbauer 1977) – bei Sozialarbeitern, Krankenschwestern, Ärzten und Lehrern – beobachtet, ist das Burnout-Syndrom inzwischen bei mehr als 60 Berufen und Berufsgruppen beschrieben worden, darunter bei Personen der Beratung, Dienstleistung, Hoheitsdienste, Medien, Pflege, Seelsorge, Unterricht und Lehre, Verwaltung, Wirtschaft usw. (Burisch 2010).

An einem Burnout-Syndrom kann **jeder** erkranken, egal ob Schüler, Student, Angestellter, Führungskraft oder Arbeitsloser. Burnout-Prozesse sind in jedem Beruf, an jedem Arbeitsplatz und in jeder Lebenssituation möglich. Auch außerhalb der Erwerbsarbeit können psychovegetative Erschöpfungszustände durch lang anhaltende Belastungen im familiären Bereich (z. B. bei der Pflege von Angehörigen) entstehen. Gehäuft treten Burnout-Syndrome bei Menschen zwischen dem 30. und 50. Lebensjahr auf, in der „Rushhour des Lebens", einer Lebensphase mit vielfältigen, konkurrierenden Leistungsanforderungen und zahlreichen eigenen und äußeren Erwartungen. Da eine einheitliche Definition des Burnout-Syndroms nicht existiert – häufig wird auch von Erschöpfungsdepression oder Erschöpfungsreaktion gesprochen –, versucht die Wissenschaft sich im Rahmen der Symptomatologie dem Thema anzunähern. Burisch hat mehr als 130 Symptome verteilt nach sieben Kategorien festgestellt (Burisch 2010, S. 24 ff.).

1. Warnsymptome der Anfangsphase
   a) überhöhter Energieeinsatz (z. B. Hyperaktivität, Gefühl der Unentbehrlichkeit, Verleugnung eigener Bedürfnisse)
   b) Erschöpfung (z. B. nicht abschalten können, Energiemangel, Unausgeschlafenheit)
2. Reduziertes Engagement
   a) für Patienten oder Klienten usw. (z. B. Desillusionierung, Verlust positiver Gefühle gegenüber Klienten)
   b) für andere allgemein (z. B. Unfähigkeit zu geben, Kälte, Verlust von Empathie, Zynismus)
   c) für die Arbeit (z. B. negative Einstellung zur Arbeit, Widerwillen und Überdruss, Fluchtfantasien, Fehlzeiten)
   d) erhöhte Ansprüche (z. B. Gefühl mangelnder Anerkennung, Eifersucht, Familienprobleme)
3. Emotionale Reaktionen; Schuldzuweisungen
   a) Depression (z. B. reduzierte Selbstachtung, Selbstmitleid, unbestimmte Angst und Nervosität, Bitterkeit)
   b) Aggression (z. B. Schuldzuweisungen und Vorwürfe an andere, Ungeduld, Intoleranz, Kompromissunfähigkeit)

4. Abbau
   a) der kognitiven Leistungsfähigkeit (z. B. Konzentrations- und Gedächtnisschwäche, Desorganisation)
   b) der Motivation (z. B. verringerte Initiative und Produktivität, Dienst nach Vorschrift)
   c) der Kreativität (z. B. verringerte Fantasie und Flexibilität)
   d) der Entdifferenzierung (z. b. rigides Schwarz-Weiß-Denken, Widerstand gegen Veränderungen aller Art)
5. Verflachung
   a) des emotionalen Lebens (z. B. Gleichgültigkeit)
   b) des sozialen Lebens (z. B. weniger persönliche Anteilnahme an anderen od. exzessive Bindung an einzelne)
   c) des geistigen Lebens (z. B. Aufgeben eigener Hobbys, Desinteresse, Langeweile)
6. Psychosomatische Reaktionen (z. B. Schlafstörungen, Atembeschwerden, Muskelverspannungen, Rückenschmerzen)
7. Verzweiflung (z. B. negative Einstellung zum Leben, Hoffnungslosigkeit, existenzielle Verzweiflung)

Krankheitsverlauf

Charakteristisch für die Erkrankung ist zunächst eine **Phase der Euphorie** und besonders starken Engagements. Die Betroffenen verzichten nahezu ganz auf Erholungsphasen. Sie rücken ihren Beruf völlig in den Mittelpunkt ihres Lebens und vergessen darüber ihre eigenen Bedürfnisse. Häufig isolieren sich die Betroffenen in dieser Zeit. Ein Großteil der sozialen Kontakte wird nur noch zu Kollegen, Kunden oder Mitarbeitern gepflegt, für alles andere haben sie keine Zeit mehr.

Nach einigen Wochen, Monaten und manchmal auch erst Jahren setzt eine **Phase der Erschöpfung** ein: Aktionismus, aggressive Ausbrüche, Konzentrations- und Gedächtnisprobleme, chronische Müdigkeit, Traurigkeit, Antriebslosigkeit und das Gefühl, dass alles einfach nur noch zu viel ist, kennzeichnen diese zweite Phase. Es kommen auch körperliche Symptome dazu: Schlafstörungen, Ausschlag, Schwindel, Angst- und Panikattacken, Rückenschmerzen, Kopfschmerzen.

Typisch für ein Burnout-Syndrom in dieser fortschreitenden Phase ist, dass jetzt das Engagement abnimmt. Die Betroffenen ziehen sich zurück und verändern sich. Eine **Persönlichkeitsveränderung** tritt ein, die durch Selbstentfremdung und Leistungsminderung gekennzeichnet ist. Manche werden zynisch, andere depressiv. Wer vormals sehr gut organisiert war, ist plötzlich völlig desorganisiert. Viele verrichten jetzt nur noch Dienst nach Vorschrift. Ein Gefühl von innerer Leere, Desinteresse und Einsamkeit tritt an die Stelle, wo einmal Leidenschaft für den Job war (Burisch 2010, S. 24 ff.).

2.2 „Zeittypische" Krankheitsbilder

Am Ende der Burnout-Entwicklung steht **völlige Erschöpfung** (kognitiv, emotional, motivational und körperlich). Das vegetative Nervensystem ist überreizt. Die Gefahr der Schwächung des Immunsystems, von Diabetes, Infarkt oder Depression steigt. Totale Erschöpfung aufgrund chronischer Überforderung entsteht, wenn Menschen ständig versuchen, überhöhten äußeren und inneren Erwartungen und Ansprüchen gerecht zu werden. Dabei versäumen sie, achtsam mit sich umzugehen, Grenzen zu ziehen und einen gesunden Abgleich von außen und innen vorzunehmen.

Persönlichkeitsmerkmale als Burnout-Verstärker?

Bestimmte **Persönlichkeitsmerkmale** spielen wahrscheinlich ebenfalls eine Rolle. Allerdings hat die Wissenschaft noch keine genauen Antworten gefunden. Menschen mit einer übersteigerten Verausgabungsneigung (z.B. stark ausgeprägtes Bedürfnis nach Erfolg, Kontrolle und Anerkennung = *„intrinsischen Verausgabungsneigung"* – Siegrist 1996) oder mit einem Hang zur Arbeitssucht (engl.: *workaholism*) sind überdurchschnittlich neurotisch und haben Probleme, die eigenen Impulse zu kontrollieren. Betroffene erledigen am liebsten alles selbst. Als Vorgesetzte können sie nicht delegieren.

Burnout ist charakterisiert durch einen Verlust der natürlichen Fähigkeit zur Regeneration. Beim Burnout-Syndrom handelt es sich nicht um ein festumschriebenes Krankheitsbild. Es zeigt sich im körperlichen, im geistig-mentalen, im emotionalen und im sozialen Bereich. Insbesondere zu depressiven Störungsbildern und psychosomatischen Störungen bestehen vielfältige symptomatische Überlappungen. Daher ist Burnout in der Fachwelt der Mediziner und Therapeuten umstritten.

Kritiker sehen im Burnout-Syndrom eine sozial akzeptierte Entschuldigung für den Raubbau an den eigenen Kräften, ein wohlfeiles Etikett zur Selbstrechtfertigung für einen ungünstigen Lebenswandel. *„Burn-out ist ein nicht stigmatisierendes und vielfach sogar moralisch entlastendes Etikett für anhaltend subjektive Erschöpfung. Im Gegensatz zu psychiatrischen Diagnosen wie ‚Depression' wird dieses Etikett gerne angenommen. Moralisch entlastend und nicht stigmatisierend ist Burn-out in erster Linie, weil das Problem anhaltender Erschöpfung nicht als Folge individuellen Versagens begriffen wird: Denn wer ausgebrannt ist, muss schließlich einmal gebrannt haben – und das heißt, engagiert und viel gearbeitet haben. Betroffene sind, so die Metapher vom schuldlosen Ausbrennen, Opfer widriger Umstände; ihre Problematik ist nicht auf ein in der Person liegendes oder durch eigenes Verhalten begründetes Defizit zurückzuführen"* (Pawelzik 2011).

Burisch unterscheidet zwischen **aktivem** (Selbstverbrenner) und **passivem** (Opfer widriger Umstände, der Verhältnisse) Burnout und damit zwei Polen, zwischen denen Abstufungen existieren (Burisch 2010, S. 54 ff.). Innere, persönlichkeitsbezogene und äußere (Umwelt-)Faktoren beeinflussen jeden einzelnen Fall. Die Bedeutung der äußeren Herausforderungen bzw. Belastungen orientiert sich an den Grenzen, die den Betroffenen seitens ihrer seelischen, geistigen und körperlichen sowie psychosozialen Fähigkeiten her gesetzt werden.

Keine klassische psychiatrische Diagnose

Burnout ist keine klassische psychiatrische Diagnose nach der internationalen Klassifikation von Erkrankungen im ICD-10 Kapitel V (F). Erschöpfungsgefühle und andere gesundheitliche Burnout-Beschwerden, die zusammen mit einem Gefühl der Überforderung durch Arbeit auftreten, bedeuten nicht das Vorliegen einer Krankheit nach ICD-10. Das „Erschöpfungssyndrom (Burnout-Syndrom)" ist unter dem Diagnoseschlüssel Z73.0 erfasst und gehört damit zu einer Diagnosegruppe (Z73), für die *„Probleme verbunden mit Schwierigkeiten bei der Lebensbewältigung"* typisch sind. Der Abschnitt Z in Kapitel XXI des ICD-10 enthält *„Faktoren, die den Gesundheitszustand beeinflussen und zur Inanspruchnahme des Gesundheitssystems führen (Z00-Z99)"* (WHO 2010a, S. 372). Burnout ist nach dieser Diagnoseklassifikation ein Einflussfaktor, aber keine eigenständige Krankheit.

Es ist ein schillerndes Phänomen, das sehr häufig auftritt, ohne dass jemand wüsste, um was genau es sich dabei handeln soll. Auch ist fraglich, ob und in wie weit der Z73-Schlüssel von Hausärzten zur Diagnose des Burnout-Syndroms genutzt wird. Möglicherweise dokumentieren sie die Symptomatik auch unter einer anderen F-Diagnose (z. B. F43.2 Anpassungsstörung). Aus Sicht der Betroffenen jedoch bedeutet ein Burnout-Syndrom eine schwere Beeinträchtigung ihrer Lebensführung. Das wird von Experten als Vorstufe der Depression wahrgenommen.

> **Merke**
> ICD-Klassifikation: Die Abkürzung ICD steht für *International Statistical Classification of Diseases and Related Health Problems*; die Ziffer 10 bezeichnet deren 10. Revision. Seit dem Jahr 2000 sind Diagnosen auf den Arbeitsunfähigkeitsbescheinigungen durch die Ärzte nach dem Klassifikationsschema des ICD-10 anzugeben. Die Pflege des von der Weltgesundheitsorganisation (WHO) herausgegebenen Diagnoseschlüssels obliegt in der Bundesrepublik Deutschland dem Deutschen Institut für Medizinische Dokumentation und Information (DIMDI, www.dimdi.de).

Die Deutsche Gesellschaft für Psychiatrie, Psychotherapie und Nervenheilkunde (DGPPN) sieht in der aktuellen Burnout-Diskussion *„erhebliche Verwirrungen und potenzielle Fehlentwicklungen"*. Die unwissenschaftliche und unkritische Benutzung von Burnout als Oberbegriff für sämtliche arbeitsbedingten psychischen Störungen stelle eine erhebliche Gefahr dahingehend dar, *„dass den Patienten evidenzbasierte störungsspezifische Behandlungen vorent-*

2.2 „Zeittypische" Krankheitsbilder

halten werden". Aus ihrer Sicht haben sich bereits zu viele (nicht qualifizierte) Anbieter auf die Lösung von durch Arbeitsstress ausgelösten psychischen Störungen gestürzt. In ihrem Positionspapier zum Thema Burnout möchte die Standesorganisation zu einer *„Versachlichung der Diskussion"* beitragen (DGPPN 2012).

Um ein strukturiertes Vorgehen in der ärztlichen Diagnosepraxis zu erreichen, wird eine an die internationale Klassifikation von Erkrankungen (ICD-10) angelehnte Systematik zur Erfassung von im Zusammenhang mit Arbeitsbelastungen auftretenden gesundheitlichen Beeinträchtigungen vorgeschlagen (▶ Abb. 2-1). Der in Fachkreisen teilweise geäußerten Forderung, für den Burnout-Begriff eine eigenständige Krankheitsdefinition im Rahmen der ICD-10 zu entwickeln, wird eine Absage erteilt. Nach Auffassung der DGPPN greift die isolierte Betrachtung des Burnout-Beschwerdebildes zu kurz. *„Vielmehr müssen die dynamischen Zusammenhänge der arbeitsplatzbezogenen und individuellen Auslöserbedingungen einschließlich eventuell bestehender Krankheiten*

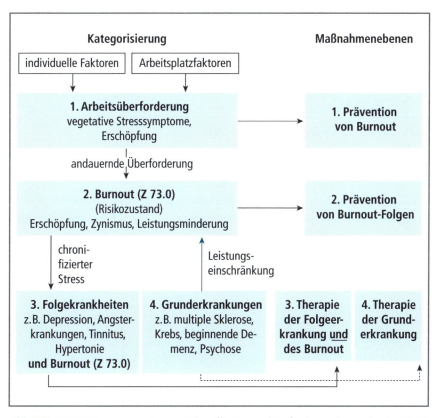

Abb. 2-1 DGPPN-Konzept zur Burnout-Klassifikation und Maßnahmenebenen (nach DGPPN 2012).

berücksichtigt werden" (DGPPN 2012, S. 3 f.). Daher werden die Burnout-Beschwerden in zwei Kategorien differenziert:
- ohne und
- mit gleichzeitig bestehender ICD-10-Erkrankung.

Die Verfasser des Positionspapiers unterscheiden vier Kategorien der Burnout-Entwicklung von der Arbeitsbelastung zur Krankheit:

1. Vorübergehende Arbeitsüberforderung
Bei vorübergehenden und bewältigbaren, arbeitsbedingten Stresssituationen und den damit einhergehenden Symptomen, wie z. B. Angespanntheit, Schlaflosigkeit, Erschöpfungsgefühl, sollte nicht von Burnout gesprochen werden. *„Ansonsten besteht die Gefahr, routinemäßig bewältigbare Prozesse des Arbeitslebens in die Nähe von Krankheitszuständen zu rücken"* (DGPPN 2012, S. 4).

2. Burnout als längerfristige Arbeitsüberforderung
Wenn Stresszustände über mehrere Wochen bis Monate anhalten und deren Ende nicht absehbar ist und gleichzeitig Erschöpfung, vegetative Symptome, Leistungsminderung sowie die kritische Distanz zur Arbeit durch Erholungsphasen (an Wochenenden) nicht zurückgebildet werden können, ist von einem Burnout zu sprechen. Die Ursachen sind vielfältig. Arbeitsplatzbezogene Faktoren können z. B. hoher Personal-, Kosten- und Zeitdruck, real nicht bewältigbare Arbeitsmenge, mangelnde Anerkennung durch Vorgesetzte, fehlende Abgrenzung zum Privatleben sein. Die DGPPN empfiehlt den Ärzten bei Vorliegen eines Burnout-Beschwerdebildes ohne eine psychische Erkrankung nach ICD-10 die Codierung mit der Ziffer Z73.0.

3. Burnout-Beschwerden als Auslöser psychischer oder somatischer Erkrankungen
Das Burnout-Erleben kann späteren Erkrankungen zeitlich vorausgehen. Bei Vorliegen bestimmter genetischer Veranlagungen und/oder wenn durch frühere Belastungen Dispositionen erworben wurden, können aufgrund längerfristiger Arbeitsüberforderung Erkrankungen auftreten. Hierzu gehören: Depression, Alkoholmissbrauch, Angststörung, chronisches Schmerzsyndrom, Tinnitus, Bluthochdruck, chronische Infektionskrankheiten. In einem solchen Fall sollte zuerst die ICD-10-Krankheitsverschlüsselung erfolgen. Sollte die Arbeitsüberforderung eine entscheidende Rolle für die Entstehung und Aufrechterhaltung der Erkrankung spielen, *„empfiehlt die DGPPN in Zukunft regelhaft die zusätzliche Codierung mit der ICD-10 Anhangsziffer Z73.0 vorzunehmen. Diese Berücksichtigung arbeitsbedingter Belastung als krankheitsauslösender Faktor erfolgt aus Sicht der DGPPN bisher nicht systematisch und findet entsprechend unzureichend Eingang in die Behandlungsstrategien"* (DGPPN 2012, S. 5).

4. Krankheiten als Ursache Burnout-ähnlicher Beschwerden
Burnout-ähnliche Beschwerden können auch die Folge einer spezifischen Erkrankung sein. Als Beispiele werden genannt: multiple Sklerose, Schilddrüsen-

erkrankungen, beginnende Demenz, Psychosen, Depressionen, chronische Insomnie, chronische Schmerzsyndrome, Infektionskrankheiten, Krebs oder andere Tumorerkrankungen. Bei Vorliegen solcher Erkrankungen können selbst gut bewältigbare Anforderungen am Arbeitsplatz zu Überlastungen, Insuffizienz und Erschöpfung führen. In diesen Fällen ist davon auszugehen, dass die erfolgreiche Behandlung der Grunderkrankung das sekundäre Burnout-Problem beheben kann. Die DGPPN fordert eine genaue medizinische Diagnostik als Voraussetzung für eine notwendige, gezielte und zeitnahe Behandlung des Patienten. Auf eine Z 73-Zusatzcodierung könnte in den beschriebenen Fällen evtl. verzichtet werden.

Auf der Maßnahmenebene plädieren die Autoren für die Gestaltung von Arbeitsbedingungen, die der Entstehung eines Burnouts entgegenwirken sollen. Sie sind der Meinung, *"dass psychosozialen Gesundheitsrisiken in der Arbeitswelt ein deutlich höherer Stellenwert zusteht"* (DGPPN 2012, S. 11). Zur Gleichstellung von psychischen Belastungen mit medizinischen Risiken sollte die EU-weite Sozialpartner-Vereinbarung zum Thema psychosozialer Stress am Arbeitsplatz auch in Deutschland in Arbeitsschutzgesetzen ihren Niederschlag finden.

Bewältigungsstrategien

Die DGPPN spricht sich für die Stärkung der Ressourcen des Einzelnen aus, um
- erhöhte Belastbarkeit und
- effizientere Bewältigungsmöglichkeiten

zu erzielen. Allerdings stellt sie fest, dass bislang nur wenige als wirksam evaluierte Präventionsstrategien existieren bzw. teilweise nur berufsgruppenspezifische Behandlungsvorschläge, wie z. B. für Lehrer, vorliegen. Individualberatungen sollen die persönlichen Stressauslöser identifizieren oder zu hohe Anforderungen und Erwartungshaltungen an sich selbst reduzieren helfen. Um Konflikte am Arbeitsplatz zu vermeiden oder zu reduzieren, wird die (verstärkte) Einbindung von Betriebsärzten in die Präventionsarbeit befürwortet.

Stehen psychische oder somatische Erkrankungen in einem zeitlichen Bezug mit einer Arbeitsbelastung, sind therapeutische Interventionen erforderlich, die von den Sozialversicherungsträgern vergütet werden müssen. Die Kenntnis über die Belastungen am Arbeitsplatz ist für die Therapie von Wichtigkeit, um die Behandlung der Krankheitssymptome sowie die Wiedereingliederung nach längerer Arbeitsunfähigkeit sicherzustellen. *"Ziel der Therapie sollte nicht sein, Patienten in die Lage zu versetzen, inakzeptable und unbewältigbare Arbeitsbedingungen vorübergehend wieder tolerieren zu können. Vielmehr sollte die Therapie u. a. darauf hinwirken, dass Menschen mit Burnout-Beschwerden ein Arbeitsplatz zur Verfügung gestellt wird, der ein arbeitsbedingtes*

Wiedererkrankungsrisiko minimiert" (DGPPN 2012, S. 12). Auch in diesem Zusammenhang befürwortet die DGPPN die Stärkung der Position und der Einflussmöglichkeiten von Betriebsärzten.

Das Konzept der DGPPN beschränkt sich auf die Arbeitsüberlastung und Burnout-Symptome im beruflichen Kontext. Entsprechende Erschöpfungszustände im privaten pflegenden Bereich oder bei Arbeitslosigkeit bleiben unberücksichtigt. Auch finden die impliziten und expliziten Imperative der Leistungs(steigerungs)gesellschaft keine Beachtung. Die systematische Anwendung des DGPPN-Konzepts durch Ärzte könnte in Zukunft zu genaueren Aussagen über die Epidemiologie von arbeitsplatzspezifischen Überforderungen führen. Die Burnout-Prävalenz dürfte sich dadurch noch weiter erhöhen.

2.2.2 Depression

Definition
Als Depression bezeichnet man eine krankhafte Störung der Psyche, bei der die Niedergeschlagenheit unverhältnismäßig lange dauert und von dem Betroffenen selbst nicht mehr kontrolliert werden kann.

Symptome sind u. a. eine gedrückte Stimmung, eine deutliche Verminderung von Antrieb und Aktivität, verminderte Fähigkeit zur Freude, des Interesses und der Konzentration. Selbstwertgefühl und Selbstvertrauen sind beeinträchtigt.

Die **Abgrenzung** einer depressiven Erkrankung von normalen, kurzzeitigen Verstimmungen, die umgangssprachlich ebenfalls häufig als Depressionen bezeichnet werden, erfolgt anhand der Dauer, Art und Intensität der Beschwerden. Von einer behandlungsbedürftigen Erkrankung wird ausgegangen, wenn diese Symptome mindestens zwei Wochen am Stück vorliegen (▶ Abb. 2-2). Um eine Depression zu diagnostizieren, bewertet der Arzt die Symptome anhand eines Entscheidungsbaums. Er braucht sich nicht für die Geschichte des Subjekts interessieren, sondern für die Symptomatologie eines Kranken.

Meist liegen einer Depression mehrere Ursachen zugrunde; man spricht von einem **multifaktoriellen Geschehen**. Dabei wirken biologische, psychische und soziale Komponenten zusammen. Auslöser einer Depression können sowohl somatische Faktoren, wie eine hormonelle Umstellung im Wochenbett oder eine körperliche Erkrankung, als auch psychosoziale Faktoren (Verlust, Trennung, berufliche Enttäuschung, Überforderung, Ehekrisen usw.) sein.

Erschwerend kommt häufig hinzu, dass die Betroffenen sich verantwortlich für ihren Gemütszustand fühlen und dafür schämen, sich nicht besser im Griff zu haben. Die Gefühle von Scham und Schuld können die Depression noch verstärken. Depressive Menschen können so in einen Teufelskreis geraten.

2.2 „Zeittypische" Krankheitsbilder

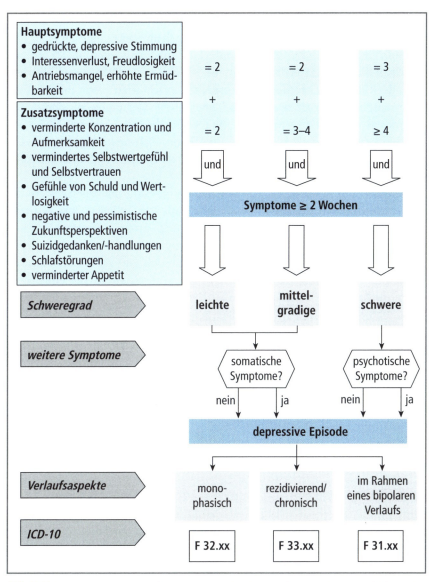

Abb. 2-2 Diagnose depressiver Episoden nach ICD-10-Kriterien (DGPPN et. al. 2012, S. 64; mit freundlicher Genehmigung durch Ärztliches Zentrum für Qualität in der Medizin, ÄZQ).

Vielfältige Formen von Depressionen

Die Depression ist ein Krankheitsbild mit vielen Gesichtern. Einzelne depressive Phasen werden als **depressive Episoden** bezeichnet. Diese können einmalig oder wiederholt auftreten. Bei mehr als der Hälfte der Ersterkrankungen kommt es im Laufe der Zeit zu einer erneuten Erkrankung (so genanntes Rezidiv). Zwischen zwei depressiven Episoden können Jahre vergehen, sie können aber auch innerhalb eines kurzen Zeitraums gehäuft auftreten. Von einer Depression abzugrenzen ist die **Dysthymie**, eine anhaltende getrübte Stimmung, die das Befinden zwar beeinträchtigt, aber nicht so stark wie eine depressive Episode. Von einer **chronischen Depression** spricht man, wenn die depressiven Anzeichen mehr als zwei Jahre anhalten. Eine vollständige Wiederherstellung der psychischen Gesundheit nennt man Remission (Genesung). Nach einer depressiven Episode kann diese **Remission** auch unvollständig sein, das heißt: Es geht dem Patienten zwar deutlich besser als während der depressiven Episode, aber nicht ganz so gut wie zuvor.

Der Behandlungserfolg ist von der Symptomanzahl und der Schwere der depressiven Phasen abhängig. Behandelte Patienten erlangen ihre normale Leistungsfähigkeit nach 3–12 Monaten zurück. Epidemiologische Studien konstatieren jedoch ungünstige langfristige Prognosen bei schweren Depressionen. Über die Lebensspanne gesehen verlaufen bis zu 75% dieser affektiven Störungen rezidivierend (4–6 Episoden). Die Wahrscheinlichkeit einer Wiedererkrankung erhöht sich mit der Häufigkeit der vorausgegangenen Episoden (RKI 2010, S. 18 ff.; DGPPN et al. 2012, S. 55 f.).

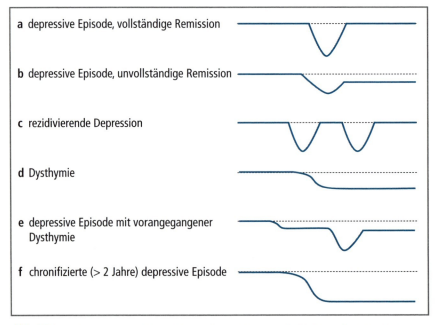

Abb. 2-3 Verläufe von unipolaren depressiven Störungen (DGPPN et al. 2012, S. 56; mit freundlicher Genehmigung durch Ärztliches Zentrum für Qualität in der Medizin, ÄZQ).

Erklärungsmodelle für depressive Störungen

Die **Erkrankungswahrscheinlichkeit** hängt einerseits von der genetischen und neurobiologischen Grundausstattung eines Menschen ab, andererseits von den seelischen Belastungen, denen er in seinem Leben ausgesetzt ist. Sogenannte Vulnerabilitäts-Stress-Modelle (z. B. Systemisches Anforderungs-Ressourcen-Modell) gehen davon aus, dass z. B. depressive Störungen durch das Zusammenspiel einer vorhandenen Depressionsanfälligkeit mit belastenden Lebenssituationen entstehen (▶ Abb. 2-4).

Die Modelle gehen von der Annahme aus, dass es bereits lange vor dem Ausbruch einer psychischen Erkrankung durch genetische bzw. entwicklungsbiologische Faktoren zu neuropathologischen und/oder biochemischen Veränderungen im Gehirn kommt. Damit bestünde eine grundlegende „Verletzbarkeit" (Vulnerabilität), z. B. für die Entstehung affektiver Störungen (u. a. Depression). Die Vulnerabilität ist eine spezifische Disposition, die eine veränderte Erlebnisverarbeitung bewirkt. Zur Vulnerabilität müssen starke, in der Regel dauerhafte Umweltfaktoren (Stress) hinzukommen. Erst wenn die Kompensationsmechanismen des bereits vorgeschädigten Gehirns nicht mehr ausreichen, kommt es zum Ausbruch einer Krankheit. Interne (persönliche Ressourcen) und externe protektive Faktoren (soziale Netze) können zur Vermeidung bzw. Linderung der Krankheit beitragen (▶ Kap. 1.6).

Oftmals ist die depressive Erkrankung mit dem Risiko des Verlustes der Arbeitsstelle und von Bezugspersonen verbunden. Bei schweren Verläufen treten Suizidgedanken und -handlungen auf. Daher ist Depression eine potenziell tödliche Krankheit.

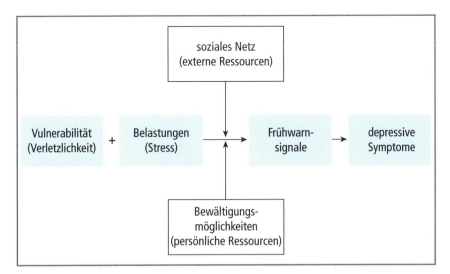

Abb. 2-4 Vulnerabilitäts-Stress-Bewältigungs-Modell (nach Franzkowiak u. Franke 2011).

Im Rahmen des Diagnoseklassifikationsschemas ICD-10 sind die Diagnosen psychischer und psychiatrischer Erkrankungen innerhalb des Diagnosekapitels V mit der Bezeichnung „Psychische und Verhaltensstörungen" aufgeführt. Die zugehörigen Diagnoseschlüssel beginnen mit dem Buchstaben F. Eine Störung, die durch wiederholte depressive Episoden gekennzeichnet ist, wird als „rezidivierende depressive Störung" bezeichnet. Im Rahmen des Klassifikationsschemas des ICD-10 werden unter dem Begriff „Depressionen" die „Depressive Episode" (F32) und die „rezidivierenden depressiven Störungen" (F33) verstanden und bilden Unterkategorien der Diagnosegruppe „Affektive Störungen" (F30–F39; WHO 2010a, S. 137 ff.).

Häufig werden Komorbiditäten mit Angst- und Panikerkrankungen sowie in Form von Alkohol-, Medikamenten- und Drogenabhängigkeit festgestellt. Diese treten zumeist vor der ersten Depression auf und werden in der Regel als primäre Störungen interpretiert, die das Risiko einer Depression deutlich erhöhen.

Eine Abgrenzung zwischen Burnout und Depression ist nur schwer vorzunehmen. Die Symptome überlappen sich häufig. Das Ausmaß der Symptome im Anfangsstadium des Burnouts ist noch nicht mit einer Depression vergleichbar. Im weiteren Verlauf des Burnout-Prozesses kann die Entwicklung in eine Depression mit der ihr eigenen Dynamik übergehen. Brühlmann kommt zu dem Schluss: *„Je schwerer das Burnout-Syndrom, desto wahrscheinlicher liegt auch eine Depression vor, je schwerer die Depression, desto unwahrscheinlicher ist ein gleichzeitiges Burnout-Syndrom"* (Brühlmann 2011, S. 46). Unter Anwendung des „Transaktionalen Stressmodells" von Lazarus (▶ Kap. 1.2) beschreibt Brühlmann den Burnout-Prozess idealtypisch als „Aufwärtsspirale" und die Stressreaktion der Depression als „Abwärtsspirale" (Brühlmann 2011, S. 46 ff.).

Bei der **Aufwärtsspirale** werden die hohen externen Leistungsanforderungen als Herausforderung angesehen. Hohe Leistungsbereitschaft und intrinsische Motivation bilden die individuellen Stressverstärker und wirken antreibend. Kommen noch Risikofaktoren, wie Perfektionismus, Überverantwortlichkeit, übersteigertes Harmoniebedürfnis, Bewunderungsbedürfnis oder Kontroll- und Autonomiebedürfnis hinzu, steuert sich der Burnout-Gefährdete in eine Lebenssituation hinein, die ihn auf Dauer überfordert und ausbrennen lässt (lt. Burisch 2010: *„aktiver Burnout"* oder *„Selbstverbrenner"*). Die psychische Stressreaktion des Burnout-Kandidaten ist eine Trotzreaktion („ich schaffe es" oder „jetzt erst recht"). Er bäumt sich auf und kämpft, das Kampfmuster dominiert.

Bei der **Abwärtsspirale** der Depression hingegen wirken die persönlichen Stressverstärker (z. B. Selbstzweifel, Unterschätzung, Verlassenheitsgefühle, Misstrauen) bremsend. Mangelndes Selbstvertrauen, reduzierte Selbstwirksamkeitserwartungen sowie geringes Vertrauen in eigene Kompetenzen führen zur Selbstentmutigung. Die äußeren Stressoren werden somit noch belastender erlebt. Depressionsgefährdete geben schnell auf und ordnen sich unter.

2.2.3 Angststörungen

Angst gehört unvermeidlich zu unserem Leben und ist eine Spiegelung unserer Abhängigkeiten und des Wissens um unsere Sterblichkeit. Nach Fritz Riemann (1902–1979) tritt Angst *„immer dort auf, wo wir uns in einer Situation befinden, der wir nicht oder noch nicht gewachsen sind. (…) Alles Neue, Unbekannte, erstmals zu Tuende oder zu Erlebende enthält, neben dem Reiz des Neuen, der Lust am Abenteuer und der Freude am Risiko, auch Angst"* (Riemann 1987, S. 7 ff.). Sie bietet die Möglichkeit zur Selbstreflexion und ist eine Quelle für persönliches Wachstum, denn sie fordert den Menschen heraus und verhilft ihm zu Höchstleistungen.

Angst scheint heute ein bestimmender Affekt der spät- oder postmodernen Gesellschaft zu sein. Noch nie hatten Menschen so viel zu verlieren wie heute (Wohlstand, Sicherheit, ein komfortables Leben).

- Trennungssituationen,
- der Wegfall von Sicherheit gebenden Personen und Situationen,
- unsichere Arbeitsplätze,
- zunehmende Konkurrenzkämpfe,
- steigende Anforderungen an das eigene Können

erzeugen Leistungs- und Versagensängste. Nicht enden wollende Optimierungsbemühungen, um immer besser und schneller zu werden, münden in der Erkenntnis, doch niemals gut genug sein zu können. Gleichzeitig stellen die globalen technologischen und gesellschaftlichen Transformationsprozesse die Menschen vor vielfältige Wahlmöglichkeiten und Entscheidungssituationen, die den Einzelnen überfordern können. Neben die Angst vor Veränderungen tritt die Angst vor Freiheit (▶ Kap. 3.4).

> **Definition**
> Angststörungen sind unangemessene Angstreaktionen, denen keine entsprechenden Gefahren oder Bedrohungen zugrunde liegen. Phobien und Panikattacken gehören hierzu.

Beispiele für eine **Phobie** sind
- die panische Angst vor Spinnen (Arachnophobie),
- die Höhenangst oder auch
- die Angst vor öffentlichen Plätzen (Agoraphobie).

Eine soziale Phobie beruht auf der Befürchtung, von anderen Menschen nicht akzeptiert zu werden. Daher vermeiden Betroffene Begegnungen und Situationen, in denen sie die Aufmerksamkeit anderer auf sich ziehen könnten. Bei einer **generalisierten Angststörung** macht sich jemand Sorgen um alles und jedes auf der Welt; die (familiäre, finanzielle, gesundheitliche usw.) Zukunft wird als bedrohlich erlebt.

Panikstörungen sind wiederholte Panikattacken, die nicht auf eine spezifische Situation oder ein spezifisches Objekt bezogen sind und oft spontan (d. h. nicht vorhersehbar) auftreten. Den verschiedenen Krankheitsbildern liegt eine andauernde Störung und Fehlsteuerung des Angst-Stress-Reaktionssystems (Kampf- oder Fluchtreaktion) zugrunde (RKI 2004a; ▶ Kap. 1.1).

Patienten, die unter krankhaften Angststörungen leiden, zeigen diese Angstreaktionen auf vier verschiedenen Ebenen (DAK 2005, S. 54 f.). Das sind:
- die physiologische Ebene (z. B. Herzrasen, Schwitzen, Zittern, Atemnot),
- die emotionale Ebene (z. B. Hilflosigkeit, Furcht, Ausgeliefertsein, Resignation),
- die kognitive Ebene (gedanklich/interpretierend, z. B.: „Ich verliere die Kontrolle", „Ich bekomme einen Herzinfarkt") und
- die verhaltensbezogene Ebene (z. B. bestimmten Situationen aus dem Wege gehen, Flüchten, Medikamente nehmen).

Bei diesen Menschen kommt es z. T. zu erheblichen Einschränkungen der normalen Lebensführung. Im Gegensatz zu den oft episodisch verlaufenden Depressionen, nehmen Angststörungen zumeist einen chronischen Verlauf an.

Als **Ursachen** von Angst gelten weniger konkrete Objekte oder reale Gefahren als vielmehr die Erwartung negativer Folgen. Allein die subjektive, persönliche Bewertung einer Situation als bedrohlich kann zur Entstehung von Angst führen. Die Ursachen der Angststörungen sind bislang noch nicht ausreichend geklärt. Psychosoziale, psychologische, genetische und biologische Einflussfaktoren werden in der Wissenschaft diskutiert. Hierzu zählen bestimmte familiär vermittelte Temperamentsmerkmale, ungünstige Denkmuster und Fehlannahmen sowie familiengenetische Einflüsse.

Im Rahmen des Klassifikationsschemas des **ICD-10** werden unter dem Begriff „Angststörungen" die „Phobischen Störungen" (F40) und die „Anderen Angststörungen" (F41) verstanden. Sie gehören zu der Diagnosegruppe „Neurotische, Belastungs- und somatoforme Störungen" (F4; WHO 2010a, S. 168–179).

Angststörungen werden auch bei chronisch kranken Patienten (z. B. Krebspatienten) beobachtet. Die Angst vor dem Fortschreiten einer bestehenden körperlichen Erkrankung und deren psychosozialen Konsequenzen gehört zu den stärksten und häufigsten psychischen Belastungen chronisch Kranker (Progredienzangst; Waadt et al. 2011). Angst-Vermeidungs-Strategien (engl.: *fear avoidance blief*) führen zur Chronifizierung von Schmerz. Die Überzeugung, dass z. B. Rückenschmerzen und Bewegung bzw. die damit verbundenen Belastungen zusammenhängen, hat zur Folge, dass körperliche Aktivitäten vermieden werden. Komorbiditäten mit anderen psychischen Störungen (z. B. mit einer Depression) und mit Substanzmissbrauch und -abhängigkeiten sind häufig zu beobachten. Ein großer Teil der Angststörungen zeigt einen chronischen Verlauf.

2.2.4 Anpassungsstörungen

Anpassungsstörungen (F43.2) werden in der Regel durch ein außergewöhnlich belastendes Lebensereignis hervorgerufen. Nach ICD-10 *„handelt es sich um Zustände von subjektivem Leiden und emotionaler Beeinträchtigung, die soziale Funktionen und Leistungen behindern und während des Anpassungsprozesses nach einer entscheidenden Lebensveränderung (z. B. Emigration), nach einem belastenden Lebensereignis (z. B. Todesfall, Trennung) oder bei Vorhandensein oder der drohenden Möglichkeit von schwerer körperlicher Krankheit, auftreten"* (WHO 2010a, S. 184 f.). Die Störung beginnt meistens innerhalb eines Monats nach dem belastenden Ereignis und hält nicht länger als 6 Monate an. Besonders gefährdet durch eine Anpassungsstörung sind Menschen, die eine besondere individuelle Disposition oder Vulnerabilität (geringes Selbstbewusstsein, leichte Abhängigkeit) besitzen.

Die Symptome (Anzeichen) sind unterschiedlich. Sie umfassen
- depressive Stimmung,
- Angst,
- Besorgnis (oder eine Mischung von diesen),
- ein Gefühl, unmöglich zurechtzukommen, vorausplanen oder in der gegenwärtigen Situation fortfahren zu können,
- ferner eine Einschränkung bei der Bewältigung der alltäglichen Routine.

2.3 Erklärungsansätze für die Zunahme psychischer Erkrankungen

Die Hypothese einer Häufigkeitszunahme psychischer Erkrankungen in der erwerbstätigen Bevölkerung wird unter Experten kontrovers diskutiert. Daher hat die Krankenkasse DAK-Gesundheit in der Vergangenheit das Thema „Psychische Gesundheit" in mehreren Jahresberichten zum Schwerpunkt gemacht (DAK 2002; DAK 2005; DAK 2013). Sie stellt fest: *„Zum einen werden die gestiegenen Arbeitsunfähigkeitszeiten und Inanspruchnahmequoten von Leistungen des medizinischen Versorgungssystems als Hinweis auf einen Anstieg der Häufigkeit in der deutschen Bevölkerung angeführt. Es gibt in Deutschland jedoch bislang keine repräsentativen Langzeitstudien, die einen eindeutigen Zuwachs psychischer Erkrankungen belegen"* (DAK 2005, S. 67). Der DAK-Gesundheitsreport 2013 untersucht, ob das im Zeitraum 2000 bis 2012 stark gestiegene AU-Volumen aufgrund psychischer Diagnosen zusätzlich zu den somatischen Diagnosen hinzukommt („Additionsthese") oder in welchem Maß psychische Diagnosen somatische Diagnosen abgelöst haben („Substitutionsthese"), also eine Verschiebung im Diagnosespektrum stattgefunden hat. Bei einem annähernd gleichen Gesamtkrankenstand der Vergleichsjahre 2000 und 2012 sind die AU-Tage im Wesentlichen der Diagnosegruppen „Atmungssystem", „Kreislaufsystem", „Verdauungssystem" und „Muskel-Skelett-System" rückläufig, dagegen haben sich die AU-Tage der Diagnosegruppe „Psychische Erkrankungen" mehr als verdoppelt. Der Bericht kommt zu dem Schluss: *„Im Jahr 2012 hat der Krankenstand in etwa wieder den Stand des Jahres 2000 erreicht. Das heißt, bei etwa der gleichen Anzahl von Fehltagen insgesamt haben die psychischen Erkrankungen an Bedeutung gewonnen, vermutlich ‚auf Kosten' von somatischen Diagnosen. Es verhält sich also nicht so, dass psychische Erkrankungen zusätzlich (‚on top') zum somatischen Krankenstand hinzukommen, sondern sie substituieren somatische Diagnosen. Die Struktur des Krankenstands hat sich bei etwa gleichem Volumen verändert"* (DAK 2013, S. 111).

Das Burnout-Syndrom wird von der DAK-Gesundheit kritisch analysiert. Die öffentliche Aufmerksamkeit darauf wird als „Medien Hype" gesehen. Auch wenn der Z73-Diagnoseschlüssel in der AU-Statistik mit Unsicherheiten behaftet ist, ergeben die Auswertungen sowohl hinsichtlich der Betroffenenquote als auch in Bezug auf die AU-Tage, dass das Burnout-Syndrom eine untergeordnete Rolle im Rahmen der psychischen Erkrankungen spielt (DAK 2013, S. 48 ff., 110, 126).

2.3.1 Höhere Entdeckungsrate psychischer Störungen

Von Experten wird die bessere Informiertheit und Sensibilität der Bevölkerung und der Patienten hinsichtlich der Symptome und der Problematik psychischer Störungen aufgrund der Medienberichterstattung der vergangenen Jahre hervorgehoben. Die damit einhergehende Enttabuisierung des Themenbereichs führe zu einer abnehmenden Stigmatisierung der Betroffenen. Aufgrund der allgemein höheren Akzeptanz wird in der ärztlichen Praxis eine erkannte psychische Störung auch tatsächlich als psychische Diagnose notiert, da Patienten eher bereit sind, offen über psychische Probleme zu sprechen und eine psychische Diagnose als Ursache für ihre Beschwerden zu akzeptieren (DAK 2013, S. 55).

Auch die diagnostische und therapeutische Qualität insbesondere im allgemein- und hausärztlichen Bereich habe sich aufgrund vermehrter Fortbildungsaktivitäten deutlich verbessert, was zu einer erhöhten Aufmerksamkeit von Seiten der Ärzte und damit zu einer höheren Entdeckungsrate führe (veränderte „Diagnosepraxis"). Bestimmten Symptomen wie Erschöpfung und Burnout werde ein Krankheitswert zugeschrieben. Ein Zusammenhang von körperlichen und psychischen Einflussgrößen werde heute schneller hergestellt (DAK 2005; DAK 2013).

Dennoch bemängeln Studien nach wie vor, dass eine hohe Zahl psychischer Erkrankungen nicht oder zu spät erkannt bzw. nicht adäquat behandelt werden (DAK 2005, S. 70). Für Deutschland wird der Anteil derer, die wegen einer psychischen Störung professionelle Behandlung erhalten, auf nur 36 % geschätzt. Die Symptome einer Depression führen die Betroffenen nur selten zum Arzt. Häufig sind es körperliche Beschwerden, weshalb ein Arzt konsultiert wird. Die unterschiedliche Prävalenz psychischer Störungen bei Frauen und Männern ist offensichtlich darauf zurückzuführen, dass vor allem bei Männern noch gewisse Hemmnisse bestehen, professionelle Hilfe in Anspruch zu nehmen.

Die Ursachen psychischer Erkrankungen sind noch nicht hinreichend erforscht. Die Barmer Ersatzkasse stellt hierzu fest: *„Im Gegensatz zu Krankheiten mit körperlich eindeutiger Symptomatik, haben psychische Erkrankungen ihre spezifische ‚Psychologik', die in viel stärkerem Maße auch abhängig ist von dem vorherrschenden gesellschaftlichen Norm- und Wertesystem"* (Barmer 2009, S. 52).

2.3.2 Wandel der Arbeitswelt

Mit den sozioökonomischen Veränderungen in der Gesellschaft geht auch eine zunehmende Auflösung traditionsbestimmter, familiärer und kirchlich-religiöser Sinn- und Wertestrukturen einher. Arbeit, Leistungsfähigkeit und beruflicher Erfolg verbleiben häufig als alleinige Kriterien, die den Platz und den Wert des Einzelnen in der Gesellschaft bestimmen und der eigenen Identitätsbildung zur Verfügung stehen. Geraten auch diese Kriterien ins Wanken, entstehen Gefahren für die biopsychosoziale Gesundheit der Betroffenen.

Die Ursachen für lang anhaltende Belastungen und daraus resultierende Erschöpfungszustände müssen nicht unbedingt in der Person des Einzelnen liegen. Vielmehr werden auch die strukturellen Bedingungen der modernen Arbeitswelt hierfür verantwortlich gemacht. Als solche werden u. a. genannt (Maslach u. Leiter 2001):
- Arbeitsüberlastung,
- Mangel an Kontrolle,
- unzureichende Belohnung,
- Zusammenbruch der Gemeinschaft,
- Fehlen von Fairness,
- widersprüchliche Werte.

Die DAK-Gesundheit lenkte in ihren Gesundheitsreports 2002, 2005 und 2013 den Schwerpunkt der Berichterstattung auf die psychische Gesundheit. Überproportional hohe Krankenstandniveaus aufgrund psychischer Störungen weisen 2004 und 2012 in der Reihenfolge ihrer Anteile bestimmte Branchen auf (▶ Tab. 2-3).

Die DAK versichert aufgrund ihrer historischen Entwicklung als Angestelltenkrankenkasse vorwiegend Beschäftigte in typischen Frauenberufen (z. B.

Tab. 2-3 Krankenstand (AU-Tage) aufgrund psychischer Erkrankungen nach Branchen (nach DAK 2005, S. 49 ff.; DAK 2013, S. 45 f.)

Wirtschaftsgruppe/ Branche mit besonders hohem Anteil von DAK-Mitgliedern	2004		2012		2012 vs. 2004
	AU-Tage/ 100 VJ	in % über DAK-Durchschnitt	AU-Tage/ 100 VJ	in % über DAK-Durchschnitt	AU-Tage/ 100 VJ in %
Gesundheitswesen	175	+55 %	301	+48 %	+72 %
öffentliche Verwaltung	161	+42 %	269	+32 %	+67 %
Organisationen und Verbände	158	+40 %	k.A.	k.A.	–
Bildung, Kultur, Medien	120	+6 %	186	-9 %	+55 %
Banken, Versicherungen	116	+3 %	204	+/-0 %	+76 %
Verkehr, Lagerei, Kurierdienste	k.A.	k.A.	204	+/-0 %	–
Handel	91	-19 %	183	-10 %	+101 %
DAK gesamt	113	–	204	–	+81 %

Anmerkung: k.A. = keine Angabe, AU-Tage = Arbeitsunfähigkeitstage, VJ = Versichertenjahre, AU-Tage/100 VJ = Anzahl von Fehltagen, die insgesamt oder aufgrund von Krankheiten aus einer bestimmten Krankheitsgruppe auf 100 ganzjährig Versicherte entfallen

im Gesundheitswesen, Handel, Verwaltungen). Im Jahr 2012 waren von den 2,7 Mio. versicherten Mitgliedern (2004 2,6 Mio.) 58 % Frauen (2004 63 %) und 42 % Männer(2004 37 %; DAK 2005; DAK 2013). Zwischen 2004 und 2012 nahmen die AU-Tage/100 VJ um 81 % zu. Überdurchschnittlich tragen die psychischen Erkrankungen in den Wirtschaftsgruppen Gesundheitswesen und öffentliche Verwaltung zu den AU-Tagen bei. Die möglichen Ursachen für die stark erhöhte Zahl psychischer Erkrankungen in den o. g. Branchen sind in ▶ Tabelle 2-4 aufgeführt.

Die Kombination von hohen Leistungsanforderungen und gleichzeitig geringen eigenen Handlungsspielräumen kann zu arbeitsbedingtem Stress führen und bei den Betroffenen das Risiko für das Auftreten insbesondere depressiver Störungen erhöhen. Insgesamt können
- die Zunahme der Arbeitsbelastungen (Stress, Konkurrenzdruck),

2.3 Erklärungsansätze für die Zunahme psychischer Erkrankungen

Tab. 2-4 Krankheitsursachen zweier Branchen (nach DAK 2005, S. 50 ff.)

Branche	Krankheitsursachen
Gesundheitswesen	• verbreitete Mehrfachbelastungen durch physische und psychische Risikofaktoren • Schichtdienst • Burnout
öffentliche Verwaltung/ Organisationen und Verbände	• hohe Anforderungen an soziale Interaktion und Kommunikation mit Kunden in Ämtern, Verwaltung, und Beratungsstellen • wenig soziale Unterstützung, Mobbing • Monotonie • Termin- und Leistungsdruck • unzureichende Erholungspausen • geringe Entscheidungs- und Handlungsspielräume bei der Arbeit • Burnout

- die Zunahme der Arbeitsanforderungen (Qualität, Eigenverantwortung),
- der Verlust der Mitarbeitersolidarität,
- die höheren Mobilitätsanforderungen und damit einhergehend
- immer instabilere soziale Beziehungen infolge häufiger Berufs- und Ortswechsel,
- die Angst, unter steigendem Leistungsdruck zu versagen, und
- die Angst vor Arbeitslosigkeit

als Faktoren für die steigende Häufigkeit von psychischen Erkrankungen und Verhaltensstörungen in der erwerbstätigen Bevölkerung gesehen werden. *„Insbesondere die kontinuierliche Arbeit mit Menschen, auf deren Kooperation man angewiesen ist, die jedoch nicht (ausreichend) entgegengebracht wird, stellt einen ausgeprägten Risikofaktor für psychische Erschöpfung dar"* (DAK 2005, S. 52). Bei arbeitslosen Menschen kommen die sozio-ökonomischen Begleitumstände, familiäre (Zukunfts-)Probleme, das Gefühl der Wertlosigkeit usw. hinzu.

Der „Stressreport Deutschland 2012" der Bundesanstalt für Arbeitsschutz und Arbeitsmedizin (BAuA) nennt folgende Faktoren für das Entstehen psychischer Belastungen am Arbeitsplatz (Lohmann-Haislah 2012, S. 34 ff.):
- Multitasking (58 %),
- starker Termin- und Leistungsdruck (52 %),
- ständig wiederkehrende Arbeitsvorgänge (50 %),
- Störungen, Unterbrechungen der Arbeit (44 %),
- schnell arbeiten müssen (39 %) und
- Konfrontation mit neuen Aufgaben (39 %).

Dabei werden „*starker Termin- und Leistungsdruck*" und „*bei der Arbeit gestört, unterbrochen*" zu werden als besonders belastend empfunden. Nacht- und Schichtarbeit, versetzte Arbeitszeiten, Überstunden und der Wegfall von Pausen stellen für die Beschäftigten zusätzlich zur Arbeitstätigkeit wirkende Belastungen dar.

Das Zeitgeistphänomen **Multitasking** entspricht den Anforderungen von Unternehmen an ihre Mitarbeiter nach schneller, paralleler, flexibler Arbeit und einem hohen Leistungspotenzial. Die gleichzeitige Erledigung mehrerer Aufgaben verspricht Produktivitätsvorteile. Untersuchungen zeigen jedoch, dass im Gegensatz zu automatisierten Aufgaben die gleichzeitige Bearbeitung aufmerksamkeitsintensiver Tätigkeiten nicht möglich ist. Je höher die kognitive Beanspruchung der gleichzeitig auszuführenden Tätigkeiten ist, umso mehr Zeit- und Ressourcenverluste, Qualitätseinbußen und Fehlbeanspruchungsreaktionen sind zu erwarten. Aus neurophysiologischer Sicht kann das Gehirn aufmerksamkeitsintensive Prozesse nicht parallel (zeitgleich), sondern nur sequentiell (nacheinander) verarbeiten. Letztlich springen beim Multitasking die Menschen zwischen unterschiedlichen Prozessen hin und her. Das bedeutet Stress für das Gehirn. Der ständige Wechsel zwischen Aufgaben kann den für die Aufgabenerfüllung benötigten Zeitaufwand sogar erhöhen. Darüber hinaus steigt die Fehlerhäufigkeit. Die Autorin der o. g. BAuA-Studie stellt fest: „*Bei nicht automatisierten Aufgaben gelingt es unserem Gehirn nicht, mehrere Aufgaben gleichzeitig zu verarbeiten und dabei eine reibungslose Fehlerüberwachung zu realisieren*" (Lohmann-Haislah 2012, S. 133). Dies hat Konsequenzen für Arbeitsplätze, „*an denen Fehlhandlungen mit einem hohen Risiko für Sicherheit und Gesundheit von Beschäftigten und Dritten einhergehen*" (Lohmann-Haislah 2012, S. 133; z. B. Chirurgen, Piloten, Fluglotsen, Kraftfahrer).

Die individuellen Dispositionen und Voraussetzungen (z. B. Stressbewältigungskompetenzen, persönliche Arbeitsorganisation) sind für den Umgang mit Belastungen und für die Entstehung psychischer Störungen entscheidend. **Gesundheitsförderlich** sind z. B. Personenmerkmale wie:
- Optimismus,
- hohe Kompetenzerwartung,
- positive berufliche Selbstwirksamkeitserwartungen,
- Selbstregulationskompetenz,
- Stresstoleranz,
- allgemeine Gesundheitskompetenz oder auch
- eine geringe Ängstlichkeit.

Für eine wirksame **Prävention** stressbedingter Gesundheitsrisiken sind neben der Förderung individueller Bewältigungskompetenzen ebenso strukturelle Maßnahmen erforderlich, die auf eine gesundheitsförderliche Gestaltung von Arbeitsaufgaben und -abläufen sowie von organisationalen und sozial-kommunikativen Bedingungen (Führungsstil) am Arbeitsplatz abzielen. Unterneh-

2.3 Erklärungsansätze für die Zunahme psychischer Erkrankungen

mens- und Führungskultur und konkretes Führungsverhalten spielen eine entscheidende Rolle für das Gelingen der Organisation, die Gestaltung des sozialen Klimas und die Förderung der psychischen Gesundheit.

Dass das **Führungsverhalten** von Vorgesetzten einen wichtigen Einfluss auf den Gesundheitszustand von Mitarbeitern haben kann, bestätigen verschiedene Untersuchungen. Laut BKK Gesundheitsreport 2008 gaben 34 % der Befragten an, durch das Verhalten ihrer Vorgesetzten beeinträchtigt zu sein (BKK 2008, S. 83). In die gleiche Richtung argumentiert der Stressreport Deutschland 2012. Danach erhielten knapp 60 % der Befragten „*Hilfe/Unterstützung vom direkten Vorgesetzten*" (Lohmann-Haislah 2012, S. 77 ff.). Die Zufriedenheit mit der Führungskraft hängt insbesondere von dem gegenseitigen Vertrauen zwischen Führungskraft und Mitarbeitern ab.

In der seit 2001 jährlich wiederkehrenden Erhebung des Beratungsunternehmens Gallup zur emotionalen Bindung von Erwerbstätigen an ihr Unternehmen weisen in einem sogenannten „Engagement Index" von je 100 Beschäftigten in deutschen Büros und Fabrikhallen im Jahr 2012

- 15 Personen (Vorjahr 14) eine hohe emotionale Bindung,
- 61 Personen (Vorjahr 63) geringe emotionale Bindung (Dienst nach Vorschrift) und
- 24 Personen (Vorjahr 23) keine emotionale Bindung (innere Kündigung)

an ihr Unternehmen auf (Gallup 2012, 2013).

Seit Jahren verharrt die emotionale Mitarbeiterbindung auf niedrigem Niveau. Dabei frustriert die Mitarbeiter nicht der Arbeitsinhalt. Auch das Gehalt wird von der Mehrheit der befragten Personen für angemessen gehalten. Die Frustration der Beschäftigten führt das Beratungshaus auf Defizite in der Personalführung zurück. Das Führungsverhalten von Vorgesetzten ist häufig Ursache für mangelnde Bindung der Arbeitnehmer an ihr Unternehmen.

- Nur jeder fünfte Arbeitnehmer (19 %) erklärt, dass für gute Arbeit Lob und Anerkennung ausgesprochen wird.
- Ebenso viele Beschäftigte (22 %) bekunden, dass ihnen regelmäßiges Feedback über persönliche Fortschritte bei der Arbeit gegeben wird.
- Lediglich ein Viertel der Mitarbeiter (25 %) fühlt sich bei der Arbeit mit einbezogen, weil nach ihrer Meinung und ihren Ansichten gefragt wird.
- Nur ein Drittel der Befragten (34 %) gibt an, dass der Vorgesetzten für neue Vorschläge und Ideen offen ist.
- Lediglich drei von zehn Beschäftigten (31 %) haben das Gefühl, dass bei der Arbeit das Interesse an ihnen als Mensch vorhanden ist.
- Nur etwa ein Fünftel (22 %) der Mitarbeiter geben an, dass es bei der Arbeit jemanden gibt, der sie in ihrer Entwicklung fördert.
- Nur jeder dritte Beschäftigte (32 %) erklärt, dass er eine Position ausfüllt, die ihm wirklich hundertprozentig liegt.
- Drei von zehn Mitarbeitern (33 %) geben an, dass ihr Vorgesetzter den Schwerpunkt auf die Stärken und positiven Eigenschaften legt.

- Gerade einmal jeder siebte Arbeitnehmer (14 %) sagt, dass sein Vorgesetzter mit ihm ein gehaltvolles Gespräch über seine Stärken geführt hat.
- Nur jeder fünfte Beschäftigte (19 %) bekundet, dass sein Vorgesetzter ihn dazu inspiriert hat, Dinge zu tun, die er sich zunächst nicht zugetraut hat (Gallup 2011).

Wenn sie könnten, würden 45 % der Mitarbeiter mit geringer emotionaler Bindung an ihr Unternehmen sofort ihren Chef entlassen. Damit ist die Intensität der Bindung direkt an die Führungskraft gekoppelt. Konsequenzen inadäquaten Führungsverhaltens sind innere Kündigung, Präsentismus, Mitarbeiterfluktuation und verschenktes Innovationspotenzial und damit hohe Folgekosten für die Unternehmen und die Volkswirtschaft. Mitarbeiter verlassen nicht das Unternehmen, sondern die Führungskraft, mit der sie täglich zusammenarbeiten müssen. Gallup schätzt die von Führungskräften induzierten volkswirtschaftlichen Kosten auf bis zu 124 Mrd. Euro jährlich (Gallup 2012). Inadäquates Führungsverhalten und die dauerhafte Überlastung der Kapazitäten von Unternehmen und deren Mitarbeiter können letztlich zum „*Organizational burnout*" (Greve 2010) führen.

Führungskräfte sind selbst gefährdet, auszubrennen. Insbesondere Führungskräfte aus dem mittleren Management haben ein deutlich erhöhtes Risiko. Sie müssen die (häufig unrealistischen) Zielvorgaben der Geschäftsführung umsetzen und Schwierigkeiten aus dem Weg räumen. Neben dem Termin- und Leistungsdruck des operativen Tagesgeschäfts werden Kreativität, Kompetenzentwicklung und die Suche nach Verbesserungen zu Daueraufgaben. Die Umsetzung von Vorgaben der Unternehmensleitung stellt die größte Schwierigkeit dar, insbesondere wenn Vorgaben (z. B. Entlassungen) durchzusetzen sind, die gegen die eigenen Wertvorstellungen verstoßen. Leistungsdruck wird als Bedrohung wahrgenommen und führt damit zu Angst. Neuerdings sollen die Mitglieder der so belasteten mittleren Führungsebene als fürsorgliche Vorgesetzte bzw. Gesundheitsmanager agieren. Neben Durchsetzungs- soll Einfühlungsvermögen treten. Von ihnen wird nunmehr verlangt:
- ihre Mitarbeiter in deren gesteigerten Anforderungen zu unterstützen,
- Überforderungen rechtzeitig zu erkennen und
- Fehler als Lernchancen zu begreifen.

Die emotionale Bindung zum Unternehmen entscheidet darüber, wie motiviert ein Mitarbeiter jeden Tag arbeitet. Daher ist die Entwicklung der Führungsqualität in Unternehmen eine zentrale Stellschraube, um die Konfliktfähigkeit zu fördern und der „Beschleunigungsfalle" (Bruch u. Kowalevski 2011) zu entgehen. Die Frage ist jedoch, welche individuellen und betrieblichen Voraussetzungen erfüllt sein müssen, damit Führungskräfte ihre Führungsfähigkeiten (weiter)entwickeln und umsetzen können. Eine zentrale Rolle spielt

dabei deren eigene Arbeitssituation. Die wesentlichen Anforderungen, denen sich Führungskräfte ausgesetzt sehen, sind nach Lohmann-Haislah (2012, S. 125 f.):
- Störungen und Unterbrechungen bei der Arbeit,
- starker Termin und Leistungsdruck,
- gleichzeitige Betreuung verschiedenartiger Aufgaben.

Die Anforderungen steigen mit der Höhe der Führungsspanne (Anzahl der Mitarbeiter, für welche die Führungskraft verantwortlich ist) und treten deutlich häufiger in Kombination (34 %) auf als bei Mitarbeitern ohne Führungsverantwortung (19 %) (Lohmann-Haislah 2012, S. 126).

Obwohl Führungskräfte i. d. R. größere Handlungsspielräume haben, führen Termin- und Leistungsdruck gepaart mit weiteren Anforderungen bei ihnen zu gesundheitlichen Beeinträchtigungen. 27 % der mehrfach belasteten Führungskräfte, d. h. fast alle der o. g. 34 % Führungskräfte mit Mehrfachbelastungen, gaben mehr als 8 Gesundheitsbeschwerden an. Leider sagt die Studie nichts über die Art der Beschwerden aus.

Die Arbeits- und Gesundheitssituation der Führungskräfte beeinträchtigt deren Führungsverhalten. Psychisch und/oder physisch beeinträchtigte Manager werden keinen gesundheitsförderlichen Führungsstil praktizieren. Daher boomen einschlägige Managementseminare professioneller Anbieter, die den Teilnehmern versprechen, mittels spezieller Strategien und Techniken ihren Arbeitsalltag entschleunigen und zu besseren Ergebnissen gelangen zu können. Führung und die Erreichung der „Pole-Position" sollen durch Mentaltraining, kraft Persönlichkeit, Charisma und emotionaler Intelligenz gelingen. Trotz aller Beteuerungen lassen sich Empathie und emotionale Intelligenz jedoch nicht in zweitägigen Managementseminaren erlernen.

Aus salutogenetischer Sicht scheinen die Kriterien für ein Kohärenzgefühl der Arbeitnehmer am Arbeitsplatz häufig nicht erfüllt zu sein. Verstehbarkeit, Gestaltbarkeit und Sinnhaftigkeit von Vorgaben, Anweisungen und Tätigkeiten erschließen sich vielen Menschen nicht mehr. Demoralisierung, Destabilisierung und letztlich Krankheit bis hin zum Suizid sind die Konsequenzen.

2.4 Volkskrankheit Kreuzschmerz

Rückenschmerzen sind ein **Hilferuf** des Körpers. In über 90 % der Fälle gibt es keine klare Diagnose und keine Schädigung des Rückens (sog. diffuser oder nichtspezifischer Rückenschmerz). Solche Schmerzen entstehen durch falsche oder übermäßige Belastung. Viele Menschen sitzen zu viel, verlernen körpergerechte Bewegungsmuster und gleichen diese Defizite nur selten aus. Die daraus resultierenden Schmerzen verschwinden häufig von selbst wieder, kehren aber bei 80–90 % der Fälle wieder und können zu einem chronischen Leiden führen.

75 % aller Rückenschmerzen werden im Bereich der Lendenwirbelsäule (Hexenschuss, Ischialgie, Stenosen, Verspannungen, Verkrampfungen, Wirbelgleiten, Bandscheibenvorfälle) verortet. 24 % der Schmerzen gehen von der Halswirbelsäule aus und nur 1 % der Schmerzen ist im Bereich der Brustwirbelsäule angesiedelt (Froböse 2010, S. 26). Rückenschmerzen können von weiteren Beschwerden begleitet sein (Komorbidität, ▶ Kap. 2.5).

Die **Bandscheiben** werden immer noch als Hauptursache für den Rückenschmerz angesehen, aber nur max. 2–3 % aller Fälle sind nachweislich auf die Bandscheiben zurückzuführen. Das bedeutet, dass weiterhin unnötig viele Menschen an den Bandscheiben operiert werden, ohne dass damit die Rückenschmerzen erfolgreich behandelt werden.

Die Therapien verschlingen viele Milliarden Euro, die erzielte Wirkung verpufft jedoch häufig schon nach kurzer Zeit. Patienten mit chronischen Rückenschmerzen erleben z. T. eine jahrelange Ärzte-Odyssee mit teuren Mehrfachuntersuchungen. Während die körperlichen Aspekte im Vordergrund stehen, werden psychosoziale Faktoren bei der Diagnose und Therapie zu wenig berücksichtigt.

Anatomisch reicht der Rücken vom Hinterhaupt bis zur Gesäßfalte. Umgangssprachlich wird auch zwischen Nacken (Hinterhaupt bis zum letzten fühlbar vorstehenden Halswirbel) und Rücken unterschieden. Die angelsächsische Begriffsdefinition beschreibt mit *low back* anatomisch eindeutiger. Ein im Deutschen synonym verwandter Begriff ist das „Kreuz".

> **Definition**
> Kreuzschmerz ist als Schmerz im Rückenbereich unterhalb des Rippenbogens und oberhalb der Gesäßfalten, mit oder ohne Ausstrahlung definiert (Bundesärztekammer et al. 2013).

Kreuzschmerz wird nach Ursache, Dauer, Schweregrad und Chronifizierungsstadium klassifiziert (▶ Tab. 2-5). Für einen Großteil der von Rückenschmerzen betroffenen Personen sind rezidivierende und langfristig persistierende (anhaltende) Krankheitsverläufe typisch (RKI 2012c, S. 12).

Häufige Beschwerdebilder im Wirbelsäulenbereich sind u. a.:
- **Hals-, Brust- und Lendenwirbelsyndrom**: Allgemeine Bezeichnung für Schmerzen und Bewegungseinschränkungen, die durch direktes Trauma oder Degeneration in den entsprechenden Wirbelabschnitten ausgelöst werden. Dabei gehören Schmerzen, die in den lokalen Bereich oder in die Extremitäten ausstrahlen, zu den Begleiterscheinungen.
- **Protrusion der Bandscheibe**: Sichtbare Auswölbung des *Anulus fibrosus* (Faserring) ohne Riss der äußeren Anteile.

2.4 Volkskrankheit Kreuzschmerz

Tab. 2-5 Klassifikation von Kreuzschmerz (nach Bundesärztekammer et al. 2013)

Ursache	Zeitlicher Verlauf	Schweregrad	Chronifizierungsstadium
• nichtspezifischer Kreuzschmerz: keine eindeutige Ursache erkennbar • spezifischer Kreuzschmerz: eindeutige Ursache erkennbar, z. B. Infektion, Tumor, Osteoporose, Fraktur, Bandscheibenvorfall • seitens der Forschung besteht noch großer Handlungsbedarf, da es mit derzeitigem Wissen nicht möglich ist, die Klassifikation nach Ursache des Kreuzschmerzes weiter zu differenzieren	• akut: Schmerzepisoden < 6 Wochen • subakut: Schmerzepisoden < 12 Wochen • chronische: > 12 Wochen, Schmerzintensität kann variieren • chronisch rezidivierend: Schmerzepisoden treten nach einer symptomfreien Phase von mindestens 6 Monaten wieder auf	• bei akutem Kreuzschmerz: – Anwendung der numerischen Rating-Skala (NRS) oder der visuellen Analogskala (VAS) – kein allgemein anerkanntes Instrumentarium zur Erfassung des Schweregrades vorhanden • bei chronischem Kreuzschmerz (Graduierung chronischer Schmerzen nach von Korff)*	• Mainzer Stadienmodell der Schmerzchronifizierung (MPSS): – zeitlicher Schmerzverlauf – Schmerzlokalisation – Medikamenteneinnahme – Inanspruchnahme des Gesundheitswesens • Patienten werden anhand einer strukturierten Schmerzanamnese einem von drei Stadien zugeteilt • weitere zu berücksichtigende Aspekte: – Vitalitätsverlust – Somatisierungstendenzen – psychische und somatische Komorbiditäten Das Mainzer Stadienmodell ist aus Sicht der Schmerzbegutachtung kritisch zu sehen, da durch die überwiegend subjektiven Fragestellungen keine korrekte Aussage über die Schwere der Erkrankung möglich wird.

*Die **Ermittlung** erfolgt anhand von 7 Fragen:
1: Dauer der Schmerzen (Tage)
2–4: Stärke der Schmerzen (Skala 0–10)
5–7: Beeinträchtigung von Aktivitäten (Skala 0–10)
Auswertung:
Grad 0 = keine Schmerzen in den vergangenen 6 Monaten
Grad I + II = geringe Beeinträchtigung = funktionaler chronischer Schmerz
Grad III + IV = starke Beeinträchtigung = dysfunktionaler chronischer Schmerz

- **Prolaps der Bandscheibe**
  - **Extrusion**: Riss auch des äußeren Anteils des *Anulus fibrosus* bei gleichzeitigem Austritt von Bandscheibengewebe, jedoch ohne Kontinuitätsunterbrechung zwischen dem ausgetreten Gewebe und der Bandscheibe.
  - **Sequester**: Kompletter Austritt des Bandscheibengewebes. Es besteht keine Verbindung mehr zum Gallertkern.
- **weitere Krankheiten und Beschwerden**
  - **Ischialgie**: Ausstrahlende Schmerzen im Verlauf des Sitzbeinnervs. Kribbeln, Brennen, Stechen und Taubheitsgefühle als Begleiterscheinungen.
  - **Lumbalgie**: Lokale Kreuzschmerzen ohne Ausstrahlung in das Bein.
  - **Lumboischialgie**: Kreuzschmerzen mit Ausstrahlung in das Bein, wie bei Ischialgie, allerdings immer mit Schwerpunkten bei den Lendenwirbeln L4/L5 und dem Übergang zwischen dem Lendenwirbel L5 und dem Steißbeinwirbel S1.
  - **Spondylolisthesis** (Gleitwirbel): Abgleiten des Wirbels nach vorn, in der Regel im unteren Lendenwirbelbereich.
  - **Skoliose**: Seitliche Krümmung (Lateralflexion) der Wirbelsäule in der Frontalebene mit Rotation zur Kompensation. Es kommt zu irreversiblen knöchernen Veränderungen an der Wirbelsäule.
  - **Hyperkyphose** (Rundrücken): Verstärkte Flexion der Wirbelsäule, die oft als Folge von Haltungsdefiziten oder Bewegungsmangel auftritt, vor allem im Bereich der Brustwirbel. Es zeigen sich keine knöchernen Veränderungen. Durch gezieltes Training ist eine Verbesserung möglich.
  - **Hyperlordose** (Hohlkreuz): Verstärkte Extension vor allem in der Lendenwirbelsäule, oft auch als Folge von Haltungsdefiziten oder Bewegungsmangel. Es entstehen keine knöchernen Veränderungen.
  - **Morbus Bechterew**: Chronische, rheumatische Entzündung, die vorwiegend die Wirbelsäule und die Kreuzbein-Darmbeingelenke befällt.
  - **Iliosakralgelenks-Beschwerden**: Beschwerden im Bereich des Iliosakralgelenkes (Kreuzbein-Darmbeingelenk). Dieses Gelenk ist die Ursache bei 13–19 % der Rückenschmerzpatienten. Symptome entstehen durch Hypo- und Hypermobilität (Blockierung/Instabilität). Die Beschwerden können durch Bewegung verringert werden.

2.4.1 Schmerz bedingt durch Anatomie des Rückens

Die Wirbelsäule besteht aus 33 bis 34 **Wirbelkörpern**, die
- zervikal (lat.: *cervix* = Hals; zum Hals oder Halsteil eines Organs gehörig),
- thorakal (lat.: *thorax* = zum Brustraum gehörig) und
- lumbal (lat.: *lumbus* = zum Lendenbereich gehörig bzw. die Lende betreffend)

2.4 Volkskrankheit Kreuzschmerz

aufgeteilt sind (▶ Abb. 2-5). Mit ihrer doppelten S-Form dämpft die Wirbelsäule die beim aufrechten Gang des Menschen unvermeidlichen Stöße und Erschütterungen. Durch die unterschiedlichen Formen der Wirbelkörper werden Bewegungen eingeschränkt oder ermöglicht. So lassen die Halswirbel als Einheit mehrere, die Lendenwirbel als Einheit dagegen weniger Bewegungsrichtungen zu.

Die 7 Halswirbel (C1–C7) bewegen Kopf und Hals. Sie eröffnen einen großen Bewegungsradius in alle Richtungen. Die 12 Brustwirbel (Th1–Th12) haben ihren größten Bewegungsgrad bei der Rotation (Drehung) und den kleinsten bei der Lateralflexion (Seitbeugung). Die 5 Lendenwirbel (L1–L5) sind die kräftigsten Wirbel der Wirbelsäule. Sie tragen das meiste Körpergewicht. Ihren größten Bewegungsgrad haben sie bei der Extension (Streckung) und Flexion (Beugung). Die miteinander verwachsenen 5 Kreuz- und 4–5 Steißbeinwirbel sind u. a. Ansatzpunkt für Muskulatur und Bänder und damit wichtiger Bestandteil des Beckens.

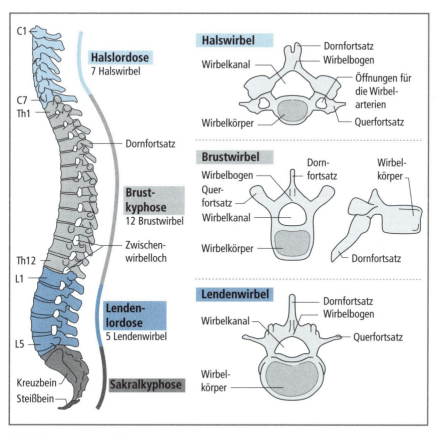

Abb. 2-5 Aufbau der Wirbelsäule.

Gemeinsam mit den Bandscheiben bilden die Wirbelkörper eine stabile Säule, welche den bis zu 7 kg schweren Kopf ausbalanciert. Als bewegliche Achse des Körpers schützt die Wirbelsäule das Rückenmark (Abb. 2-5).

Zwischen jeweils zwei Wirbelkörpern befindet sich eine **Bandscheibe**. Die Bandscheiben dienen zusammen mit der doppelten S-Form der Wirbelsäule als Stoßdämpfer. Eine Bandscheibe besteht aus einem festen Ring aus Faserknorpel, der einen weichen, gallertartigen Kern umschließt. Bei einem Bandscheibenvorfall reißt der feste Faserring (Anulus fibrosus), der die Bandscheibe umgibt. Dadurch kann sich ein Teil des weicheren Gallertkerns lösen und in den Wirbelkanal vorwölben. Je nachdem, an welcher Stelle das passiert, übt die Gallertmasse Druck auf die Nerven aus. Dies kann zu Schmerzen und Lähmungserscheinungen führen. (▶ Abb. 2-6). Am häufigsten (ca. 90 % der Fälle) tritt ein Bandscheibenvorfall im Bereich der Lendenwirbelsäule auf (an den unteren 3 Lendenzwischenwirbelscheiben = lumbaler Bandscheibenvorfall). Bricht der Gallertkern dorsal, werden die Wurzeln der Nerven zum Bein gequetscht. Erfolgt der Durchbruch zur Seite, trifft er den Spiralnerv im Zwischenwirbelloch. Das Rückenmark endet bereits auf der Höhe des ersten oder zweiten Lendenwirbels und ist vom tiefer liegenden Bandscheibenvorfall nicht mehr bedroht. Das regelmäßige Praktizieren korrekt angeleiteter Yogaübungen (▶ Kap. 5) ist eine sehr effektive Möglichkeit, die Wirbelsäule geschmeidig zu halten, die Rücken- und Bauchmuskulatur zu trainieren und einem Bandscheibenvorfall vorzubeugen.

Die Wirbelsäule ist neben dem Gehirn die bedeutendste „Kommunikationsplattform" unseres Organismus. Dort laufen alle Informationen und Gefahrenmeldungen des Körpers zusammen. Sie werden im Rückenmark gefiltert, bewertet oder über die Rückenmarksbahnen zum Gehirn geleitet. Das Rückenmark übernimmt somit eine Filterfunktion. Es leitet nur die wichtigsten Informationen an das Gehirn weiter (Froböse 2010, S. 39 ff.; ▶ Abb. 2-7).

Ausgangspunkt der meisten Formen von Rückenschmerzen sind die in großer Zahl vorhandenen **Schmerzrezeptoren** oder „Schmerzfühler" (Nozizeptoren) in den Bewegungssegmenten. Die freien Nervenendigungen schlagen sofort Alarm, wenn Bänder überlastet, Muskeln verhärtet und verkürzt, Sehnenansätze und Gelenkkapseln gereizt oder entzündet sind. Nozizeptoren gehören zu den Ergozeptoren, die für die Wahrnehmung des inneren Zustands verschiedener Körpergewebe zuständig sind. Sie übertragen chemische, mechanische und Temperaturinformationen in elektrische und neurochemische Impulse zur Weiterleitung zum Rückenmark und Gehirn. Rezeptoren messen die Dehnung (Mechanorezeptoren) und Ermüdung (Chemorezeptoren) von Muskeln. Das Kreislaufsystem und die Haut verfügen über eine Vielzahl weiterer Rezeptorarten. Die Nozizeptor-Schmerzen lösen eine nervlich vermittelte (neurogene) örtliche Entzündung aus.

2.4 Volkskrankheit Kreuzschmerz

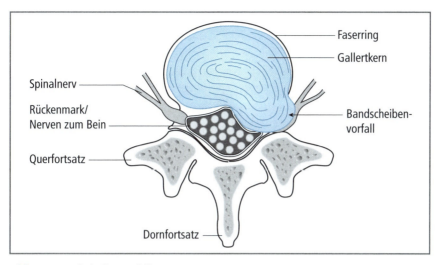

Abb. 2-6 Bandscheibenvorfall.

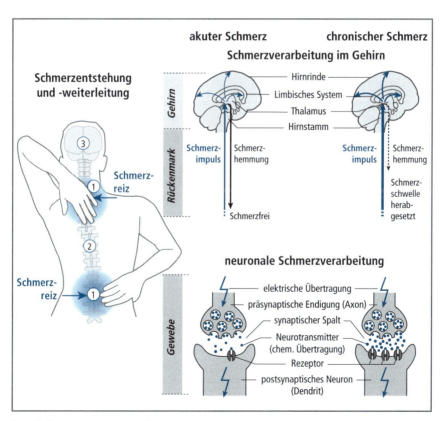

Abb. 2-7 Akute und chronische Kreuzschmerzen.

Nozizeptoren (1) senden ihre Reize an das Rückenmark (2), die periphere Nervenzentrale, und von da weiter an das Gehirn (s. [3] in Abb. 2.7). Hirnstamm, Zwischenhirn (Thalamus), limbisches System und Hirnrinde verarbeiten die Signale und machen den Schmerz bewusst. Für die Erregungsübertragung zwischen Nervenzellen sorgen biochemische Botenstoffe (Neurotransmitter), die an chemischen Synapsen die Signale von einer Nervenzelle auf andere Zellen weiterleiten.

Bei einem **akuten Schmerz** aktiviert das Gehirn schmerzhemmende Signale, wodurch der Schmerz nachlässt. In der Schmerztherapie ist dies ein Ansatzpunkt beispielsweise für schmerzstillende Medikamente. Bei Dauerimpulsen durch **chronische Schmerzen** ist das Verarbeitungssystem Rückenmark–Gehirn überfordert. Die Kontaktstellen zwischen prä- und postsynaptischen Nervenzellen reagieren aufgrund biochemischer Veränderungen verstärkt. Schmerzhemmende Mechanismen werden nicht so aktiviert, dass die Schmerzen nachlassen. Die Schmerzrezeptoren sind jetzt überempfindlich, dass selbst schwache Reize Schmerzen auslösen. Es kommt zu Dauerschmerzen, die auch in andere Rückenbereiche ausstrahlen können (Abb. 2-7).

In der Summe ergeben sich unterschiedlichste Schmerzarten und -orte, sowie Phänomene, für die das sympathische Nervensystem verantwortlich ist: Missempfindungen oder Durchblutungsmangel in bestimmten Haut- oder Muskelbereichen, vermehrtes Schwitzen, Störungen von inneren oder Sinnesorganen.

Mehr als 150 **Muskeln** und ein Geflecht aus **Sehnen und Bändern** halten die Wirbelsäule aufrecht. Die Rückenmuskeln können als Gegenspieler zu den Bauchmuskeln angesehen werden. Solche gegensätzlichen Muskelgruppen sollten immer ungefähr gleich stark ausgebildet sein. Ungleichgewichte, auch muskuläre Dysbalancen genannt, führen zu Fehlhaltungen. Fehlhaltungen können heftige Schmerzen hervorrufen und sogar dauerhafte Schädigungen herbeiführen. Millionen Erwerbstätige in Deutschland arbeiten im Sitzen. Die meisten von ihnen bewegen sich viel zu wenig. Die Muskeln erschlaffen, Bänder übernehmen Haltefunktionen und sind damit überfordert. Schon- und Fehlhaltungen werden zu Gewohnheit und begünstigen Verspannungen und Schmerzen.

73 % der Männer und 87 % der Frauen litten in den letzten 12 Monaten unter Rückenschmerzen. 15 % der Männer leiden unter chronischem Rückenschmerz (z. B. Bandscheibenvorfall, Gelenkblockade), bei Frauen sind es aufgrund ihrer anatomischen Voraussetzungen sogar 22 % (▶ Tab. 2-6).

60–70 % der Menschen, die eine Rückenschmerzepisode erlitten haben, erleben einen von wiederkehrenden Schmerzen geprägten Krankheitsverlauf (Tiemann et al. 2008, S. 9; RKI 2012c, S. 12).

Die BARMER Ersatzkasse befasste sich in ihrem Gesundheitsreport 2008 mit dem Schwerpunktthema Rückengesundheit. Danach liegt bei ihren Versicherten die Genesungsrate bei akuten Kreuzschmerzen bei 90 % innerhalb von

2.4 Volkskrankheit Kreuzschmerz

Tab. 2-6 Prävalenz von Rückenschmerzen 2003 (nach RKI 2004b)

Altersgruppen	Chronische Rückenschmerzen* letztes Jahr		Rückenschmerzen letztes Jahr		Rückenschmerzen gestern	
	Männer	Frauen	Männer	Frauen	Männer	Frauen
18 bis 29 Jahre	7,8 %	15,6 %	52,5 %	65,4 %	10,8 %	21,6 %
30 bis 39 Jahre	11,2 %	16,4 %	58,2 %	68,2 %	14,7 %	22,8 %
40 bis 49 Jahre	14,3 %	20,1 %	60,2 %	66,8 %	15,6 %	25,2 %
50 bis 59 Jahre	23,5 %	26,0 %	57,7 %	68,8 %	24,8 %	32,7 %
60 bis 69 Jahre	19,2 %	23,0 %	59,2 %	65,7 %	20,8 %	29,0 %
ab 70 Jahre	22,5 %	29,2 %	56,2 %	60,5 %	22,3 %	30,8 %
gesamt	15,5 %	21,6 %	57,5 %	65,8 %	17,4 %	26,8 %

*Dauer mind. 3 Monate; tägl. Bemerkbarkeit

6 Wochen. Rezidivierende, d. h. wiederkehrende und chronische Schmerzen sind überwiegend für Arbeitsunfähigkeiten verantwortlich (BARMER Ersatzkasse 2008, S. 49 f.). Muskel-Skelett-Erkrankungen zeichnen sich gegenüber anderen Erkrankungsarten durch eine deutlich höhere Erkrankungshäufigkeit (AU-Fälle) innerhalb der oberen Fehlzeitengruppen (> 14 Tage) und durch eine lange durchschnittliche Erkrankungsdauer von 19,7 Tagen aus (BARMER Ersatzkasse 2008, S. 51). Die mittlere Erkrankungsdauer je Krankheitsfall betrug 2007 bei den Barmer-Versicherten 13,5 Tage.

Über 90 % der AU-Fälle betreffen akute Rückenschmerzen mit einer Erkrankungsdauer von 9,6 Tagen. Dagegen entfallen lediglich 4,6 % der AU-Fälle auf chronische Rückenschmerzen, allerdings mit einer durchschnittlichen Erkrankungsdauer von mehr als 170 Tagen pro Fall. Die Anteile an den AU-Tagen sind bei den akuten (44 %) und chronischen Rückenschmerzen (42 %) fast gleich (▶ Tab. 2-7).

Zu den häufigsten Einzeldiagnosen des ICD-10 Diagnosekapitel XIII „Krankheiten des Muskel-Skelett-Systems und des Bindegewebes" (M00–M99) zählen der Diagnoseschlüssel „Rückenschmerzen" (M54) mit einem Anteil an AU-Fällen von 44,1 % und an AU-Tagen von 29,3 % sowie die „unspezifischen Rückenerkrankungen" (M53) mit einem Anteil an AU-Fällen von 5,4 % und einem Anteil an AU-Tagen von 4,4 % (BARMER Ersatzkasse 2008, S. 58 ff.). Die betroffenen Personen leiden unter Rückenschmerzen, ohne dass ein krankhafter (organischer) Befund an der Wirbelsäule oder den Bandscheiben diagnostiziert werden kann.

Tab. 2-7 Muskel-Skelett-Erkrankungen nach ihrem Verlauf und deren Anteil an AU-Tagen, AU-Fällen und Erkrankungsdauer (nach BARMER Ersatzkasse 2008, S. 53)

Muskel-Skelett-Erkrankungen nach ihrem Verlauf bzw. Schweregrad		Anteil an AU-Tagen in %	Anteil an AU-Fällen in %	Erkrankungsdauer in Tagen	Geschlechterverteilung in %	
					Frauen	Männer
I	akute Rückenschmerzen (max. 6 Wochen)	43,7	90,4	9,6	62,2	37,8
II	subakute Rückenschmerzen (6 bis 12 Wochen)	14,4	4,8	59,3	64,9	35,1
III	chronische Rückenschmerzen (> 12 Wochen)	41,9	4,6	170,4	65,1	34,9
	Summe/Mittelwert	100,0	100,0	19,7	67,8*	32,2*

* Geschlechterverteilung der gesamten BARMER-Versicherten

Folgende Einflussfaktoren können bei Krankheiten des Muskel-Skelett-Systems eine Rolle spielen:
- somatische Faktoren (z. B. Prädisposition, Funktionsfähigkeit),
- psychische Faktoren (z. B. Problemlösungskompetenz, Selbstwirksamkeitserwartung, Neigung zu Depression),
- soziale Faktoren (z. B. soziale Netze, Versorgungsstatus, Konflikte am Arbeitsplatz, unbefriedigende Arbeit, Gratifikationskrisen).

Zu den Berufen mit hohem Risikopotenzial für Muskel-Skelett-Erkrankungen gehören solche mit
- einseitigen, sich oft wiederholenden Tätigkeiten und zugleich geringen Entscheidungs- und Handlungsspielräumen,
- Tätigkeiten mit hohen psychosozialen Anforderungen und Belastungen aufgrund wachsender Arbeitsintensität und vermehrtem Zeitdruck (z. B. Sozialarbeiter),
- Tätigkeiten mit vorwiegend (schwerer) körperlicher Belastung oder
- Tätigkeiten, die vorwiegend im Stehen (z. B. Verkäufer) oder im Sitzen (z. B. Bürofachkräfte) ausgeführt werden.

2.4 Volkskrankheit Kreuzschmerz

Rückenschmerzen haben eine sehr enge Beziehung zu Stress und psychischen Belastungen. Für die Chronifizierung von Kreuzschmerzen spielen seelische Belastungen, negative Emotionen, Ängste und spezifische Verhaltensmuster eine wichtige Rolle. Sie verändern die Schmerzleitung und -verarbeitung. Mindestens jeder dritte Rückenpatient leidet unter Stress, Ängsten oder depressiven Verstimmungen (Froböse 2010, S. 39 ff.). Negative Gedanken, Überforderung, aber auch Unterforderung können Nervenimpulse auslösen, die sich muskulär auswirken oder andere organische Systeme verändern. Auch bestimmte Vorstellungen der Patienten hinsichtlich der Ursache, des Verlaufs und der Behandlung ihrer Schmerzen (sog. Rückenschmerzmythen, *Back Beliefs*) stellen psychosoziale Risikofaktoren dar.

Psychosoziale Risikofaktoren für die Entwicklung chronischen nichtspezifischen Kreuzschmerzes mit starker Evidenz sind (Bundesärztekammer et al. 2013, S. 48):

- Depressivität, Dysstress (negativer Stress, vor allem berufs-/arbeitsbezogen),
- schmerzbezogene Kognitionen (z. B. Katastrophisieren, Hilf-/Hoffnungslosigkeit, Angst-Vermeidungs-Verhalten [*Fear-Avoidance-Beliefs*]) und
- passives Schmerzverhalten (z. B. ausgeprägtes Schon- und Vermeidungsverhalten).

Übergewicht und Adipositas sind auf dem Vormarsch, insbesondere auch bei Menschen im jungen Erwachsenenalter. Neben Prädispositionen und Ernährungsgewohnheiten ist körperliche Inaktivität eine häufige Ursache dafür. Bewegungsmangel ist ein nicht nur in Deutschland festzustellendes Phänomen, sondern weltweit zu beobachten. Typische Folgekrankheiten von Bewegungsmangel sind neben Kreuzschmerz, Herzinfarkt, Typ-II-Diabetes, Darm- und Brustkrebs. Die Weltgesundheitsorganisation hat in diesem Zusammenhang die Empfehlung herausgegeben, dass Kinder mindestens eine Stunde am Tag Sport treiben und Erwachsene wenigstens 2,5 Stunden pro Woche körperlich aktiv sein sollten. Das Robert Koch-Institut in Berlin kommt in einer aktuellen Studie zu dem Ergebnis, dass, obwohl ein Drittel der erwachsenen Bevölkerung angibt, auf ausreichende Bewegung zu achten und trotz eines seit dem letzten Bundesgesundheitssurvey 1998 signifikanten Anstiegs der sportlich aktiven Menschen in Deutschland, nur ein Fünftel der Bevölkerung die empfohlenen 2,5 Stunden pro Woche körperlich aktiv ist (RKI 2012a).

Die Ursachen von Kreuzschmerz lassen sich wie folgt zusammenfassen (RKI 2012c, S. 11):

- Etwa 95 % der Rückenschmerzen sind „unspezifische" Beschwerden. Das heißt, dass keine Nervenwurzeln beteiligt sind und andere körperliche Erkrankungen ausgeschlossen werden konnten.
- 4–5 % werden durch eine Reizung oder Schädigung von Nervenwurzeln verursacht.

- Weniger als 1 % sind durch schwerwiegende Erkrankungen wie zum Beispiel Rheuma, Infektionen oder Tumore bedingt (spezifische Beschwerden).
- Hauptverursacher von Rückenschmerzen sind Bewegungsmangel und die daraus resultierende Unterversorgung von Muskeln, Bändern, Sehnen und Knochen.
- Über 80 % aller Rückenschmerzen sind muskulär bedingt.
- 150 Muskeln stabilisieren die Wirbelsäule. Werden sie nicht genutzt, verlieren sie in 2 Wochen 35 % ihrer Kraft.
- Überdurchschnittlich häufig kommen Rückenbeschwerden bei Menschen vor, die sich gestresst fühlen oder mit ihrer Lebenssituation nicht zufrieden sind.
- Berufliche Überlastung, familiäre Probleme und das Gefühl, die eigene Freizeit nicht sinnvoll zu nutzen, erhöhen ebenfalls die Rückenschmerzhäufigkeit.
- Ängste, depressive Stimmungen und andere seelische Belastungen verändern die Schmerzwahrnehmung, verstärken Schonhaltungen und damit Funktionsstörungen.
- Das Bildungsniveau ist ein wichtiger Risikoindikator für Rückenschmerzen: Personen mit niedrigem sozioökonomischen Status (Bildung, Beruf, Einkommen) klagen häufiger (um den Faktor 3) über Rückenschmerzen als Personen mit hohem sozioökonomischen Status.

Aufgrund der hohen Prävalenz von Rückenschmerzen ist das Erlernen von Maßnahmen der Prävention und Gesundheitsförderung zur Verhinderung von rezidivierenden und chronischen Rückenschmerzen eine vordringliche Aufgabe. Medizinisch-medikamentöse, verhaltenstherapeutisch-psychologische und bewegungsorientierte Maßnahmen sind im Rahmen einer multimodalen Schmerztherapie zu bevorzugen.

2.5 Komorbidität

Grundsätzlich können psychische Störungen sowohl Ursache als auch Folge anderer Erkrankungen sein. Körperliche und psychische Störungen können sich aber auch unabhängig voneinander entwickeln. Losgelöst von der Ursache-Wirkungs-Richtung kann davon ausgegangen werden, dass Erwerbspersonen mit der Diagnose einer psychischen Störung auch von anderen Erkrankungen betroffen sind. 60 % der Personen mit einer depressiven Episode und 80 % derjenigen mit einer Dysthymie leiden mindestens noch unter einer weiteren psychischen Störung (RKI 2010, S. 21).

Die Techniker Krankenkasse hat diese Zusammenhänge in ihrem Gesundheitsreport 2008 unter dem Schwerpunktthema „Psychische Störungen" für

2.5 Komorbidität

das Jahr 2006 untersucht (TK 2008, S. 36 ff.). „*Insgesamt zeigen sich bei Erwerbspersonen mit Diagnose einer psychischen Störung mit durchschnittlich 22,7 AU-Tagen im Jahr 2006 dreimal so hohe Fehlzeiten wie in einer Vergleichsgruppe mit übereinstimmender Geschlechts- und Altersstruktur ohne Diagnose einer psychischen Störung, in der durchschnittlich je Person lediglich 7,6 Fehltage erfasst wurden. Personen mit Diagnose sind innerhalb des Jahres demnach 15 Tage länger arbeitsunfähig gemeldet als Personen ohne Diagnose*" (TK 2008, S. 38). „Krankheiten des Muskel-Skelett-Systems" (Diagnosekapitel XIII) führen laut der Untersuchung bei Erwerbspersonen mit psychischer Diagnose zu 2,3-fach höheren Fehlzeiten (4,2 AU-Tage) wie in der Vergleichsgruppe (1,85 AU-Tage). Die deutlich längeren Fehlzeiten unter dem Diagnosekapitel II „Neubildungen" (2,9-fach höhere Fehlzeiten) lassen vermuten, dass die psychischen Probleme in erster Linie Folge der organischen Erkrankung sind.

Die diagnosespezifische Gegenüberstellung der Fehlzeiten von Erwerbspersonen mit ambulanter Diagnose von Depressionen (F32, F33) im Jahr 2006 und Fehlzeiten in einer Vergleichsgruppe ohne die Diagnose von Depressionen im genannten Jahr zeigt noch stärker ausgeprägte Unterschiede. „*Erwerbspersonen mit Diagnose einer Depression im Jahr 2006 waren im selben Jahr durchschnittlich 35,3 Tage und damit 3,7-fach bzw. 25,7 Tage länger als Personen einer Vergleichsgruppe ohne entsprechende Diagnose krankgeschrieben*" (TK 2008, S. 39 f.). „Krankheiten des Muskel-Skelett-Systems" (Diagnosekapitel XIII) führen laut der Untersuchung bei Erwerbspersonen mit ambulanter Diagnose einer Depression zu 2,6fach höheren Fehlzeiten (5,92 AU-Tage) wie in der Vergleichsgruppe (2,29 AU-Tage) (TK 2008, S. 39 f.).

Bei Dauerstress, Burnout und Depressionen kann es neben Rückenschmerzen zu weiteren Begleiterkrankungen kommen. Dazu zählen u. a.:
- Kopfschmerzen,
- Magenschmerzen,
- Tinnitus oder Hörsturz,
- Schwindelgefühle,
- Nervosität,
- Reizbarkeit,
- Frustrationsgefühle,
- Herzrhythmusstörungen,
- chronische Schlafstörungen,
- Gedächtnisprobleme und
- Veränderung von Blutgefäßen und als Folge davon Herzinfarkt oder Schlaganfall.

Angststörungen treten häufig in Verbindung mit anderen Formen psychischer Störungen auf. Sie werden gleichzeitig bei depressiven Erkrankungen (31 % aller Angststörungen), bei somatoformen Störungen (25 %) und der Alkoholabhängigkeit (10 %) beobachtet (RKI 2004a, S. 14).

Als Begleiterkrankungen von Rückenschmerzen werden genannt (Bundesärztekammer et al. [2010]):
- Osteoarthrose/degenerative Gelenkerkrankungen,
- kardiovaskuläre und zerebrovaskuläre Erkrankungen (Schlaganfall, Herzinsuffizienz),
- Migräne/Kopfschmerzen,
- vitale Erschöpfung,
- Atemwegs- und andere thorakale Symptome (chronische Bronchitis),
- psychische Störungen (Depressionen, Angststörungen, Substanzmissbrauch),
- posttraumatische Belastungsstörungen,
- Adipositas (Übergewicht) und
- chronische Bronchitis.

Zwischen somatischen und psychischen Erkrankungen können reziproke Einflüsse bestehen. Für muskuloskelettale Erkrankungen besteht die Gefahr von depressiven Störungen als Konsequenz chronischer Schmerzen, insbesondere beim Übergang von akuten Schmerzen zu chronischen Schmerzstörungen. Depressionen oder Angststörungen können wiederum den Entzündungsprozess verstärken und die Schmerzwahrnehmung ändern. Die Lebensqualität, das soziale und emotionale Erleben der Patienten ist stark beeinträchtigt (Baumeister u. Munzinger 2013).

2.6 Sozioökonomische Folgen

Die Krankheitskosten kennen offensichtlich nur eine Richtung: nach oben. Die Gesamtkosten sind in den Jahren von 2002 bis 2008 um 16,2 % gestiegen (▶ Tab. 2-8). Dabei hat die Dynamik des Anstiegs im Betrachtungszeitraum kontinuierlich zugenommen.

Obwohl in den Jahren 2002 bis 2006 die Ausfallzeiten gesunken sind (siehe unten), haben die Krankheitskosten im gleichen Zeitraum und darüber hinaus bis 2008 ununterbrochen zugenommen. Während die Kosten für die Behandlung psychischer und Verhaltensstörungen im Zeitraum 2002 bis 2008 um 22,9 % zunahmen und ihr Anteil an dem Gesamtausgabenvolumen von 10,7 % auf 11,3 % wuchs, sind die Kosten im Bereich von Krankheiten des Muskel-Skelett-Systems um 16,8 % angewachsen und bewegten sich somit proportional zu der Entwicklung der Gesamtkrankheitskosten. Der Anteil der Diagnosegruppe XIII (Krankheiten des Muskel-Skelett-Systems) an den Gesamtkosten blieb mit 11,2 % über die Jahre nahezu konstant. Den größten Ausgabenblock stellen traditionell die Krankheiten des Kreislaufsystems dar. In diesem Bereich stiegen die Kosten (unterproportional) um 10,1 % an, womit

2.6 Sozioökonomische Folgen

Tab. 2-8 Inanspruchnahme von Leistungen des Gesundheitssystems (nach Destatis 2010a, S. 13)

ICD10-Nr.	Diagnosegruppe	2002	2004	2006	2008
		Mio. Euro bzw. Anteil			
gesamt		218768	224970	236524	254280
F00–F99	V. psychische und Verhaltensstörungen	23318	24735	26753	28654
		10,7 %	11,0 %	11,3 %	11,3 %
I00–I99	IX. Krankheiten des Kreislaufsystems	33587	33454	35410	36973
		15,4 %	14,9 %	15,0 %	14,5 %
M00–M99	XIII. Krankheiten des Muskel-Skelett-Systems	24440	25257	26648	28545
		11,2 %	11,2 %	11,3 %	11,2 %
M45–M54	davon: Rückenleiden (Dorsopathien)	7906	7975	8314	9043
		3,6 %	3,5 %	3,5 %	3,6 %

deren Anteil an den Gesamtkrankheitskosten von 15,4 % im Jahr 2002 auf 14,5 % im Jahr 2008 gesunken ist.

Neben den direkten, monetär bewerteten Krankheitskosten gehen aus volkswirtschaftlicher Sicht mit Krankheit zusätzliche **Ressourcenverluste** einher. Diese setzen sich aus

- Arbeitsunfähigkeit,
- Invalidität (Frühberentungen aufgrund verminderter Erwerbsfähigkeit) und
- vorzeitigem Tod

der (potenziell) erwerbstätigen Bevölkerung zusammen. Die Ausfälle werden in Form von verlorenen Erwerbstätigkeitsjahren der Bevölkerung im erwerbsfähigen Alter (15–64 Jahre) berechnet. Sie stellen somit eine kalkulatorische Kennzahl dar (▶ Tab. 2-9).

In den Jahren 2002 bis 2006 verringerten sich die Ausfälle aufgrund von Arbeitsunfähigkeit und Invalidität in absoluten Werten. Ursache hierfür war die wirtschaftlich ungünstige Entwicklung in der Bundesrepublik Deutschland (geringes Wachstum des BIP, hohe Arbeitslosigkeit). Seit dem Jahr 2006 nehmen die krankheitsbedingten Arbeitsunfähigkeiten und vorgezogenen Berentungen aufgrund verminderter Erwerbsfähigkeit wieder zu. Für das Jahr 2008 wurden 4,25 Mio. verlorene Erwerbstätigkeitsjahre ermittelt. Davon entfielen ca. 36 % auf Arbeitsunfähigkeit, 39 % auf Invalidität und 25 % auf vorzeitigen Tod.

Die psychischen und Verhaltensstörungen (Diagnosegruppe V) nehmen im Jahr 2008 an den verlorenen Erwerbstätigkeitsjahren mit einem Anteil von 17,9 % nach den Verletzungen und Vergiftungen (Diagnosegruppe XIX) mit ca. 20 %

Tab. 2-9 Verlorene Erwerbstätigkeitsjahre aufgrund Arbeitsunfähigkeit, Invalidität, Mortalität für ausgewählte Diagnosegruppen (nach Destatis 2010, S. 17)

ICD10-Nr.	Diagnosegruppe	2002	2004	2006	2008
		in Tausend bzw. Anteil			
Arbeitsunfähigkeit		1649	1435	1337	1524
		36,5%	34,1%	33,7%	35,9%
Invalidität		1709	1696	1598	1658
		37,9%	40,3%	40,2%	39,0%
Mortalität		1157	1076	1037	1069
		25,6%	25,6%	26,1%	25,1%
Gesamt		4515	4207	3972	4251
F00–F99	V. psychische und Verhaltensstörungen	619	653	641	763
		13,7%	15,5%	16,1%	17,9%
I00–I99	IX. Krankheiten des Kreislaufsystems	428	392	370	382
		9,5%	9,3%	9,3%	9,0%
M00–M99	XIII. Krankheiten des Muskel-Skelett-Systems	621	532	466	506
		13,8%	12,6%	11,7%	11,9%
M45–M54	davon Rückenleiden (Dorsopathien)	336	276	235	247
		7,4%	6,6%	5,9%	5,8%

den zweiten Platz ein. Der Anteil ist seit dem Jahr 2002 von 13,7% um 4,2% Punkte bzw. um 23,3% bis zum Jahr 2008 gestiegen. Männer haben einen Anteil von 57,3% (Frauen 42,7%) an den Ausfallzeiten. Die überwiegende Mehrheit der verlorenen Erwerbstätigkeitsjahre betrifft mit 524 Tsd. Jahren (68,7%) die frühzeitige Berentung aufgrund von verminderter Erwerbsfähigkeit. Krankschreibungen in Höhe von 196 Tsd. Jahren tragen mit 25,7% zu den Ausfallzeiten bei.

Die Ausfälle aufgrund von Krankheiten des Muskel-Skelett-Systems (Diagnosegruppe XIII) sind im gleichen Zeitraum um 18,5% gesunken und liegen nunmehr mit einem Anteil von 11,9% auf Rang 4. Männer haben einen Anteil von 58,9% (Frauen 41,1%) an den verlorenen Erwerbstätigkeitsjahren. Mit 351 Tsd. Jahren (69,4%) sind die Arbeitsunfähigkeitszeiten deutlich höher als die invaliditätsbedingten Ausfallzeiten (196 Tsd. Jahre bzw. 30,2%). Der Rentenzugang wegen verminderter Erwerbsfähigkeit des Jahres 2012 geht aus der ▶ Tabelle 2-10 hervor.

2.6 Sozioökonomische Folgen

Tab. 2-10 Rentenzugänge 2012, Renten nach SGB VI wegen verminderter Erwerbsfähigkeit (nach Deutsche Rentenversicherung Bund 2013, S. 66 f.)

ICD-10-Nr.	1. Diagnose	Männer	Frauen	Gesamt
Rentenzugang gesamt		418881	410569	829450
aus Altersgründen		326715	324052	650767
		78,0 %	78,9 %	78,5 %
alle Krankheitsarten	wegen verminderter Erwerbsfähigkeit	92166	86517	178683
		22,0 %	21,1 %	21,5 %
C00–D48	Neubildungen	11364	10976	22340
		12,6 %	12,7 %	12,6 %
F00–F99	psychische und Verhaltensstörungen	32516	41944	74460
		35,9 %	48,5 %	42,1 %
I00–I99	Krankheiten des Kreislaufsystems	12234	4819	17053
		13,5 %	5,6 %	9,6 %
M00–M99	Krankheiten des Muskel-Skelett-Systems und des Bindegewebes	12512	11684	24196
		13,8 %	13,5 %	13,7 %
	übrige Diagnosegruppen (zusammengefasst)	21918	17094	39012
		24,2 %	19,8 %	22,0 %

Im Jahr 2012 verließ jeder fünfte Neurentner wegen verminderter Erwerbsfähigkeit das Arbeitsleben. Der überwiegende Teil der Rentenneuzugänge wegen verminderter Erwerbsfähigkeit entfällt im Jahr 2012 auf die Diagnosegruppe „Psychische und Verhaltensstörungen" (42,1 %). Aufgrund von psychischen und Verhaltensstörungen gehen Frauen (48,5 %) deutlich häufiger als Männer (35,9 %) vorzeitig krankheitsbedingt in Rente. Die „Affektiven Störungen" (43 %) und die „Neurotischen, Belastungs- und somatoformen Störungen" (21 %) bilden die Diagnoseuntergruppen mit den größten Anteilen an den psychisch bedingten Frühberentungen. Frauen mit diesen Krankheitsbildern gehen dabei doppelt so häufig in Rente wie Männer.

Entfielen die Neuzugänge in der Diagnosegruppe „Psychische und Verhaltensstörungen" im Jahr 2000 noch je zur Hälfte auf Männer und Frauen, hat sich das Verhältnis bis heute kontinuierlich zu Lasten der Frauen (56,3 %) verschoben (Männer: 43,7 %). Die Ursachen hierfür sind vielfältig. Ein wesentli-

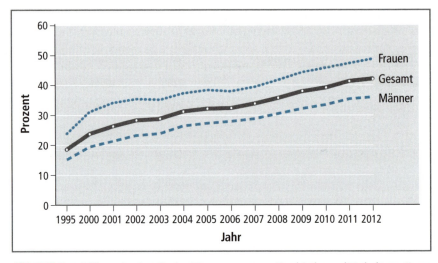

Abb. 2-8 Entwicklung des Anteils der Diagnosegruppe „Psychische und Verhaltensstörungen" am gesamten Rentenzugang wegen verminderter Erwerbsfähigkeit 1995–2012 (in %) (nach Deutsche Rentenversicherung Bund 2012, S. 112–117; Deutsche Rentenversicherung Bund 2013, S. 66 f.).

cher Grund wird die höhere Bereitschaft von Frauen sein, sich bei psychischen Problemen eher einem Arzt oder Therapeuten mitzuteilen. Den starken Anstieg der psychisch bedingten Rentenzugänge im Zeitraum 1995 bis 2012 verdeutlicht ▸ Abbildung 2-8.

Die Anteile der Diagnosegruppen „Krankheiten des Kreislaufsystems" und „Krankheiten des Muskel-Skelett-Systems und des Bindegewebes" an den Rentenzugängen wegen Erwerbsminderung entwickelten sich im gleichen Zeitraum rückläufig. Das Durchschnittsalter von Männern und Frauen bei Rentenbeginn wegen verminderter Erwerbsfähigkeit der beiden häufigsten Krankheitsursachen zeigt ▸ Tabelle 2-11.

Tab. 2-11 Durchschnittsalter bei Rentenbeginn im Jahr 2012 (nach Deutsche Rentenversicherung 2013, S. 70)

Diagnosegruppe	Männer (in Jahren)	Frauen (in Jahren)	Gesamt (in Jahren)
Krankheiten des Muskel-Skelett-Systems	54,88	53,63	54,28
psychische und Verhaltensstörungen	48,54	48,88	48,73
alle Diagnosegruppen	51,38	50,09	50,75

2.6 Sozioökonomische Folgen

Männer sind bei Rentenbeginn aufgrund von psychischen und Verhaltensstörungen durchschnittlich jünger als Frauen. Beide Geschlechter sind zu Rentenbeginn jünger als der Durchschnitt aller Diagnosegruppen.

Die veränderten Belastungen und Beanspruchungen in der Arbeitswelt führen nicht nur zu einer Gesundheitsgefährdung der Arbeitnehmer, sondern beeinflussen auch die betriebliche Leistungserbringung. Hierzu gehören

- eine Verminderung der Produktivität,
- eine negative Beeinflussung von Tätigkeiten, die einer besonderen Sorgfalt o. ä. bedürfen sowie von geistigen Tätigkeiten (insbesondere bei sog. Wissensarbeitern),
- eine Verminderung von Kreativität und Innovation.

In einer Studie aus dem Jahr 2009 werden die durchschnittlichen Kosten eines Rückenschmerzpatienten mit 1322 Euro pro Jahr angegeben (Wenig et al. 2009). Davon entfallen 46 % auf direkte gesundheitssystembezogene Kosten und 54 % auf indirekte Kosten, d. h. Kosten, die den Unternehmen und damit der Volkswirtschaft durch rückenschmerzbedingten Arbeitsausfall entstehen. Die Spreizung des Aufwands zwischen den unterschiedlichen Schmerzgraden ist erheblich: 414 Euro pro Jahr (Grad I) und 7115 Euro pro Jahr (Grad IV). Auf Basis einer multivariaten Analyse werden als Einflussfaktoren für zunehmende Kosten wegen Rückenschmerzen genannt:

- männliches Geschlecht,
- zunehmendes Alter,
- Singlestatus,
- niedrige Bildung,
- Arbeitslosigkeit und
- zunehmender Rückenschmerzgrad.

In einer europaweiten Studie wurden die direkten und indirekten Kosten von psychischen und neurologischen Störungen in der Allgemeinbevölkerung geschätzt (Gustavsson et al. 2011). Die Untersuchung umfasste 30 Länder und 19 verschiedene Krankheitsgruppen (darunter affektive, Angst-, Ess-, Schlafstörungen, Sucht, Migräne, Epilepsie, multiple Sklerose, Gehirntumore, Demenz, Parkinson, Schlaganfall, neuromuskuläre Störungen usw.). Die Zunahme von affektiven und Angststörungen ist in allen Ländern mit unterschiedlichen Ausprägungen zu konstatieren. Beide Indikationsgruppen haben zusammen einen Anteil von 24 % an den europaweiten Kosten (ca. 800 Mrd. Euro), bedingt durch neurologische und psychische Störungen. Auf Deutschland entfallen insgesamt ca. 153 Mrd. Euro (19 %), davon 90 Mrd. Euro direkte und 63 Mrd. Euro indirekte Kosten. Auch hier tragen die Diagnosegruppen der affektiven Störungen (25 Mrd. Euro) und Angststörungen (15 Mrd. Euro) wesentlich zu den Gesundheitskosten bei. Die durchschnittlichen jährlichen Kosten pro Person belaufen sich bei einem Patienten mit Angststörung auf

1357 Euro und bei Patienten mit einer affektiven Störung auf 4541 Euro. Laut der Studie wird in Deutschland die Zahl der von Angststörungen betroffenen Personen auf 11,1 Mio. und die Zahl der Patienten der Diagnosegruppe „affektive Störungen" auf 5,4 Mio. geschätzt.

3 Gesundheit in ausgewählten Berufsfeldern

Die Arbeitswelt ist der Taktgeber. Kennzeichen sind Beschleunigung (des technischen Fortschritts, des sozialen Wandels, des Lebenstempos; Rosa 2013), Verdichtung, Komplexität und Globalisierung. Gegenüber der standardisierten Massenproduktion gewinnt die kundenorientierte Produktion von Waren und Dienstleistungen eine immer größere Bedeutung. Der daraus resultierende wachsende Bedarf an Flexibilität führt zu einer Rückverlagerung unternehmerischer Verantwortung und unternehmerischer Risiken auf Arbeitnehmer. Schlanke Herstellungsmethoden bewirken, dass der Mensch, gesteuert über flexible Arbeitszeiten, zum Puffer wird. Dieses System erlaubt keine Fehler mehr, überforderte Menschen werden zunehmend zum Risiko für Unternehmen.

Arbeitnehmer sind immer häufiger Unternehmer in eigener Sache (Intrapreneure). Der Rhythmus der Arbeitswelt durchdringt den Alltag (Beziehungen, Familien, Freizeit, Leben, Denken) komplett. Die Trennung von Beruf und Arbeit einerseits und Freizeit andererseits ist unscharf und in Frage gestellt. Zu den größten Stressfaktoren im Arbeitsleben gehört die mangelnde Vereinbarkeit von Beruf und Familie (z. B. Kinderbetreuung, Pflege nahestehender Angehöriger).

Hinzu kommt die Neigung der Arbeitnehmer zur Selbstausbeutung. Berufliche Stressfaktoren wie Unsicherheit über die eigene Position im Unternehmen, Mangel an Vertrauen zwischen Vorgesetzten und Untergebenen, permanente Überforderung durch unrealistische Ziele oder sinnfreie Aufgaben führen dazu, permanent erreichbar sein zu müssen oder zu wollen. Gefördert durch den technischen Fortschritt im Bereich der Informations- und Kommunikationstechnologien, durch Twitter®, Facebook® oder Skype, ist die Hingabe zu dauernder Transparenz und Erreichbarkeit bei den Menschen gegeben. Die tägliche E-Mail-Flut in den Unternehmen ist der Zeit- und Aufmerksamkeitsfresser Nummer eins geworden.

Überfordert sind häufig die Führungskräfte auf den mittleren Führungsebenen wie Team-, Gruppen-, Abteilungs- und Projektleiter (Manager in Sandwich-Positionen). Sie scheitern immer öfter an den vielfältigen Rollenanforderungen:
- zunehmende Arbeitsverdichtung,
- beschleunigte Prozesse,
- geringer Gestaltungsspielraum,

- ständige Erreichbarkeit (iPhone® und Co. führen zu einem Leben im Stand-by-Modus),
- verwaschene Grenzen zwischen Arbeit und Freizeit,
- fehlende Ausgleichsmöglichkeiten in der Freizeit usw.

Durch den technischen Fortschritt wird die Arbeit zunehmend virtualisiert, was auch eine Loslösung von realen begrenzenden Gegebenheiten und Strukturen mit sich bringt. Die intra- und interorganisatorischen Unternehmensgrenzen werden im Zeitablauf fortschreitend aufgelöst. Der seit mehr als 20 Jahren immer schneller werdende weltweite ökonomische, technische und soziale Transformationsprozess fordert den „flexiblen Menschen" (Sennet 1998), der sich ständig neuen Aufgaben stellt und immer bereit ist, Arbeitsstelle, Arbeitsformen und Wohnort zu wechseln.

Wenn sich die ganze Gesellschaft beschleunigt, kann das Individuum nicht langsamer werden. Die operative Hektik dient nicht mehr zum Vorwärtskommen wie früher, sondern um den Anschluss nicht zu verpassen. Das kollektive Wissen der Gesellschaft wächst exponentiell. Gleichzeitig wird die Halbwertszeit des Wissens des Einzelnen immer kürzer. Der Einzelne weiß vergleichsweise immer weniger und muss ständig nachsitzen. Das „lebenslange Lernen" als notwendige Form der Entwicklung von Humankapital wird zur Pflicht. Die alte Angst „Bin ich gut genug?" mündet im Rahmen nicht endender Optimierungszwänge in die Produktion „schuldiger Subjekte", die niemals gut genug sein können.

Vordergründig scheint die Zunahme stressbedingter somatischer Erkrankungen durch eine Zunahme beruflicher Belastungen hervorgerufen zu sein. So sind z. B. die durch muskuläre Verspannungen verursachten langfristigen Schäden des Halte- und Bewegungsapparates und die durch permanent erhöhten Sympatikotonus verursachten kardiovaskulären Störungen zu verstehen. Gleichzeitig geht diese Entwicklung offensichtlich einher mit einer ständig abnehmenden Fähigkeit der Menschen im Umgang mit psychischen Belastungen, da sie nur über geringe Kompetenzen zu Stressbewältigung (z. B. Fähigkeit zur Selbstregulation und Selbstreflexion, Selbstwirksamkeitskonzepte, Frustrationstoleranz, Flexibilität) verfügen. Menschen mit unzureichend entwickelter Planungs-, Handlungs- und Konfliktlösungskompetenz sowie einer mangelnden Fähigkeit zur konstruktiven Beziehungsgestaltung erleben sich all zu leicht als ohnmächtig, ausgeliefert und fremdbestimmt.

Die Realität der Arbeitswelt ist überaus komplex. Sie unterliegt raschen Veränderungen. Es erscheint kaum möglich, typische, auf unterschiedliche Berufsgruppen und Erwerbssituationen in gleicher Weise zutreffende Stressoren zu erkennen. Im Folgenden werden die Berufsfelder
- Beratungsbranche,
- Heil- und Pflegeberufe und
- Lehrer

gesondert betrachtet, wobei die Heil- und Pflegeberufe und Lehrer schon seit längerem im Fokus der öffentlichen und wissenschaftlichen Diskussion stehen. Handelt es sich bei den genannten Berufsfeldern i. d. R. noch um Tätigkeiten in unbefristeten Festanstellungsverhältnissen, wird abschließend auf flexible Arbeitsformen eingegangen, die weitgehend auf selbstständiger Basis erbracht werden. Die Virtualisierung der Arbeit findet hierin ihren vorläufigen Höhepunkt.

3.1 Beratungsbranchen

Die modernen Informations- und Kommunikationstechnologien machen die räumliche und zeitliche Überbrückung von Distanzen möglich. Mitarbeiter von Unternehmen arbeiten weltweit vernetzt, Projekte aller Art können 24 Stunden rund um die Uhr bearbeitet werden. Hört jemand in einer Zeitzone auf zu arbeiten, übernimmt jemand anderes das Projekt in einem anderen Teil der Welt. Aber auch Unternehmensgrenzen lösen sich verstärkt auf. Es kommt immer häufiger zu (projektbezogenen) losen Zusammenschlüssen von Unternehmen und/oder externen Fachkräften zur Durchführung zeitlich befristeter Aufgaben und Projekte. *„Virtualisierung im Sinne einer partiellen Loslösung von realen begrenzenden Gegebenheiten und Strukturen gilt damit als ein wichtiges Kennzeichen neuer Arbeitsformen"* (Thomzik u. Göttel 2007, S. 70).

Merkmale für virtuelles Arbeiten sind:
- **Ort**: z. B. individuelle räumliche Flexibilisierung des Arbeitsortes, räumlich verteilte Arbeit an einem Standort, nationale/internationale Zusammenarbeit;
- **Zeit**: Flexibilisierung der Arbeitszeit, zeitlich befristete Zusammenarbeit in Projekten, verteilte Arbeitszeiten;
- **Status**: befristete Arbeitsverträge, rechtliche und teilweise wirtschaftliche Selbstständigkeit von Kooperationspartnern bei einheitlichem Auftritt gegenüber Dritten, Interimsmanagement;
- **technische Infrastruktur**: Homeoffice-Ausstattung, mobile Informations- und Kommunikationsmittel, Videokonferenzschaltungen, Social Media (Thomzik u. Göttel 2007).

Zur Gruppe der virtualisiert arbeitenden Menschen gehören die Angehörigen der Beratungsbranche. Der Arbeitsalltag der Mitarbeiter dieser Berufsgruppe ist geprägt durch:
- Reisetätigkeit,
- wechselnde Arbeitsorte,
- wechselnde Arbeitsinhalte,
- wechselnde Kollegen und
- hohen Erfolgsdruck.

Potenzielle Stressoren sind:
- hohe Arbeitsbelastung,
- Zeit- und Termindruck,
- Entgrenzung zwischen Arbeit und Freizeit,
- soziale Isolation (Abnahme der sozialen Eingebundenheit im beruflichen Umfeld, Abwesenheit von der Familie während Tagen, Wochen oder Monaten);
- Unsicherheit hinsichtlich Arbeitsplatz/beruflicher Zukunft, arbeiten auf Projektbasis;
- Selbstmanagement (Selbstdisziplin/-begrenzung/-organisation/-reflexion),
- Zwang zur ständigen Weiterbildung und
- ungesunder Lebensstil (Ernährung, Bewegung, mangelnde Spannungsregulation).

Zum einen handelt es sich um Bedingungen der Arbeits- und Lebensverhältnisse, zum anderen um die Gestaltung des eigenen Verhaltens. Die Auswirkungen dieser Belastungen sind individuell verschieden und führen nicht unbedingt zu kurzfristigen Beanspruchungen oder zu einer mittel- bis langfristigen Beeinträchtigung der Gesundheit. Stehen ausreichende Ressourcen (physische und psychische Konstitution, Verfügbarkeit und Inanspruchnahme sozialer Unterstützung, Handlungs- und Entscheidungsspielräume) zur Verfügung, können die spezifischen Belastungen ausgeglichen werden. Ist die Balance zwischen Anforderungen und Ressourcen jedoch gestört, kommt es zu Beanspruchungssituationen, die sich sowohl in psychischer Hinsicht (Stress, Ermüdung, Burnout), als auch in physischer Hinsicht (Verspannungen, Schlaflosigkeit, Kopf- und Rückenschmerzen) äußern können.

Für die Berufsgruppe der Berater steht die Erlernung von Strategien eines angemessenen Umgangs mit Stress im Vordergrund. Letztlich geht es um die Gestaltung des individuellen Lebensstils, denn das individuelle Verhalten beeinflusst die Wirkungen der Arbeits- und Lebensbedingungen auf Wohlbefinden und Gesundheit im positiven oder auch negativen Sinne.

In diesem Zusammenhang bestehen Bestrebungen, Angebote für unterschiedliche Lifestyle-Typen in Hinblick auf ein gesundheitsorientiertes „Lifestyle-Management" zu entwickeln. Thomzik u. Göttel meinen dazu (2007, S. 71): *„Unter Lifestyle-Management wird dabei die eigenverantwortliche Strukturierung des Lebensstils verstanden, mit dem Ziel, die körperlichen und seelischen Selbstheilungskräfte zu fördern und ein Missverhältnis zwischen Belastungen und Ressourcen zu vermeiden bzw. wieder in Balance zu bringen. Lifestyle-Management umfasst vor allem den gesundheitsfördernden Umgang mit Ernährung und Bewegung sowie die Regulation von An- und Entspannung, berücksichtigt aber ebenfalls die individuellen Coping- bzw. Verarbeitungsstrategien und das Verhalten im beruflichen und privaten Umfeld."*

3.2 Heil- und Pflegeberufe

Zeitmangel, Leistungsdruck, zunehmende Bürokratisierung von Arbeitsabläufen und Fremdbestimmung prägen häufig den beruflichen Alltag von Beschäftigen in Dienstleistungs-, Heil- und Pflegeberufen. Kommen veraltete Strukturen, ungünstige Rahmenbedingungen und ein gestörtes Betriebsklima hinzu, kann eine anhaltend hohe Belastung sich nachteilig auf die biopsychischen Ressourcen der Beschäftigten auswirken. Deutliche Anzeichen sind wenig engagierte, gestresste und gesundheitlich angeschlagene Mitarbeiter. Vorzeitige Ermüdung, Konzentrationsstörungen und Leistungsschwankungen wirken sich auf die Qualität der Arbeit aus. Konflikte am Arbeitsplatz nehmen zu. Arbeitssicherheitsmaßnahmen werden eher vernachlässigt, was zu einem Anstieg von Unfällen führen kann. Ein hoher Krankenstand beeinträchtigt wiederum den Arbeitsalltag in den Unternehmen, Kliniken, ambulanten und Pflegeeinrichtungen.

Die Ausfallzeiten im Gesundheitswesen sind sowohl auf eine überdurchschnittliche Erkrankungshäufigkeit als auch auf eine längere Erkrankungsdauer zurückzuführen (▶ Tab. 3-1). Menschen in pflegenden Berufen sind überdurchschnittlich stark von Krankheiten und Gesundheitsstörungen betroffen, insbesondere von Muskel-Skelett-Erkrankungen und psychischen Störungen. Diese werden auf stark belastende Arbeitsbedingungen zurückgeführt.

Auch die Frühberentungen sind im Bereich der Gesundheitsdienstleistungen überproportional. 29 % der Rentenzugänge im Jahr 2010 aus dieser vorwiegend von Frauen dominierten Berufsgruppe erfolgten aufgrund verminderter Erwerbsfähigkeit (gesamt: 20 %). Das durchschnittliche Rentenzugangsalter betrug 50 Jahre (Deutsche Rentenversicherung Bund 2010, Tab. 103.01 Z, 103.02 Z, 112.00 Z).

Tab. 3-1 Arbeitsunfähigkeit 2010 in Gesundheitsdienstberufen im Vergleich zum Durchschnitt der gesamten Versicherten (nach DAK Gesundheitsreport 2011; TK-Gesundheitsreport 2011)

	DAK		TK	
	Beschäftigte im Gesundheitsdienst	gesamt	Beschäftigte im Gesundheitsdienst	gesamt
Erkrankungshäufigkeit je Versicherungsjahr	1,16	1,11	0,92	1,00
Erkrankungsdauer (Tage)	12,2	11,3	12,5	12,3
Krankenstand	3,90 %	3,40 %	3,43 %	3,36 %

In der Vergangenheit ist die Attraktivität des Arztberufs und der Heil- und Pflegeberufe stark zurückgegangen, eine dramatische Entwicklung vor dem Hintergrund des demografischen Wandels und seinen Herausforderungen. Der soziodemografische Wandel hat große Auswirkungen auf das künftige Arbeitskräfteangebot für Krankenhäuser, Alten- und Pflegeeinrichtungen und erfordert eine neue Aufgabenteilung bei den patientennahen Berufsgruppen. Im Pflege- und Funktionsdienst führt dies kontinuierlich zur Erweiterung von Kompetenzen und beruflichen Perspektiven. Im Rahmen der Verhältnisprävention wird der Verbesserung der Vereinbarkeit von Beruf und Familie bei allen Berufsgruppen in Krankenhäusern, Alten- und Pflegeeinrichtungen inzwischen vermehrt Beachtung geschenkt. Flexible Dienstpläne, Teilzeitarbeit und Kita-Plätze sollen die Work-Life-Balance bereits in der Ausbildung des zukünftigen Heil- und Pflegepersonals verbessern (Bühren u. Schoeller 2010).

In Unternehmen wird die Mitarbeitergesundheit immer mehr als Führungsaufgabe erkannt, mit der sich der Unternehmenserfolg steuern lässt. Ein **nachhaltiges betriebliches Gesundheitsmanagement** soll diese Entwicklung unterstützen. Die zukünftigen Arbeitsbedingungen verlangen von den Beschäftigten neue Fähigkeiten und Kompetenzen, z. B. die, widerstandsfähiger gegenüber psychischen Belastungen und Krisensituationen zu sein.

Aufgabe von Führungskräften wird es in Zukunft sein, die Leistungsfähigkeit und -bereitschaft der Beschäftigten positiv zu beeinflussen durch
- **soziale Unterstützung**: z. B. durch mehr Offenheit für Anregungen, Wünsche und Bedürfnisse der Beschäftigten zeigen, zuhören und als Ansprechpartner zur Verfügung stehen, den Teamgedanken fördern usw.;
- **Anerkennung und Wertschätzung**: z. B. Lob und wertschätzende Äußerungen gegenüber Mitarbeitern aussprechen;
- **Kommunikation und Konfliktlösung**: z. B. regelmäßiges Feedback geben; sachliche Kritik üben, Konflikte frühzeitig aufgreifen und im Team lösen;
- **Entscheidungsspielraum und Mitbestimmung**: z. B. Anregungen und Verbesserungsvorschläge aufgreifen, Entscheidungen transparent machen, Aufgaben eindeutig delegieren, innovatives Denken und kritische Reflexion anregen.

Der **individuellen Gesundheitsprophylaxe** kommt eine stetig steigende Bedeutung zu. Gerade besonders Engagierte realisieren häufig sehr spät, dass sie ihre eignen Grenzen längst überschritten haben und in einer destruktiven Krankheitsspirale stecken, deren Folge Krankheiten wie Burnout, Depression oder Sucht sein können. Daher zielen verhaltenspräventive Ansätze auf
- die Analyse der wesentlichen Stressoren,
- die Identifizierung von individuellen Ressourcen,
- das Erlernen geeigneter Stress-Bewältigungs-Methoden und -Strategien,
- die Umkehrung von negativem in positiven Stress durch Mentaltraining.

3.3 Lehrergesundheit

Das schlechte Abschneiden deutscher Schüler bei den PISA-Studien hat eine umfassende Bildungsdebatte in der Gesellschaft ausgelöst und damit die Aufmerksamkeit der Öffentlichkeit und Politik auf den Lehrerberuf gelenkt. Als Reaktion auf die Studienergebnisse wurden bürokratische Maßnahmen zur Qualitätssicherung eingeführt, die die Diskrepanz zwischen den Anforderungsprofilen der Bildungspläne und der Realität im Klassenzimmer vergrößert haben.

Darüber hinaus ist die Schule mit Themen konfrontiert, die die gesellschaftliche Entwicklung widerspiegeln:
- Kinder und Jugendliche verfügen oft nicht mehr über eine altersgerechte Impulskontrolle,
- Aufmerksamkeitsstörungen treten häufiger auf,
- immer mehr Kinder wachsen mit nur einem Elternteil oder in sogenannten Patchworkfamilien auf und
- immer mehr Kinder sind sich am Tag weitgehend selbst überlassen.

Viele Erziehungsaufgaben, die früher von den Elternhäusern geleistet wurden, sind heute der Schule und damit den Lehrern überlassen. Aufgrund der zunehmend anstrengenden Unterrichtssituation gehört der Lehrerberuf unter dem Aspekt der psychischen Belastung zu den **kritischsten Berufen**, insbesondere im Hinblick auf die sozial-kommunikativen, emotionalen und motivationalen Anforderungen.

Lehrkräfte üben einen **Beziehungsberuf** aus. Die hierfür erforderliche interpersonelle Kompetenz fokussiert auf Schüler, Eltern und Kollegen. Die eigenen pädagogischen Kompetenzen und Fähigkeiten werden jedoch oft als nicht ausreichend für die heutige Schülergeneration betrachtet. Als Folge wird auf eine hohe externe Belastung mit verstärkter innerer Anstrengung reagiert. Ist dies nicht erfolgreich, kommt es leicht zu Resignation und in der Folge zu psychosomatischen Erkrankungen. ▶ Tabelle 3-2 zeigt beispielhaft einige Dichotomien, denen Lehrer ausgesetzt sind.

Weitere berufsspezifische Belastungsfaktoren sind:
- Unterrichten und Benoten,
- Klassengröße,
- Unterrichtsverpflichtung,
- Schülerverhalten (Verhaltensprobleme, große Leistungsunterschiede zwischen den Schülern, fehlende Methodenkenntnisse und -kompetenzen im Umgang mit schwierigen Schülern),
- politische Entscheidungen, Erlasse, Lehrpläne (begrenzte Beeinflussbarkeit),
- diskrepante Rollenerwartungen seitens Eltern, Schüler, Kollegen, vorgesetzte Schulbehörden, Politik und Gesellschaft und
- Einzelkämpfertum.

Tab. 3-2 Gegenläufige Anforderungen an Lehrer (nach Dauber u. Vollstädt 2003; Heyse 2008)

Soziale Sensibilität		Hohes Maß an Robustheit
empathisches und partnerschaftliches Verhalten	↔	Selbstbehauptung und Durchsetzungsvermögen
Verantwortungsbewusstsein, hoher Anspruch an die Güte der eigenen Arbeit	↔	Gefühl des Nicht-Fertig-Seins, der pädagogische Auftrag ist nie zu Ende, mit Unvollkommenem und Unerreichtem leben müssen
fokussierte Aufmerksamkeit in Bezug auf einzelne Gegenstände oder Schüler	↔	verteilte Aufmerksamkeit bezogen auf das gesamte Geschehen in der Klasse

Zu den berufsunspezifische Belastungsfaktoren, also solchen die in mehr oder weniger allen Berufen oder Berufsgruppen vorkommen, gehören:
- fehlende Anerkennung,
- fehlende Unterstützung,
- Isolation der meisten Lehrkräfte bei der Arbeit (fehlendes professionelles Feedback und fehlender kollegialer Austausch),
- ineffiziente Organisationsformen, Bürokratie und
- geringe Aufstiegsmöglichkeiten.

Je nach Schulform können die Belastungsfaktoren unterschiedliche Gewichtung haben. Der Belastungsfaktor „undisziplinierte Schüler" (Aggressivität im Klassenzimmer) ist in der Wahrnehmung von Haupt- und Realschullehrern und Gesamt- und Berufsschullehrern stärker ausgeprägt als bei Grundschullehrern. Am wenigsten wird dieser Belastungsfaktor in Gymnasien wahrgenommen (Dauber u. Vollstädt 2003).

Der Anstieg der berufsimmanenten Anforderungen und die daraus resultierenden psychischen und physischen Belastungen führen zu gesundheitlichen Problemen (Mattigkeit, Kreuzschmerzen, Unruhe, erhöhte Reizbarkeit usw.) bei den Lehrkräften. In den 90er Jahren des letzten Jahrhunderts schied jede zweite Lehrkraft bereits vor Erreichen der Altersgrenze aus dem Schuldienst aus (▶ Tabelle 3-3 und ▶ Abbildung 3-1). Seit dem Jahr 2001 jedoch sind die vorzeitigen Pensionierungen rückläufig, nicht zuletzt aufgrund der Einführung von Versorgungsabschlägen bei vorzeitigem Ausscheiden aus dem Berufsleben (Destatis 2013d). Für das Jahr 2011 wurde ein Rekordtief bei den Pensionierungen von Lehrkräften wegen Dienstunfähigkeit registriert (3990 bzw. 19%). In den Jahren 1993 und 2001 lag die Dienstunfähigkeit als Grund für den Eintritt des Versorgungsfalles noch bei einem Anteil von 54% (Destatis 2013a,

3.3 Lehrergesundheit

Tab. 3-3 Versorgungszugänge von Empfängern und Empfängerinnen von Ruhegehalt im Schuldienst (nach Destatis 2013a)

Grund für den Eintritt des Versorgungsfalles	1993	1995	1997	1999	2001	2003	2005	2007	2009	2011
Dienstunfähigkeit	4037	4586	5762	8391	8637	4839	4737	4509	4069	3990
Antragsaltersgrenze bei Schwerbehinderung	263	359	596	1078	1274	1404	1287	1566	1998	2305
allgemeine Antragsaltersgrenze	2660	2306	3935	3148	4495	5191	4370	6361	4888	6890
gesetzliche Regelaltersgrenze	489	535	567	864	1491	2914	5567	7208	7582	7686
sonstige Gründe	15	26	31	33	16	31	19	10	40	11
zusammen	7464	7812	10891	13514	15913	14379	15980	19654	18577	20882
Durchschnittsalter (in Jahren)	58,6	–	59,1	59,3	59,7	61,3	61,9	62,5	62,7	62,9
Veränderung gegenüber Vorperiode										
Dienstunfähigkeit	–	+7 %	+15 %	+46 %	+3 %	-44 %	-2 %	-5 %	-10 %	-2 %
gesamt	–	+5 %	+39 %	+24 %	+18 %	-10 %	+11 %	+23 %	-5 %	+12 %

S. 101). Mit 19 % bewegte sich der Anteil der Dienstunfähigkeit als Grund für die Pensionierung von Lehrkräften im Rahmen der anderen Tätigkeitsbereiche der Gebietskörperschaften (18 %; Destatis 2012b). Das durchschnittliche Alter, mit dem Lehrer im Jahr 2011 wegen Dienstunfähigkeit in den Ruhestand eingetreten sind, lag bei 58,2 Jahren (2009: 57,9 Jahre; Destatis 2010b; Destatis 2013a, S. 42). Der Anteil derer, die die Regelaltersgrenze von 65 Jahren erreichten, betrug 37 % (2009: 41 %). Seit Beginn der statistischen Erfassung im Jahr 1993 erhöhte sich bis 2011 das durchschnittliche Eintrittsalter von Lehrern in den Ruhestand kontinuierlich von 58,6 Jahre auf 62,9 Jahre.

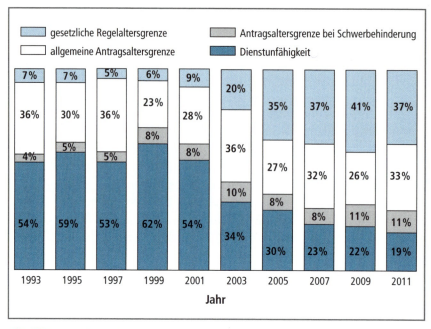

Abb. 3-1 Entwicklung der Versorgungszugänge von Empfängern und Empfängerinnen von Ruhegehalt im Schuldienst (nach Destatis 2013a).

Als Gründe für die Dienstunfähigkeit werden in der Reihenfolge ihrer Bedeutung genannt (Dauber u. Vollstädt 2003, S. 2):
- psychische, psychosomatische Erkrankungen,
- Erkrankungen des Bewegungsapparates,
- Herz-Kreislauf-Erkrankungen,
- Erkrankungen des Atmungssystems,
- Krebs.

Häufig führen mehrere Erkrankungen zur Dienstunfähigkeit. Psychische und psychosomatische Erkrankungen korrelieren mit jeweils einem Bündel von Belastungsfaktoren.

Die äußeren Bedingungen des Lehrerberufs sind objektiv schwierig, aber die **subjektiven Bewältigungsstrategien** entscheiden letztlich darüber, wie belastend der Schulalltag empfunden wird. Die angehenden Lehrer werden auf die Herausforderungen nicht oder nicht ausreichend ausgebildet. Sind doch letztlich das Vorbild und die Persönlichkeit der Lehrkräfte für den Lernprozess besonders wichtig.

Gesundheitsfördernde Merkmale im Lehrerberuf können sowohl im Rahmen des sozialen Systems „Schule" als auch hinsichtlich der Person des Lehrers definiert werden.

3.3 Lehrergesundheit

Schulen sind personenbezogene Dienstleistungsorganisationen. Aufgabe der Gesundheitsförderung im Rahmen der Verhältnisprävention ist, Gesundheit und Leistungsfähigkeit der Organisationsmitglieder als Mittel zum Zweck der Aufgabenerfüllung sicherzustellen. Gesundheitsförderung dient der Steigerung der Bildungs- und Erziehungsqualität der Schule durch den gezielten Einsatz gesundheits-wissenschaftlich fundierter Interventionen.

Zu den gesundheitsfördernden Merkmalen einer **Person** gehören:
- Ernährung,
- Suchtverhalten,
- Bewegung (sportliche Betätigung) und
- Erholungsverhalten.

Berufsspezifische gesundheitsfördernde Faktoren von Lehrkräften sind:
- **Arbeitsengagement**: Sinnerleben und aktive Lebenseinstellung drücken sich in starkem Maße im Engagement gegenüber Arbeitsanforderungen aus. Der richtigen Dosierung von Arbeitsengagement kommt ein hoher gesundheitlicher Stellenwert zu. Wesentliche Ressourcen für Personen in sozialen Kontexten sind daher Distanzierungsfähigkeit (Distanz gegenüber den beruflichen Problemen wahren können) und Erholungsfähigkeit (abschalten können).
- **Widerstandskraft** gegenüber Belastungen: Zuversicht und Vertrauen in die eigenen Fähigkeiten beschreiben eine optimistische Lebenshaltung. Darauf aufbauend können Bewältigungsstrategien für belastende Situationen und Anforderungen entwickelt werden.
- **Emotionen**: Erfolgserleben im Beruf, Lebenszufriedenheit und Erleben sozialer Unterstützung bilden den mehr oder weniger stabilen Hintergrund für die Auseinandersetzung mit Anforderungen.

Wesentliche **Ressourcen** und Interventionsmaßnahmen sind:
- **realistische Ziele** entwickeln/Ansprüche an die Arbeit in Frage stellen
  - weitere Lebensziele neben den Arbeitszielen entwickeln, um die Arbeit in ein angemessenes Verhältnis zu anderen Lebensbereichen zu bringen,
  - die eigenen Ansprüche das Bewältigbare des Berufs anpassen,
  - Aufgaben delegieren,
  - kollegial im Team arbeiten,
  - Supervision und Intervision durchführen,
- **Distanzierungsfähigkeit**
  - Balance zwischen Dienst- und Privatleben schaffen (ein Teil der Lehrerarbeit erfolgt am heimischen Schreibtisch),
  - Entspannungstechniken erlernen,
  - Hobbies pflegen,
  - sich an der frischen Luft bewegen (Sport),

- **Misserfolgsverarbeitung**
  - nicht zu hohe und unerreichbarere Ziele setzen, damit Misserfolge nicht zu groß sind und zu häufig eintreten, insbesondere dann, wenn der Bildungs- und Erziehungsauftrag nicht erfüllt werden kann,
  - im Kollegium austauschen,
  - professionelles Feedback geben,
  - Fehler analysieren,
  - Einzel-Coachings und Trainings zur emotionalen Stabilisierung,

> **Merke**
> Das angstfreie Lernen aus Fehlern ist für die Entwicklung eines realistischen beruflichen Selbstverständnisses förderlich. Das Erlernen von Stressbewältigungstechniken ist Basis für die Entwicklung einer gesunden Misserfolgsverarbeitung.

- **soziale Unterstützung**
  - auf der schulisch-beruflichen Ebene (Ausgestaltung des sozialen Klimas im Rahmen von Teamarbeit, Supervision, gemeinsame Aktivitäten und organisatorische Veränderungen) und
  - auf der privaten Ebene (Familie, Freunde),
- **Selbstwirksamkeit**, um das Vertrauen in die eigenen Fähigkeiten zu stärken und ein Burnout-Syndrom zu vermeiden
  - emotionale Stabilität und eine positive Grundstimmung aufbauen („Das schaffe ich schon, ich verfüge über genügend Vorerfahrungen und Kompetenzen. Das traue ich mir zu."),
  - Entspannungstechniken erlernen,
  - bewusste Ziele für den Tag setzen,
  - auch kleine Erfolge wahrnehmen,
  - mit anderen austauschen (im Rahmen einer angemessenen Feedbackkultur),

> **Definition**
> Selbstwirksamkeitserwartung bezeichnet die subjektive Erwartung einer Person, durch ihr Handeln eigene Ziele erreichen zu können. Personen mit hoher Selbstwirksamkeitserwartung erleben Anforderungen im Beruf als weniger bedrohlich und somit weniger belastend.

- **Selbstmanagement, Arbeitsorganisation**
  - Techniken zur Selbstorganisation des Arbeitsalltags anwenden,
  - realistisches Zeitmanagement erlernen,
  - Unterrichtsmaterialien und Informationen systematisch verwalten.

3.4 Schöne neue Arbeitswelt: „Cloud-Working"

Spätestens seit dem Zusammenbruch des Kommunismus in den 1980er Jahren befindet sich die Menschheit in einem Transformationsprozess von der *„Alten Welt"* in eine *„Neue Welt"* (Malik 2011, S. 23 ff.). Dieser Prozess ist geprägt von der globalen Größendimension, dem weltweiten systemischen Vernetzungsgrad und dem rasanten Tempo des Wandels. War die Alte Welt durch die Gesetze des Geldes und der Ökonomie geprägt, wird die Neue Welt durch die Gesetze von Information, Wissen, Erkenntnis, Komplexität und Dynamik vernetzter Systeme dominiert werden. Der Managementvordenker Fredmund Malik (*1944) bezeichnet diesen Prozess als die *„Große Transformation 21"* und meint nichts anderes, als den Wandel der wirtschaftlichen, sozialen, kulturellen Grundlagen ganzer Gesellschaften. Die wichtigsten *„Treiber"* der Großen Transformation 21 sind:
- die Demografie,
- Wissen und Technologie,
- die Ökologie,
- die private und Staatsverschuldung und
- die aus dem Zusammenwirken der vorgenannten Bereiche resultierende Komplexität (Malik 2011, S. 26 f.).

„Als Ergebnis der sich gegenwärtig abspielenden Großen Transformation 21 werden wir eine grundlegende Änderung von fast allem erleben, was wir tun, wie wir es tun und warum wir es tun. In gewisser Weise wird sich sogar ändern, wer wir sind." (Malik 2011, S. 25; Hervorhebungen im Original). Tiefgreifende Änderungen werden sich parallel hierzu in den Managementsystemen, Organisationsstrukturen, Strategien und im Denken selbst ergeben, damit die entstandene weltweite Komplexität gemeistert werden kann. Die Auswirkungen dieser Veränderungen werden als so fundamental angesehen, dass sie in Anlehnung an den Begriff der industriellen Revolution als *„Organisatorische Revolution"* (Snower 1998) bezeichnet werden.

Aus soziologischer Sicht hat Ulrich Beck (*1944) diese Entwicklung bereits Mitte der 80er Jahre des letzten Jahrhunderts hervorgehoben. Er beschrieb den Transformationsprozess von der *Ersten Moderne* – definiert durch kollektive Lebensmuster, Vollbeschäftigung, National- und Sozialstaat, ausgeblendete und ausgebeutete Natur – zur *Zweiten Moderne* – definiert durch ökologische Krisen, zurückgehende Erwerbsarbeit, Individualisierung, Globalisierung und Geschlechterrevolution – als *„reflexive Modernisierung"* (Beck 1986; Beck 1999). *„Mit ‚reflexiver Modernisierung' wird die meist unbeabsichtigte und ungesehene Selbsttransformation und Öffnung der Ersten, nationalstaatlichen Moderne ins Zentrum gerückt. Nicht mehr Wandel in der Gesellschaft, sondern der Gesellschaft, der ganzen Gesellschaft, genauer: der Grundlagen ganzer moderner Gesellschaften. …‚Reflexive Modernisierung' meint den Übergang von der Ers-*

ten, nationalstaatlich geschlossenen, zu einer Zweiten, offenen, riskanten Moderne generalisierter Unsicherheit, die ihre national- und sozialstaatlichen Fesseln abstreift" (Beck 1999, S. 23 f.).

Die Welt der Arbeit ist in einem grundlegenden Wandel begriffen, dessen Dynamik stetig zunimmt. Die zunehmende Digitalisierung und Miniaturisierung der Informations- und Kommunikationstechnik wirkt als Katalysator und beschleunigt den Prozess. Immer kleinere und leistungsfähigere Geräte ersetzen Desktop, Notebook und Co. Videokonferenzen reduzieren häufige Reisetätigkeiten. Der Teleworking-Revolution steht technisch nichts im Wege. Dies kommt den Unternehmen entgegen, die, analog dem *„Cloud-Computing"* (NIST 2011), zunehmend auf *„Cloud-Working"* setzen, um die internationale Wettbewerbsfähigkeit zu steigern und Personal- und Sachkosten einzusparen. Der demografische Wandel in Europa trägt seinen Teil dazu bei, dass die Unternehmen weltweit Ausschau nach den besten Talenten zu den günstigsten Konditionen halten.

> **Cloud-Computing**
> Beim Cloud-Computing befindet sich ein Teil der IT-Infrastruktur nicht mehr auf dem lokalen Rechner. Der Nutzer erhält ihn, dynamisch an seinen Bedarf angepasst, als Service über ein Netzwerk. Die Bandbreite reicht von virtualisierter Hardware wie Speicherplatz und Rechenleistung (engl.: *Infrastructure as a Service* = IaaS) über Plattformen und Entwicklungsumgebungen (engl.: *Platform as a Service* = PaaS) bis hin zu Software-Paketen und Anwendungsprogrammen (engl.: *Software as a Service* = SaaS). Zur Definition vgl. NIST (2011). Trotz aller Vorteile sehen Unternehmen in der Cloud (noch) Risiken hinsichtlich der Sicherheit von Firmengeheimnissen und der generellen Kontrollierbarkeit der Wolke.

Um die klassischen (als zu starr angesehenen) Beschäftigungsstrukturen zu umgehen, werden immer mehr Projekte an selbstständige Projektarbeiter vergeben, die wie eine *„kreative Wolke"* um die Unternehmen und Branchen herum schweben. Zur Flexibilisierung der Organisation bauen die Firmen Stammbelegschaften ab und verlagern zunehmend die unternehmerische Verantwortung auf die (ehemaligen) Arbeitnehmer, die nunmehr als Zeitarbeiter, Interimsmanager, Ich-AGs, Wissensarbeiter und Spezialisten, als *„vernetzte Arbeits-Nomaden"* oder *„High-Tech-Nomaden"*, projektbezogen für ein paar Tage, Wochen oder Monate angeheuert werden. Projekte werden von den Unternehmen ausgeschrieben, auf die sich die neuen Selbstständigen bewerben können. Auf diese Art und Weise will z. B. IBM allein in Deutschland mehrere Tausend Beschäftigte abbauen (Dettmer u. Dohmen 2012).

Normale Arbeitsverhältnisse sind auf dem Rückzug. Übersichtliche Kernbelegschaften von Festangestellten steuern und managen die global agierenden Unternehmen. Aus einer internetbasierten globalen Talent-Cloud lassen sich die jeweils besten Cloud-Worker von Fall zu Fall rekrutieren. Vorteil für die

3.4 Schöne neue Arbeitswelt: „Cloud-Working"

Unternehmen: In Datenwolken können Menschen über Kontinente verteilt in Echtzeit an einer Aufgabe arbeiten. Eine 24/7-Kommunikationskultur wird zur Regel. Ein weiterer Vorteil ist, dass die Sachkosten in den Unternehmen nachhaltig reduziert werden können, da die Freelancer ihre eigene Hardware nutzen (Konzept des „*Bring your own device*" = BYOD) und Büroräume überflüssig werden. Mittels globaler Arbeits- bzw. Dienstverträge können nationale Arbeitsgesetze, Lohnregelungen und Tarifverträge umgangen werden. Abgerechnet werden die Projekte nach Erfolg oder nach investierter Zeit.

Wie sieht die Wirklichkeit der Selbstständigen aus? Im Jahr 2012 waren in Deutschland 4,6 Mio. Menschen (inkl. unbezahlt mithelfende Familienangehörige) selbstständig tätig. Das waren ca. 1,5 Mio. Personen mehr als zur Zeit der Maueröffnung 1989 (Destatis 2011, S. 83). Damit liegt der Stand der Selbstständigen im vereinten Deutschland im Jahr 2012 auf dem Niveau der Bundesrepublik des Jahres 1969. Dies spiegelt den wirtschaftlichen Strukturwandel der letzten Jahrzehnte wider.

2,5 Mio. (57 %) Selbstständige arbeiten solo, d. h. ohne Angestellte (▶ Tab. 3-4). Diese heterogene bzw. „atypische" Beschäftigungsform ist auf den organisatorischen Wandel in den Unternehmen seit Anfang der 1990er Jahren zurückzuführen. Zwei von drei Selbständigen sind männlichen Geschlechts. Jeder zweite Selbständige ist im Dienstleistungsbereich tätig (Männer 41 %, Frauen 69 %). Über ein auskömmliches Einkommen, mit dem umsatzschwächere bzw. auftragslose Zeiten überbrückt werden könnten, verfügen nur die wenigsten Selbstständigen (ca. 10 %), wobei ein deutliches Gefälle zwischen Männern (13 %) und Frauen (5 %) besteht.

Für den Einzelnen bedeuten die ungleiche Risikopartnerschaft zwischen Cloud-Workern und Unternehmen erhebliche Unsicherheit und Anstrengungen. Die häufig nicht freiwillig gewählte Selbstständigkeit findet unter prekären Bedingungen statt. Um im Rennen zu bleiben, hat jeder an Zertifizierungsmodellen teilzunehmen und sich auf eigene Kosten weiterzubilden. Um die

Tab. 3-4 Selbstständige 2011 (in Tausend; nach Destatis 2013e, dort Tabellen 2.4 und 2.7)*

	Männer	Frauen	gesamt
alle Wirtschaftsbereiche	3026	1396	4422
	68 %	32 %	100 %
sonstige Dienstleistungen	1228	959	2187
ohne Angestellte	1585	936	2523
mit Nettoeinkommen > 4500 Euro/Monat	393	69	462
* ohne unbezahlt mithelfende Familienangehörige			

persönliche „digitale Reputation" zu verbessern, sind elektronische Arbeitslebensläufe mit beruflichem Werdegang, Qualifikationen, persönlichen Stärken und Schwächen sowie Bewertungen in sozialen Netzwerken einzustellen. Sie dienen als Grundlage für zukünftige Bewerbungen um Projekte. Wer sich den Spielregeln unterwirft, ist lückenlos transparent. Wer nicht mitspielt, kommt nicht in den Expertenpool oder auf die Talent-Cloud.

Auch wenn viele (hochqualifizierte) Menschen den Wunsch nach flexiblen Arbeitsbedingungen haben, steht dem Modell des Cloud-Working das Fehlen zwischenmenschlicher Kontakte und die Schwierigkeit, Freizeit und Arbeit zu trennen, entgegen. Sogenannte Bürogemeinschaften („*Co-Working-Spaces*") von Selbstständigen sollen dem entgegenwirken und das Networking verbessern. Infrastruktur wie Office-Dienstleistungen oder Konferenzräume werden tages-, wochen- oder monatsweise angemietet und mit anderen Selbstständigen geteilt. Nebenbei entstehen temporäre Projektteams, gibt es kreativen Input und gegenseitige Unterstützung über Fachgrenzen hinweg, so die Idee.

Die neue Arbeitswelt verändert die Beziehungen der Menschen untereinander und zum Auftraggeber, der zuvor in Zeiten der Festanstellung der Arbeitgeber war. Die persönliche Initiative steigt an die Spitze der Kriterien, die den Wert der Person messen. Verantwortung, die Fähigkeit, Projekte zu entwickeln, Motivation, Flexibilität stehen im Vordergrund. Die auf die modernen Arbeitsnomaden einwirkenden Belastungen stellen Risiken dar, auf die sie nur unzureichend vorbereitet sind. Vormalige Kollegen sind nunmehr Konkurrenten.

> **Merke**
> Virtuelle Arbeitsformen verändern die Beziehungskultur im Arbeits- und Privatleben nachhaltig.

Der Druck zu immerwährender ökonomischer Flexibilität und die damit einhergehende Beschleunigung des Lebenstempos fordern die sozialen Bindungen heraus. Eine **veränderte Beziehungskultur** äußert sich darin, dass Beziehungen nur noch projektbezogen eingegangen werden bzw. soweit sie für den eigenen Erfolg funktionalisierbar sind.
- Das Wettbewerbsverhalten,
- die ständige Notwendigkeit, neue Aufträge akquirieren zu müssen, und
- die zunehmende Vereinzelung

lassen den Cloud-Worker zu einem Getriebenen werden, der die Möglichkeit des Scheiterns ständig vor Augen hat. Für den Erfolg ist heute jeder selbst verantwortlich, ebenso wie für das Scheitern. Unternehmensziel des Einzelnen ist eher die Ausgestaltung der eigenen Biografie als die Eroberung des (Welt-)Markts. Brüche und Widersprüche in der Biografie hat jeder selbst zu vertreten. Jeder einzelne ist das Maß aller Dinge.

3.4 Schöne neue Arbeitswelt: „Cloud-Working"

Der von dem Soziologen Ulrich Beck beschriebene Wandel zur „*Risikogesellschaft*" (Beck 1986; Beck 1999, S. 72 ff.) ist keine Fiktion mehr, sondern gelebte Gegenwart. Entgrenzung und Subjektivierung in der Gesellschaft schreiten voran. Gleichzeitig nehmen, aufgrund des Schwindens sozialer Netze, Beständigkeit und Verlässlichkeit ab. Zwar erhöhen sich die Möglichkeiten und Freiheitsgrade in allen Bereichen der Gesellschaft, gleichzeitig sind die Individuen aber auch einem erhöhten Druck ausgesetzt, ihre Biografien aktiv und eigenverantwortlich zu gestalten sowie Entscheidungen für oder gegen bestimmte Optionen bewusst zu treffen.

> **Merke**
> Eine Fülle von Freiheiten und Wahlmöglichkeiten fordern dem Individuum pausenlos Entscheidungen ab.

Das Individuum hat für sich selbst zu entscheiden und seine eigene Orientierung zu konstruieren. Dabei sagt ihm kein moralisches Gesetz und keine Tradition, wer es zu sein hat und wie es sich verhalten muss. Die Angst, eine falsche Wahl zu treffen, steigt. Handeln ist heute individuelles Handeln. Dem Prozess der Individualisierung haftet damit auch ein Zwangsmoment an. Die sozialen Imperative der globalisierten Markt- und Wirtschaftsgesellschaft üben auf den Einzelnen Druck aus, sein Leben auf mehr Leistung und Effizienz auszurichten. Leistungs-, arbeits- und beschäftigungsfähig zu sein, hat sich zu einem gesellschaftlichen Muss entwickelt.

> **Definition**
> Unter Arbeitsfähigkeit wird die relative Leistungsfähigkeit im Hinblick auf konkret zu benennende Arbeitsanforderungen verstanden, während der Begriff der Beschäftigungsfähigkeit die andauernde Arbeitsfähigkeit in sich wandelnden Arbeitsmärkten umschreibt.

Der französische Soziologe Alain Ehrenberg (*1950) führt aus: „*Welchen Bereich man sich auch ansieht (Unternehmen, Schule, Familie), die Welt hat neue Regeln. Es geht nicht mehr um Gehorsam, Disziplin und Konformität mit der Moral, sondern um Flexibilität, Veränderung, schnelle Reaktion und dergleichen. Selbstbeherrschung, psychische und affektive Flexibilität, Handlungsfähigkeit: Jeder muss sich beständig an eine Welt anpassen, die eben ihre Beständigkeit verliert, an eine instabile, provisorische Welt mit hin und her verlaufenden Strömungen und Bahnen. Die Klarheit des sozialen und politischen Spiels hat sich verloren. Diese institutionellen Transformationen vermitteln den Eindruck, dass jeder, auch der Einfachste und Zerbrechlichste, die Aufgabe, alles zu wählen und alles zu entscheiden, auf sich nehmen muss*" (Ehrenberg 2008, S. 247). Stellte die Klassische Moderne den Einzelnen vor die Aufgabe, seinen Platz in der Gesellschaft zu finden, kennzeichnet heutige Individuen eine „*performative Identität*" (Rosa 2005), die jede Positionierung vermeidet. Die Selbstbestimmung über das eigene Leben nimmt ab.

„*Self-empowerment*" und „*Self-marketing*" sind Methoden des eindimensionalen Menschen zur Leistungsmaximierung, um im Wettbewerb mithalten zu können. Gefordert sind **persönliche Ressourcen** wie

- Wachheit,
- schnelle Auffassungsgabe,
- gutes Erinnerungsvermögen,
- lebhafte Kreativität,
- fokussierte Aufmerksamkeit,
- Ausdauer,
- Stressresistenz,
- emotionale Stabilität und
- Ausstrahlung usw.

Von den Populärmedien und der Industrie unterstützt sind sicheres Auftreten und gutes Aussehen Leitbild für Erfolg überhaupt. Die Leistungsfähigkeit und deren permanente Steigerung sind nicht nur auf die berufliche Ebene begrenzt, sondern wirken schon lange auch im Leistungs- und Freizeitsport. Fitness ist zum Statussymbol – nicht nur von Managern – avanciert (Terpitz 2013).

3.5 Folgen von Entgrenzung und Subjektivierung

Die Bedrohung des Jobs, das Gefühl der latenten Gefährdung des Erreichten und die Angst vor dem Absturz führen viele Menschen an den Rand der psychischen Belastbarkeit und manche in den sogenannten Burnout. Das „*unternehmerische Selbst*" (Bröckling 2007) mutiert zum „*erschöpften Selbst*" (Ehrenberg 2008), das unter depressiven Erkrankungen und Angststörungen zunehmend leidet.

Schon werden Stimmen laut, die nach der „*Stresskompetenz*" oder „*Burnout-Kompetenz*" des Einzelnen rufen. Der kulturell, arbeitstechnisch und standortmäßig flexible Mensch hat sich bewusst zu entscheiden. Die Sicherheit der westlichen, insbesondere europäischen Industriekultur mit ihren sozialen Sicherheitsnetzen war ein vorübergehendes Phänomen der letzten Jahrzehnte. Als essenzielle Zukunftskompetenz wird von jedem Einzelnen der flexible Umgang mit Unsicherheit und Ambiguität gefordert (Signium International 2011).

3.5.1 Selbstoptimierung mit psychoaktiven Medikamenten

Zur Steigerung der Leistungsfähigkeit und zur Vermeidung der psychischen „Kollateralschäden" der beschriebenen Entwicklungslinien der Arbeitswelt, wird seit einigen Jahren der offene und liberale Umgang mit Neuro-Enhancement-Präparaten diskutiert (Galert et al. 2009; Schleim 2009). Unter *Enhancement* (engl. = Erhöhung, Steigerung, Verstärkung) wird die Steigerung der geistigen Leistungsfähigkeit oder eine Verbesserung des Gemütszustandes ohne medizinischen Grund verstanden. Immer mehr gesunde Menschen dürften in Zukunft zu psychoaktiven Medikamenten greifen, um ihre geistige Leistungsfähigkeit oder ihre Stimmung für ein Leben auf der Überholspur zu verbessern. Die damit verbundenen Ziele sind u. a.

- die Steigerung der Konzentration, Merkfähigkeit und Vigilanz (Daueraufmerksamkeit),
- die höhere Belastbarkeit und Bewältigung von beruflichen und privaten Stresssituationen.

Als Vorbild und Spiegel der Gesellschaft dient dabei der Umgang mit Doping-Mitteln im (Hoch-)Leistungs- und Breitensport (Gerlinger 2008). Die Tendenz, unterstützende Mittel und Methoden zur körperlichen und geistigen Leistungssteigerung und zum besseren Aussehen zu verwenden, ist in fast allen Lebensbereichen zu beobachten. Eine geringe pharmakologische Hemmschwelle und eine zunehmend leichtere Verfügbarkeit entsprechender Substanzen begünstigen diesen Trend (globale Beschaffung über Internet verbunden mit den passenden Werbestrategien der Industrie). Bildungs-, Arbeits- und, aufgrund der knappen Zeit, Freizeitstress verführen zur selbstgesteuerten Einnahme von Arzneimitteln und ähnlichen Substanzen, um den gesellschaftlichen Anforderungen und Vorstellungen gerecht zu werden. In der Fachwelt wird dieser Vorgang mit dem Begriff „*Medikalisierung des Alltags*" beschrieben (Gerlinger 2008, S. 14).

Gerlinger formuliert diesen Vorgang in Bezug auf Doping im Leistungs- und Freizeitsport folgendermaßen: „*Wenn (…) subjektiv wahrgenommene hohe Belastungen auf fehlende alternative Betätigungsfelder, ein geringes Selbstwertgefühl, Unzufriedenheit mit dem eigenen Körper und unter Umständen auch frühere Suchterfahrung treffen, steigt die Wahrscheinlichkeit, die Möglichkeiten der chemischen Selbstaufrüstung auszuschöpfen und vermeintliche Probleme mithilfe von verfügbaren Mitteln und Methoden zu lösen. (…) Die Medikalisierung des Alltags als Problemlösungsstrategie definiert damit die strukturellen Probleme der Leistungs- und Freizeitgesellschaft in Probleme der begrenzten biologischen und individuellen Leistungsfähigkeit um*" (Gerlinger 2008, S. 14). Werbestrategien der Industrie suggerieren den Verbrauchern zunehmend, sich selbst als defizitär wahrzunehmen und fördern damit die Bereitschaft zur Einnahme stimulierender Substanzen.

„Prozac" (Wirkstoff: Fluoxetin) ist weltweit eines der meistverkauften Antidepressiva. Dabei geht der Einsatz der **Antidepressiva** weit über die Behandlung der Depression hinaus. Sie werden heute bei Panikstörungen, Phobien, posttraumatischem Stress, Impulsivitätsstörungen, generalisierter Angst, Ernährungsstörungen, Alkohol-, Tabak- und Heroinabhängigkeit usw. verordnet, unabhängig davon, ob diese Störungen mit einer depressiven Erkrankung zusammenhängen (Ehrenberg 2008). Sie werden aber auch einfach nur zur Stimmungsaufhellung genutzt, weil durch die Einnahme von sogenannten selektiven Serotonin-Wiederaufnahmehemmern (engl.: *Selective Serotonin Reuptake Inhibitors* = SSRI) das im synaptischen Spalt ausgeschüttete Wohlfühlhormon Serotonin nicht mehr aufgenommen werden kann und dadurch dessen Konzentration im Gehirn erhöht wird. Aus diesem Grund wurden in den USA Antidepressiva wie Prozac in den 1990er Jahren zu Lifestyle-Drogen stilisiert.

Schüler und Studenten nehmen zur Prüfungsvorbereitung Psychostimulanzien, wie Amphetamine, Methylphenidat oder Modafinil (Lieb 2010). Einer schriftlichen, standardisierten, anonymen Befragung (engl.: *Randomized Response Technique*) von Studenten an der Johannes Gutenberg-Universität Mainz zufolge, haben von 2569 befragten Studenten 20 % (23,7 % Männer; 17,0 % Frauen) während des Jahres vor der Untersuchung (12-Monats-Prävalenz) Neuro-Enhancement-Präparate zur geistigen Leistungssteigerung eingenommen. Nach Fachbereichen führten die Sportwissenschaftler (25,4 %) vor den Studenten der Kulturwissenschaften (21,7 %), den Jura- und Wirtschaftswissenschaftsstudenten (19,6 %) sowie den Studenten der Medizin, Psychologie und Naturwissenschaften (17,1 %) die Liste der hirndopenden Studenten an. Die Prävalenz lag am niedrigsten bei den Sprach- und Erziehungswissenschaften (12,1 %) (Dietz et al. 2013). Um dem Druck am Arbeitsplatz zu begegnen und um ihre kognitive Leistungsfähigkeit zu verbessern sowie Nervosität und Aufregung zu mindern, benutzen Menschen Medikamente, die sonst zur Behandlung der Alzheimer-Krankheit (Antidementiva) oder des Bluthochdrucks (Betablocker) dienen. Dabei darf nicht vergessen werden, dass es sich bei dem Gebrauch von solchen verschreibungspflichtigen Substanzen durch „Gesunde" nach heutigem deutschem Recht schlicht um Medikamentenmissbrauch handelt.

Der Gesundheitsbericht 2009 der Deutschen Angestellten Krankenkasse befasste sich in einem Schwerpunktkapitel mit dem „Doping am Arbeitsplatz" in der allgemeinen Erwerbsbevölkerung in Deutschland (DAK 2009, S. 37–90). Die DAK definiert „Doping am Arbeitsplatz" als *„die systematische Einnahme körperfremder Substanzen, um eine Leistungssteigerung bei der Ausübung der beruflichen Tätigkeit zu erreichen. (…) Zentrales Thema ist der Gebrauch verschreibungspflichtiger Psycho- und Neuro-Pharmaka und zwar in Abgrenzung zur Therapie klar definierter Krankheiten. (…) Wir sprechen von ‚Doping am Arbeitsplatz', wenn weitgehend organisch und psychisch Gesunde, speziell Er-*

3.5 Folgen von Entgrenzung und Subjektivierung

werbstätige, derartige Medikamente gebrauchen. Wesentliches Kennzeichen ist: Der Medikamentengebrauch ist hier nicht medizinisch indiziert. Im Vordergrund steht folglich nicht die Heilung, sondern die Verbesserung des psychischen Wohlbefindens sowie eine höhere Belastbarkeit in beruflichen und privaten Stresssituationen" (DAK 2009, S. 42 f.).

In einer bundesweit durchgeführten Befragung nach der Verwendung „potenter Medikamente" zur Verbesserung der geistigen Leitungsfähigkeit oder psychischen Befindlichkeit ohne medizinische Notwendigkeit antworteten ca. 3000 Erwerbstätige im Alter von 20 bis 50 Jahren. Etwa jeder fünfte Befragte (18,5 %) bejahte die Frage, ob Personen bekannt sind, die Medikamente zur Leistungssteigerung oder Stimmungsaufhellung ohne medizinisch triftige Gründe nehmen. Mehr als jedem Fünften (21,4 %) wurden bereits potente Medikamente ohne medizinische Notwendigkeit empfohlen (DAK 2009, S. 52 f.). Rund 5 % der Interviewten gaben an, dass sie potente Medikamente zur Verbesserung der geistigen Leistungsfähigkeit oder psychischen Befindlichkeit einnehmen bzw. eingenommen haben. 2,2 % tun oder taten dies häufig bis regelmäßig. Während Frauen eher Mittel gegen depressive Verstimmungen einnehmen, gebrauchen Männer häufiger Medikamente, die gegen Gedächtniseinbußen, Müdigkeit, Aufmerksamkeits- und Konzentrationsstörungen wirken. Medikamente gegen Ängste, Nervosität und Unruhe werden von beiden Geschlechtern annähernd gleich stark in Anspruch genommen (Frauen: 47,7 %, Männer: 39,2 % laut DAK 2009, S. 55 ff.). Unter der Annahme, dass die DAK-Erhebung repräsentativ für die Erwerbstätigen in Deutschland (2012: ca. 41 Mio.) ist, bedeutete dies, dass etwa 2 Mio. Erwerbstätige bereits nicht medizinisch indizierte Medikamente zur Leistungssteigerung oder Stimmungsaufhellung am Arbeitsplatz einnehmen oder eingenommen haben. Etwa 900.000 von ihnen würden dies häufig oder regelmäßig tun.

Die „Wunderpille" gibt es (noch) nicht. Die Wirkungen der Einnahme psychotroper (d. h. die Psyche eines Menschen beeinflussender) Medikamente auf die Persönlichkeit sind ungeklärt, ebenso die Nebenwirkungen und Abhängigkeitsrisiken der langfristigen Einnahme solcher Präparate. Langzeitstudien fehlen bislang. Studien belegen mittlerweile, dass SSRI, wie Fluoxetin, gegenüber Placebos keine Wirkung haben bzw. nur bei Patienten mit schweren Depressionen wirken. Dies wird von den Herstellerfirmen jedoch vehement bestritten (vgl. Kirsch et al. 2008; Sauter u. Gerlinger 2011). Ähnliche Aussagen gibt es zu den Nebenwirkungen der Einnahme von pharmakologischen Neuro-Enhancement-Präparaten (vgl. Franke u. Lieb 2010).

3.5.2 Neuroethische Herausforderungen

Der Frage, wann ein Medikament noch ein Medikament oder bereits Droge ist, wird in diesem Zusammenhang nachzugehen sein. Das bestehende Arzneimittel- und das Betäubungsmittelrecht verhindert den freien Zugang zu psychotropen Substanzen durch Gesunde. Allerdings fordert die Neuropharmakologie mit immer neuen psychoaktiven Substanzen (z. B. Halluzinogene) die Drogenpolitik heraus. Kaum entwickelt, finden diese Substanzen bereits den Weg auf den illegalen Markt.

Die Neurowissenschaft hat sich in den letzten 20 Jahren rasant entwickelt. Deren Fortschritt wirft zunehmend Fragen aus philosophischer, soziologischer, psychologischer und rechtswissenschaftlicher Perspektive auf (Schleim et al. 2009; Schleim 2010). Beispielsweise die Frage, welche medikamentös bzw. durch psychotrope Substanzen herbeigeführten Bewusstseinszustände eines Individuums legal sein sollen und welche nicht, bedarf einer grundlegenden Diskussion und Klärung. Autonomie- und Gerechtigkeitsfragen sind ebenso zu klären wie die Einbindung von pharmakologischen Forschungszielen zur Entwicklung von leistungssteigernden Substanzen in bestehende Zulassungsvorschriften. Darüber hinaus könnte eines Tages die Situation eintreten, dass Arbeitgeber von ihren Beschäftigten die Einnahme psychotroper Substanzen zur kognitiven Leistungssteigerung bzw. Stimmungsverbesserung erwarten bzw. verlangen. Im Strafrecht wären Fragen zu klären, wann ein Täter schuldfähig ist oder ob er aufgrund einer Fehlfunktion im Gehirn ein milderes Urteil verdient.

Die noch junge philosophische Forschungsdisziplin „Neuroethik" versucht die aus den neurowissenschaftlichen Erkenntnissen resultierenden ethischen, anthropologischen und soziokulturellen Fragen zu beantworten. Die „neuroethische" Diskussion steht noch am Anfang (Metzinger 2000; Metzinger 2011a; Metzinger 2012). Ein Kernproblem wird darin bestehen, zu klären, wie das Recht des Einzelnen auf eine geistige Privatsphäre geschützt werden kann. Bislang findet die Diskussion nur auf Expertenebene statt. Eine breite gesellschaftliche Auseinandersetzung mit dem Thema steht noch aus (vgl. Illes 2006; Schöne-Seifert 2008; Sauter u. Gerlinger 2011; Metzinger 2012; http://neuroethics.stanford.edu; http://neuroethicssociety.org).

3.5.3 Kognitives Enhancement als politisch-gesellschaftliches Thema

Um die aktuelle und mittelfristige gesellschaftliche und politische Bedeutung des Themas Neuro-Enhancement besser einschätzen zu können, hat der Ausschuss für Bildung, Forschung und Technikfolgenabschätzung des Deutschen

3.5 Folgen von Entgrenzung und Subjektivierung

Bundestages das Büro für Technikfolgenabschätzung beim Deutschen Bundestag (TAB) mit einem TA-Projekt zum Thema „Pharmakologische und technische Interventionen zur Leistungssteigerung – Perspektiven einer weiter verbreiteten Nutzung in Medizin und Alltag" beauftragt. In ihrem Abschlussbericht kommen die Autoren zu folgenden Ergebnissen (Sauter u. Gerlinger 2011):

- Trotz der großen neurowissenschaftlichen Wissensfortschritte können nach wie vor lediglich Teilprozesse der Funktionsweise des Gehirns erklärt werden.
- Der Nachweis der kognitiven Leistungssteigerungseffekte verfügbarer Substanzen ist noch nicht erbracht.
- Die (langfristigen) Nebenwirkungen von Enhancement-Präparaten bei Gesunden können erheblich sein.

Ähnlich wie beim Doping im Leistungs- und Breitensport ist davon auszugehen, dass die meisten gesunden Nutzer pharmakologischer Substanzen versuchen, sich an Anforderungen anzupassen, von denen sie annehmen müssen, ihnen ohne die Hilfe dieser Mittel nicht gewachsen zu sein.

Ihr Fazit lautet: *„Der vorliegende Bericht geht davon aus, dass sich die vorrangige gesellschaftliche und politische Relevanz von Enhancement nicht aus dessen Verständnis als Teil einer wissenschaftlich-technisch fundierten ‚Verbesserung des Menschen' erschließt, sondern daraus, dass pharmakologische Interventionen zur Leistungssteigerung Teil einer ‚Medikalisierung der Leistungs(steigerungs)gesellschaft' sind. Antworten auf die Frage, ob es zum Merkmal der Gattung Mensch gehört, einer ‚Selbstoptimierung' nachzustreben, sind für die kulturelle und philosophische Rahmung zweifellos interessant, sagen aber nicht viel aus über die gesellschaftliche Akzeptanz und Erwünschtheit der Verwendung von (Psycho-)Pharmaka zur Leistungssteigerung in Beruf und Alltag. Hierfür erscheint es wichtiger, die Konsequenzen einer entsprechenden Medikalisierung für Arbeitswelt, Ausbildung und Gesundheitssystem, aber auch für die individuellen psychosozialen Kapazitäten und Kompetenzen zur Problembewältigung zu debattieren"* (Sauter u. Gerlinger 2011, S. 279).

Die neuroethische Diskussion in anderen Ländern könnte zu liberaleren Ergebnissen hinsichtlich Neuro-Enhancement kommen als in Deutschland, was die Fortentwicklung von psychotropen Mitteln und deren Verbreitung begünstigt. Daher ist es denkbar, dass, bedingt durch den pharmakologischen Fortschritt unter bestimmten Voraussetzungen (spezifische leistungssteigernde Wirkung ohne relevante unerwünschte Nebenwirkungen), das sogenannte „Hirndoping" zur Steigerung der geistigen Leistungsfähigkeit und Stimmung zunehmend attraktiv wird.

Um der eingangs beschriebenen „Großen Transformation 21" (Malik 2011) bzw. dem Transformationsprozess von der „Ersten Moderne" zur „Zweiten Moderne" (Beck 1999) angemessen begegnen zu können, wird es einer neuen Bewusstseinsethik sowie Bewusstseins- und Kommunikationskultur bedürfen, die es den Menschen erlaubt, mit den Herausforderungen umgehen, selbstbestimmt und angstfrei durch das Leben gehen zu können. Erforderlich ist die gesellschaftliche und politische Auseinandersetzung mit den Leistungsvorgaben und Leistungsanforderungen in der globalisierten Ausbildungs- und Arbeitswelt. Die „Medikalisierung der Leistungs(steigerungs)gesellschaft" führt letztlich nur dazu, sich noch effizienter und schneller im Hamsterrad zu bewegen.

Teil II: Trainingsmanual

4 Yoga – eine Mind-Body-Disziplin

In einer Zeit der Globalisierung mit schnell aufeinander folgenden Veränderungen und sich auflösenden kulturellen Bindungen geht auch ein Verlust von Sinn einher, der für das Individuum existenziell bedrohlich werden kann. Die Suche des Menschen nach Wohlergehen und Glück sowie ein Vermeidungsverhalten gegenüber allem, was Unbehagen und Schmerzen erzeugt, sind Ausdruck dieser Entwicklung. Die Literatur zu den Themen Glück und Glücksforschung, Erfolgs- und Selbstmanagement oder Ratgeber für alle Lebenslagen füllen Bibliotheken, ohne dass es dem Einzelnen dadurch besser ginge. Selbsterkenntnis, Werte, die Auseinandersetzung mit Fragen nach dem Sinn des Lebens und Sinn im Leben sind Faktoren, die die Gesundheit und Handlungsfähigkeit des Menschen entscheidend beeinflussen.

Wie im vorangegangenen Kapitel beschrieben, ist in unsicheren und ambiguen Lebensphasen beim Menschen die Neigung vorhanden, kurzfristiges Wohlfühlen der Austragung des inneren (schmerzhaften) Konflikts vorzuziehen. Medikamente (Psychopharmaka), Initiativen zum betrieblichen Gesundheitsmanagement und eine Vielzahl von Wellness-Angeboten suggerieren, dass durch sie (Arbeits-)Stress, Unzufriedenheit, persönliche Krisen und die damit einhergehenden psychosomatischen Symptome und Beschwerden schnell reparabel bzw. besser ertragbar sind.

> **Merke**
> Heilung kann aber nur dann erfolgen, wenn der leidende Mensch die Beziehung zu sich selbst neu organisiert und es ihm gelingt, die Krankheit in seine eigene Erfahrung und Geschichte zu integrieren.

Für Alain Ehrenberg ist Wohlbefinden nicht Heilung, *„denn heilen bedeutet, leiden zu können, in der Lage zu sein, das Leiden zu tolerieren. Geheilt sein heißt aus dieser Perspektive nicht glücklich, sondern frei zu sein, das heißt, eine Macht über sich selbst zurückzugewinnen, die es einem ermöglicht, ‚sich für dieses oder jenes zu entscheiden'. Wenn man die Vorstellung akzeptiert, dass Gesundheit bedeutet, über seine eigenen Normen hinausgehen zu können, muss man das Glück von der Freiheit unterscheiden und das Wohlbefinden von der Heilung. Wenn der gesunde Mensch vielfältige Erschütterungen tolerieren kann und in der Lage ist, über seine eigenen Normen hinauszugehen, dann würde ich in Bezug auf psychische Störungen hinzufügen, dass er das nur kann, weil er* *konflikthaft ist. Der Konflikt ist Antrieb und Bremse zugleich"* (Ehrenberg 2008, S. 269).

Für die Bewältigung neuer Herausforderungen sind alte, eingefahrene Denkmuster, Einstellungen und Haltungen äußerst hinderlich. Da diese Einstellungen und Überzeugungen häufig von anderen Menschen geteilt wurden, boten sie bislang Sicherheit. Die bewährten Bewältigungsstrategien greifen jedoch immer seltener im Umgang mit den vielfältigen Anforderungen, denen sich der moderne Mensch ausgesetzt sieht. Sich von den erlernten Verhaltensmustern zu lösen erzeugt Angst, deren Bewältigung Vertrauen in die eigenen Fähigkeiten und Fertigkeiten, in die eigenen Erfahrungen und das eigene Wissen erfordert. Hierzu ist ein Weg der Selbsterkenntnis notwendig.

Das Leiden an den Strukturen des Alltags und die physiologischen Auswirkungen davon bilden oft die Notwendigkeit für das Erwachen des Interesses am Konzept des Yoga. Stressbedingte Kopfschmerzschmerzen, Rückenschmerzen oder Schlafstörungen bis hin zum Leiden an der mangelnden Ganzheit werden zum Auslöser dafür, sich auf den Weg des Yoga zu begeben. Yoga kann als gesundheitsförderndes Korrektiv den durch die Leistungsgesellschaft bedingten Stress- und Erschöpfungssyndromen und deren somatischen Begleiterscheinungen (wie z. B. Rückenschmerzen) entgegenwirken und im Zuge eines ganzheitlichen Gesundheitsmanagements die Basis für neue Resilienz-Strategien legen.

Yoga ist ein individueller, persönlichkeitsbildender Weg, der durch körperliche Übungen, Atemlenkung und Geistesschulung zur Selbsterkenntnis führen kann. Eine **regelmäßige Praxis** hat einen förderlichen Einfluss auf

- die geistige Fitness,
- die persönliche Effizienz und
- die Gesundheit.

Die Praxis des Yoga fördert die Hinwendung des Menschen zu einem achtsameren Leben, lässt die Persönlichkeit reifen und hilft, seine Qualitäten und Potenziale zu entwickeln. Dadurch wird der Blick für grundsätzliche Fragestellungen nach der Entfaltung unseres Menschseins geweitet. Es eröffnet sich die Chance, als Antwort auf die Herausforderungen des modernen Lebens eine neue Bewusstseinskultur zu entwickeln.

Das Wissen des Yoga, das sich aus den Erfahrungen seit mehreren Tausenden Jahren entwickelte, wird zunehmend wissenschaftlich untersucht. So verschiedene Disziplinen wie Neurowissenschaften, Medizin, Psychologie, Philosophie und Religionswissenschaft vermitteln ein multiperspektivisches Bild von der Relevanz, die der Yoga und seine Techniken für das Leben im 21. Jahrhundert haben. Dass Gehirn/Geist und Körper eine untrennbare funktionelle Einheit bilden – eine dem Yoga seit jeher inhärente Annahme –, wird inzwischen von der Wissenschaft zunehmend bestätigt.

> **Merke**
> Es besteht eine Wechselwirkung zwischen Psyche und Körper: Psychische Zustände drücken sich nicht nur im Körper aus (Gestik, Mimik, Körperhaltung), sondern auch Körperzustände beeinflussen die Psyche.

So kann die Körperhaltung Einfluss darauf nehmen, wie man sich fühlt und wie man sich selbst sieht. Die Wirksamkeit der Körperübungen des Yoga (*Asana*) auf den Bewegungsapparat ist mittlerweile unbestritten. Meditation und körperorientierte Therapieformen mittels Yoga erweisen sich als **Komplementär-Methoden** in der Psychotherapie und Mind-Body-Medizin, bei der Burnout-Prävention und -Behandlung oder der Förderung der psychosozialen Resilienz. Die indische Lehre hilft,

- Stress abzubauen,
- zu entspannen,
- neue Energien zu entwickeln,
- Sinnfragen zu klären und Sinnzusammenhänge zu erschließen sowie
- ein neues Verhältnis zu sich selbst und anderen herzustellen.

Insofern unterstützt der Yoga den salutogenetischen Ansatz von Antonovsky (▶ Kap. 1-5).

4.1 Theoretische Grundlagen des Yoga

Yoga ist eine aus Indien stammende, seit Jahrtausenden praktizierte Methode zur Harmonisierung von Körper, Geist und Seele. Frühe Quellen des Yoga sind bildliche Darstellungen aus der Zeit 2500–1800 v. Chr. Erste schriftliche Niederlegungen erfolgten ca. 600 v. Chr. in den Upanischaden, das sind zum vedischen Schrifttum gehörende philosophisch-theologische Abhandlungen über die Erlösung des Menschen. Zur Tradition des religiösen Yoga gehört auch der in der Zeit zwischen dem 2. Jh. v. Chr. und dem 2. Jh. n. Chr. entstandene Text der *Bhagavadgita*. In ihr wird Yoga als Hingabe an Gott (Bhakti-Yoga), als spirituelle Transformation verstanden.

Der Yoga ist Versenkungstechnik, philosophische Weltbetrachtung und Art der Lebensführung. Er ist eine psychologisch-geistige Disziplin der Befreiung und Selbstfindung. Er zielt auf die Umwandlung des Menschen und die Reinigung aller Ebenen des Körpers und des Geistes sowie die Offenheit für Transzendenz. Der Begriff Yoga stammt von der Wurzel *Yui*, was anspannen, anschirren, anjochen bedeutet und hat viele unterschiedliche Bedeutungen. Am häufigsten wird darunter verstanden: Kontakt zum Selbst (*Atman*) oder Vereinigung, Verbindung von Körper, Geist und Seele bzw. die Erkenntnis, dass diese Aspekte nicht voneinander getrennt sind. Yoga ist auch die Vereinigung der individuellen Intelligenz mit dem unendlichen Bewusstsein, das das ganze Universum ordnet.

Eine andere Definition von Yoga ist, die Bewegungen (*Vritti*) des Geistes oder des Bewusstseins (*Citta*) zur Ruhe (*Nirodhah*) zu bringen: „*Yoga ist die Fähigkeit, sich ausschließlich auf einen Gegenstand, eine Frage oder einen anderen Inhalt auszurichten und in dieser Ausrichtung ohne Ablenkung zu verweilen*" (PYS I.2 nach Desikachar 1997; Sanskrit: „*yogas citta-vritti-nirodhah*"). Die **Konzentration der Aufmerksamkeit** auf die Gedanken und Handlungen in allen Lebensbereichen und -situationen steht hierbei im Vordergrund. Dies wird erreicht durch

- tugendhafte Lebensweise,
- Köperstellungen,
- Atemführung und
- Meditation.

Das Yogasystem beruhigt den unruhigen Geist und lenkt die Energie in schöpferische Bahnen. In der Versenkung und Erfahrung der Stille kommt der Mensch zur Ruhe und zu sich selbst.

Im Verlauf der Zeit haben sich verschiedene Arten von Yoga entwickelt, doch sind sie nicht gegensätzlicher Natur. Alle haben schließlich dasselbe Ziel und basieren auf bestimmten grundlegenden Verhaltensregeln und Normen. Die Yogis im Altertum versuchten, auf die Frage, wie der Mensch sich von Schmerz und Leid befreien kann, Antworten zu finden. Dabei entdeckten sie, dass durch *Asanas* (Körperhaltungen) physischer Schmerz überwunden werden kann, *Pranayama* (Atemlenkung) seelischen Schmerz zu heilen hilft und Meditation zur Verbindung mit der eigenen Quelle des Seins führt. Befreit von falscher Identifikation mit dem Körper, unrichtigen Anschauungen und Gedanken sowie von der Dualität kann der Mensch sein wahres, unsterbliches Selbst finden und aus seinem wahren Sein leben. Das höchste Ziel des Yoga ist das Erlebnis der Erleuchtung (*Samadhi*). Der Yogaweg beginnt mit dem Körper und überwindet schließlich seine Grenzen.

Im alten Indien hat es unterschiedliche Yogaschulen und Yogatexte gegeben, die verschiedenen Zeiten angehörten. Sie fassten das lange Zeit mündlich überlieferte Wissen des Yogalehrsystems in knappen Versen, Merksprüchen bzw. Aphorismen (sog. *Sutras* = „Leitfäden") schriftlich zusammen. In diesen Schriften wurde den Schülern das Wesentliche in prägnanten Merksätzen zum Auswendiglernen vorgegeben. Diese Zusammenfassungen bestehen aus Reihen von Stichworten und sind kompliziert zu entschlüsseln. Daher war es nötig, dass die Sutras durch die *Gurus* (die Gewichtigen) erläutert wurden. Im Laufe der Zeit wuchsen die Erläuterungen zu umfangreichen Kommentaren heran. Die verschiedenen Sutrasammlungen des Yoga wurden zu einem großen Yoga Sutra vereinigt. So entstand ein umfassendes Yogawerk, in dem verschiedene Richtungen zu Wort kamen.

Ursprünglich wurde dem indischen Weisen und Grammatiker **Patanjali**, der wahrscheinlich im 2. Jh. v. Chr. gelebt hat, die Autorenschaft des uns heute bekannten Yoga Sutram zugeschrieben. Die endgültige Redaktion des gesamten, heute vorliegenden Yogasystems mit 195 Versen (je nach Übersetzung auch 196 Verse, vgl. Iyengar 1995; Desikachar 1997) wird jedoch im 4.–6. Jh. n. Chr. Vermutet, denn die Verssammlung kann nicht als ein einheitliches Werk betrachtet werden. Es ist aus verschiedenen Texten zusammengesetzt, wobei die Merksprüche Elemente enthalten, die aus einer späteren Zeit als vor Christus stammen (Hauer 1983, S. 221 ff.). Das Yoga Sutram des Patanjali stellt die Grundlage des klassisch-philosophischen Yoga dar. Die heute vorliegende Sammlung an Merksätzen ist in vier *Pada* (Kapitel, Bücher) eingeteilt:

- Das erste Kapitel „*Samadhipada*" besteht aus 51 Merksprüchen und handelt über Versenkung, Erkenntnis, Selbstverwirklichung. Es beschreibt, was Yoga ist und was *Samadhi* ist: „*Beide bedeuten Meditation und tiefe Hingabe.*"
- Das zweite Kapitel „*Sadhanapada*" erklärt in 55 Sutras die yogische Disziplin und das richtige Üben. Es sollen die Mittel (*Sadhana*) zur Erreichung der Erlösung dargestellt werden.
- Das dritte Kapitel „*Vibhutipada*" mit 55 bzw. 56 Merksätzen behandelt die durch den Yoga zu erreichenden göttlichen Kräfte (*Vibhuti*) und die Vollendung der inneren Sammlung. Es geht um das innere Streben, das aus Konzentration, Meditation und vollkommener Versenkung besteht. Außerdem geht das Kapitel auf übernatürliche Kräfte und außergewöhnliche Erfahrungen ein.
- Kapitel vier „*Kaivalyapada*" mit 34 Sutras handelt von der inneren und äußeren Freiheit, von der endgültigen Erlösung.

Das Yoga Sutram beschreibt den achtgliedrigen oder achtstufigen Yogapfad zur Einheit, zum Einssein (*Samadhi*) mit allem in der Welt (▶ Tab. 4-1). In diesem System wird Yoga als eine Integration aller Aspekte der Persönlichkeit eines Menschen verstanden. Ziel ist die Selbsterkenntnis.

Yama, Niyama, Asana und *Pranayama* werden zusammengefasst als Yoga der Tat (*Karma-Yoga*). Sie erhalten den Körper bei Gesundheit und ermöglichen ein Leben nach ethischen Grundsätzen. *Pranayama, Pratyahara* und *Dharana* werden als Yoga des Wissens (*Jnana-Yoga*) bezeichnet. *Dhyana* und *Samadhi* beschreiben den Yoga der Hingabe und der Liebe (*Bhakti-Yoga*).

Die acht Glieder oder Stufen des Yogawegs nach Patanjali sind nicht gegeneinander abgegrenzt oder streng aufeinander folgend zu verstehen. Alle Glieder des Yoga greifen ineinander und ergänzen und unterstützen sich gegenseitig. Daher werden in der Literatur die acht Glieder des Yogawegs auch als Rad mit acht Speichen dargestellt. „*Alle acht Speichen sind in gleicher Weise wichtig, dem Rad die nötige Stabilität zu verleihen. Sie sind zudem alle in gleicher Weise auf die Radnabe, das Zentrum, hin ausgerichtet, um das herum das Rad sich dreht. In*

Tab. 4-1 Das achtgliedrige Yogasystem nach Patanjali

	Bezeichnung	Beschreibung	PYS
1	Yama	• äußere Disziplin, Verhaltensregeln im Umgang mit anderen: – Gewaltlosigkeit (*Ahimsa*) – Wahrhaftigkeit (*Satya*) – Nicht-Stehlen (*Asteya*) – Enthaltsamkeit (*Brahmacarya*) und – Begierdelosigkeit (*Aparigraha*) • Beherrschen der Triebe und Bedürfnisse im Sinne einer vernünftigen Selbstdisziplin	II.30
2	Niyama	• innere Disziplin, Regeln zur Selbstreinigung im Sinne einer inneren Reinigung und Zufriedenheit durch Wachrufen positiver, konstruktiver Gedanken: – Sauberkeit des Körpers und der Umgebung (*Sauca*) – Vermeiden von negativen Gedanken wie Ärger, Gier, Bosheit oder Neid, Kultivierung innerer Zufriedenheit (*Samtosa*) – Reinheit des Verhaltens und der Gewohnheiten; ernsthafte Arbeit an sich selbst: Ernährung, Schlaf, Umgang mit Arbeit und Erholung, Körper- und Atemübungen (*Tapas*) – Selbststudium, innere Achtsamkeit, Überprüfung der eigenen Entwicklung (*Svadhyaya*) – Vertrauensvolle Hingabe an ein übergeordnetes Prinzip als Basis der Erkenntnis des eigenen wahren Wesens (*Ishvarapranidhana*)	II.32
3	Asana	• Körperhaltung, Sitzhaltung: beinhaltet die Vervollkommnung des Körpers in seiner Gesamtheit • reinigen Körper und Seele • wirken präventiv sowie therapeutisch • vielfältig, umfassen alle organischen, physiologischen und psychologischen Bereiche des Übenden • führen gleichermaßen in allen Bereichen positive Veränderungen herbei • Übender erlangt Gesundheit, Festigkeit, Stärke und Leichtigkeit	II.46–48
4	Pranayama	• Atemlenkung, Ausdehnung des Atems: bewusste Steuerung von Einatmung, Luftanhalten und Ausatmung (mit Einatmen wird kosmische Energie *Prana* empfangen, beim Luftanhalten wird diese Energie vom Körper aufgenommen und mit der Ausatmung werden gleichzeitig mit allen Verbrennungsprodukten auch Gedanken und Gefühle entleert) • Denk-, Willens- und Urteilskraft werden gestärkt	I.34, II.49–53

4.1 Theoretische Grundlagen des Yoga

Tab. 4-1 *Fortsetzung*

	Bezeichnung	Beschreibung	PYS
5	Pratyahara	• Beherrschung der Sinne • Zurückhaltung der Sinne von den Objekten: Abziehen der Aufmerksamkeit von Sinneseindrücken wie Sehen, Hören, Tasten usw. • Hinwendung der Sinne auf ihren inneren Ursprung • Denken orientiert sich nach innen, widmet sich voll dem inneren Erkennen	II.54–55
6	Dharana	• Konzentration auf einen Punkt oder Gegenstand • Ausrichtung des Geistes in eine Richtung • vollkommene Aufmerksamkeit auf das jeweilige Tun im gegenwärtigen Augenblick, wobei das Denken völlig „unbewegt" bleibt • bei ausreichender Perfektionierung Überleitung in die Meditation	III.1
7	Dhyana	• Meditation: Geist verbindet sich (verschmilzt) mit dem Gegenstand der Betrachtung und hält die Verbindung aufrecht • unterscheidet sich vom Zustand des *Dharana* nur graduell, indem bei *Dhyana* das Bewusstsein des Meditierenden wie ein beständiger Strom nicht mehr an Objekte gebunden ist (vergleichbar mit dem Verhältnis eines Wassertropfens zu einem Fluss)	III.2
8	Samadhi	• Erleuchtung, Einheitserfahrung, reines Bewusstsein, Erfahrung universeller Liebe, Zustand absoluter Glückseligkeit, Integration, vollkommene Versenkung • erreichbar über meditative Versenkung (Gipfelzustand höchster Bewusstseinsklarheit und Kreativität) • Eins-Sein mit dem kosmischen Bewusstsein • Bezeichnung für einen harmonischen, ausgeglichenen Zustand der Gesamtpersönlichkeit • Aufhebung von Subjekt-Objekt-Dualität • Befreiung vom Leiden (*Kaivalya*)	III.3

diesem Zentrum selbst aber bewegt sich nichts. Das ist zugleich ein Symbol für die absolute Ruhe und Stille im Zustand der Meditation" (Wahsner 2010, S. 144).

Dharana (Konzentration, Aufmerksamkeit bzw. Achtsamkeit) ist ein zentraler Begriff der Yogaphilosophie. Es durchdringt die vorausgehenden fünf Stufen. *Yama, Nyama, Asana, Pranayama* und *Pratyahara* bieten Gelegenheit, „uns in der Konzentration zu üben, und sie durch Übung schrittweise zu stärken.

Je besser uns das gelingt, desto mehr wird unsere Fähigkeit zur Kontrolle über die Bewegungen des Geistes gefestigt und umso eher gelingt uns der Übergang zum bloßen Üben der Meditation in den Zustand der Meditation. Denn dhyana, die Vorstufe zum samadhi, ist erreicht, wenn es uns gelingt, im dharana, der Konzentration, für lange Zeit ohne Unterbrechung und ohne Anstrengung zu verweilen. Diesem Ziel letztlich dient das ganze umfassende Konzept der Yoga-Übungen. Sie setzen in den acht Stufen auf allen Ebenen der menschlichen Existenz an, beziehen sich also auf Körper, Geist und Seele" (Wahsner 2010, S. 144 f.).

Der achtgliedrige Pfad des Patanjali, auch *Ashtanga-Yoga* genannt, bildet heute den Ausgangspunkt bzw. das methodische Grundgerüst für eine Vielzahl von Yogasystemen. Die ersten fünf Glieder (*Angas*) werden als *Kriya-Yoga* (praktischer Yoga) bezeichnet und die Glieder sechs bis acht als *Raja-Yoga* (königlicher Yoga). Letzterer strebt die körperliche und geistige Integration durch das Training der Aktivitäten des Geistes, durch Meditation, an. Die Unterschiede zwischen *Dharana*, *Dhyana* und *Samadhi* liegen in verschiedenen Graden der Versenkung. Die Entwicklung von *Dharana* über *Dhyana* zu *Samadhi* kann als Prozess der Meditation angesehen werden und wird *Samyama* (Sammlung – PYS III.4) genannt. „*Durch Samyama ziehen sich die Intelligenz, das Ego und das Individualitätsgefühl in die Wurzel zurück, aus der sie entsprungen sind*" (Iyengar 1995, S. 63). Der Übende kann sich ganz der Erkundung seiner Seele widmen.

Im Laufe der Zeit haben sich unterschiedliche Formen des Yoga herausgebildet:
- *Hatha-Yoga* (Körper und Atem; kraftvoller Yoga oder der Weg des Körpers),
- *Mantra-Yoga* (Rezitation von Silben und Klängen),
- *Yantra-Yoga* (Meditation auf Bilder und Symbole),
- *Karma-Yoga* (selbstloses Handeln),
- *Laya-Yoga* (Willenskraft),
- *Bhakti-Yoga* (Hingabe zu Gott),
- *Jnana-Yoga* (Wissen, Erkenntnis durch das Studium heiliger Schriften).

Seit Beginn des 20. Jahrhunderts wurde eine Vielzahl von Yogastilen aus den Traditionen Sri T. Krishnamacharyas (1888–1989), Svami Sivanandas (1887–1963) und anderen indischen Lehrern sowie deren Schülern entwickelt und in die Welt getragen (Tietke 2012). Zu den Schülern Krishnamcharyas zählen K. Pattabhi Jois (1915–2009), B. K. S. Iyengar (*1918), Indra Devi (1899–2002) und T. K. V. Desikachar (*1938).

Das Yoga Sutram erklärt keine Körper- oder Atemübung im Detail. Die Praxis von *Asana* dient letztlich nur dem eigentlichen Ziel, der Meditation, und soll den Körper für eine aufrechte Sitzhaltung vorbereiten. Der Hatha-Yoga entstand erst im Mittelalter durch eine intensive Verfeinerung der Glieder 3 (*Asana*) und 4 (*Pranayama*) in Verbindung mit der Stufe 6 (*Dharana*) der Patanjali Sutras. Die Hatha-Yogaübungen werden zusammen mit ergänzenden Reinigungshandlungen (sog. *Shatkriyas* oder *Shatkarmas*), Verschlüsse bzw. Muskelkontraktio-

4.1 Theoretische Grundlagen des Yoga

nen (*Bandhas*) und Gesten und Siegeln (*Mudras*) in der „**Hatha-Yoga-Pradipika**" (ca. 14. Jh. n. Chr.) beschrieben. Auch bei diesem Werk handelt es sich um ein Kompendium, das vielfach Gelehrtes zusammengetragen hat. Über den Autor, Svatmarama, ist ebenso wenig bekannt wie über Patanjali. Die Bezeichnung Hatha setzt sich zusammen aus den Silben *ha*, was Sonne bedeutet, und *tha*, was mit Mond übersetzt werden kann. Yoga an sich bedeutet Vereinigung (s. o.). So ist Hatha-Yoga die Vereinigung von Sonne (bzw. dem männlichen Prinzip) und Mond (bzw. dem weiblichen Prinzip). Dies ist ein symbolischer Begriff für die Vereinigung von positiven und negativen Energien im Körper, also der Verschmelzung von Gegensätzen in der Einheit. Der Hatha-Yoga als umfassendes wissenschaftliches System konzentriert sich darauf, den physischen Körper zu vervollkommnen und die Gedankenwellen zur Ruhe zu bringen.

Während im Yogasystem des Patanjali der Geist im Vordergrund steht, fokussiert der Hatha-Yoga auf den Körper bzw. das körperliche Gleichgewicht. Beide zielen auf die Kontrolle der mentalen Prozesse, um den Geist zu einem Instrument des Erkennens der Wahrheit zu machen.

Hatha-Yoga kann als ein Weg von außen nach innen oder als Weg der wachsenden Einsichten verstanden werden (▶ Abb. 4-1). Über den Umgang mit dem Körper kann der Übende Einfluss auf seinen Geisteszustand nehmen.

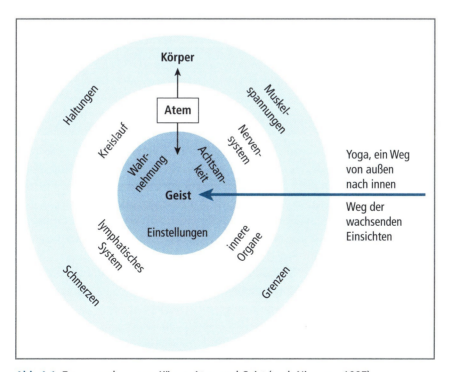

Abb. 4-1 Zusammenhang von Körper, Atem und Geist (nach Niemeyer 1997).

Körper, Atem und Geist durchdringen einander und sind drei Aspekte des ganzheitlichen Menschen. Jede Veränderung der einen Ebene betrifft immer auch die beiden anderen. Der Atem dient als Mittler zwischen Körper und Geist.

Der Körper kann symbolisch auch als Gefäß oder Medium angesehen werden, in dem spirituelle Entwicklung stattfindet. Es wird der Fokus auf die vollkommene Beherrschung des Körpers gelegt, um Meisterschaft über den Geist zu erlangen. Der Körper ist das Instrument des Geistes. Eine direkte Meisterung der geistigen Prozesse wird als sehr schwierig angesehen. Deshalb wird damit begonnen, den Körper zu vervollkommnen.

Im Yoga wird Gesundheit sehr weit gefasst und im Zusammenhang mit dem achtgliedrigen Yogapfad gesehen. Oberstes Ziel ist, *Samadhi* zu erreichen. *Samadhi* bedeutet Einheitsbewusstsein, **Erleuchtung** oder Integration und bezeichnet einen *„harmonischen, ausgeglichenen Zustand der Gesamtpersönlichkeit"* (Deutzmann 2002, S. 98). Im Zustand der Einheit sind wir gänzlich vertieft in das Objekt der Wahrnehmung und mit ihm vereint. Das Subjekt dringt in den Gegenstand ein und sieht ihn von innen heraus. Es existiert keine Trennung mehr zwischen Subjekt und Objekt. Der Psychoanalytiker, Philosoph und Sozialpsychologe Erich Fromm (1900–1980) beschreibt den Begriff Erleuchtung aus Sicht des Zen-Buddhismus als einen *„Zustand, in dem der Mensch mit der Wirklichkeit in sich und außerhalb seiner vollkommen übereinstimmt, ein Zustand, in dem er sich ihrer vollkommen bewußt ist und sie vollkommen erfaßt. Er ist sich ihrer bewußt – das heißt, weder sein Gehirn, noch irgendein anderer Teil seines Organismus, sondern er, der ganze Mensch. (…) Wer erwacht, ist für die Welt offen und aufnahmefähig, und er kann offen und aufnahmefähig sein, weil er aufgehört hat, an sich als an einem Ding festzuhalten, und weil er dadurch leer und aufnahmebereit geworden ist. Erleuchtung bedeutet ‚das volle Erwachen des ganzen Menschen für die Wirklichkeit'"* (Fromm 1971, S. 148).

Nach der Yoga-Philosophie ist der Geist (*Citta*) verantwortlich für Störungen des Wohlbefindens, des psychophysischen Gleichgewichts. Geistige Spannungen können somatische Störungen verursachen und umgekehrt. Ein zersplitterter Geist führt zu Krankheit und Abhängigkeit. Ein Zustand von Gesundheit liegt dann vor, wenn keine störenden Faktoren auf den Geist einwirken. Die Einheit ist ein Zustand des Wohlbefindens, strahlender Gesundheit und Freiheit.

Die psychophysische Gesundheit wird nach dem Verständnis der Yoga Sutras durch folgende Faktoren gestört:
- angeborene, dauerhafte Hindernisse und Störungen (*Kleshas* – PYS II.3 nach Desikachar 1997; Iyengar 1995; Feuerstein 2008):
  - Unwissenheit über die wahre Natur der Dinge (*Avidya*),
  - Ego-Bewusstsein, Ich-Gefühl, Gefühl der Individualität (*Asmita*),

4.1 Theoretische Grundlagen des Yoga

- Anhaften, Begierde, Leidenschaft (*Raga*),
- Abneigung, Ablehnung, Aversion, Hass, Zorn (*Dvesha*) und
- Lebenstrieb, instinktives Festhalten am weltlichen Leben und körperlichen Freuden und die Angst vor dem Tod (*Abhinivesha*) oder
- erworbene, vorübergehende Hindernisse und Störungen (*Antarayas* – PYS I.30 nach Desikachar 1997; Iyengar 1995; Feuerstein 2008):
  - Krankheit (*Vyadhi*),
  - Starrheit, geistige Trägheit, Mangel an Interesse, Apathie (*Styana*),
  - lähmender Zweifel, Mangel an Zuversicht, Depression (*Samshaya*),
  - Nachlässigkeit, Achtlosigkeit (*Pramada*),
  - Faulheit, physische Lethargie (*Alasya*),
  - Sinnlichkeit, Begierde (*Avirati*),
  - falsche Anschauung, Illusion (*Bhrantidarshana*),
  - Unfähigkeit, das gewünschte Yoga-Ziel zu erreichen (*Alabdhabhumikatva*) und
  - Unfähigkeit, das Ziel oder die Konzentration zu halten; Unbeständigkeit auf dem Yoga-Weg (*Anavasthitatva*).

Die Gesundheit beeinträchtigenden Faktoren sind begleitet von (PYS I.31 nach Desikachar 1997; Iyengar 1995; Feuerstein 2008):

- Leiden, Schmerz (*Dukha*),
- Verzweiflung, Niedergeschlagenheit, Depression (*Daurmanasya*),
- Störung des harmonischen Gleichgewichts körperlicher Funktionen (Unsicherheit, Zittern, Nervosität = *Angamejayatva*) und
- unrhythmischem, unregelmäßigem Atmen (*Svasa-prashvasa*).

Patanjali beschreibt die Zusammenhänge von psychischen Spannungen und deren körperlichen Auswirkungen. Krankheiten stellen ein Hindernis auf dem Yoga-Weg dar. Zur Integration schlägt er verschiedene Meditationstechniken vor, um den psychisch bedingten Erkrankungen entgegenzuwirken (PYS I.33–39 nach Desikachar 1997; Iyengar 1995; Feuerstein 2008). Damit der Geist sich von einem Zustand der Zerstreutheit in einen Zustand der Ausrichtung entwickeln kann und die Fähigkeit erwirbt, über einen längeren Zeitraum in Achtsamkeit verweilen zu können, ist beständige Übungspraxis erforderlich (PYS III.9–10 u. PYS I.12–14 nach Desikachar 1997; Iyengar 1995; Feuerstein 2008).

4.2 Embodiment – Körpererfahrung und Selbstwahrnehmung durch Yoga

*Die Wurzeln des Selbstgefühls liegen darin,
ein Bild des eigenen Körpers zu haben.*

(Metzinger 2011b)

Im öffentlichen Bewusstsein schwingen die Wahrnehmung des menschlichen Körpers und der Umgang mit demselben zwischen zwei Extremen. Der eine Pol ist gekennzeichnet durch Bewegungsarmut, Übergewicht und deren gesundheitlichen Folgen. Auf der anderen Seite wird Fitness als Statussymbol angesehen. Die Teilnahme an Marathons, Triathlons oder Extremläufen über 250 km, möglichst noch in der Sahara, bilden den Gegenpol (Terpitz 2013). *Sander* stellt fest, dass die heutige Gesellschaft eine „*körperlose Gesellschaft*" sei, in der der Körper erst beim Sporttreiben, Verrichten schwerer Tätigkeiten oder bei Störungen seiner Funktionen oder Eintritt von Krankheiten in das Bewusstsein tritt (Sander 2012). Im Alltag nehmen wir den Körper nie bewusst als Ganzes wahr. Es sind eher „*Inseln der Aufmerksamkeit*" (Metzinger 2011b) unserem Körper gegenüber (Hunger, Durst, Kälte, Jucken usw.).

Ein Burnout-Syndrom ist ein Zustand körperlicher und emotionaler Erschöpfung. Es ist die Folge von chronischem Stress über Wochen und Monate. In solchem Fall haben Menschen den Kontakt zu sich selbst verloren und sind nur noch mit der Erfüllung äußerer Anforderungen beschäftigt. Sie sind in einem ständigen Unruhezustande gefangen, überfordert und nehmen ihre eigenen Bedürfnisse nicht mehr wahr. Aus psychologischer Sicht verfügt der Mensch „*über Denkprozesse, Intelligenz und Informationsverarbeitungskapazität. Ihm widerfahren Affekte, Emotionen und Stimmungen. Er hat sogar unbewusste Motivlagen und Bedürfnisse – aber einen Körper hat er nicht*" (Storch et al. 2011, S. 7). Der Körper und seine Rolle als Mitgestalter von psychischen Prozessen sind in der therapeutischen Praxis bis auf wenige Ausnahmen noch nicht verankert. Zu den positiven Ausnahmen gehören die körperzentrierte Psychotherapie (Maurer 2006; Künzler et al. 2010; Marlock u. Weiss 2007) oder die „Achtsamkeitsbasierte Kognitive Therapie der Depression" (*Mindfulness-Based Cognitiv Therapy*, MBCT nach Segal et al. 2008; Michalak et al. 2012; Michalak et al. 2013).

> **Merke**
> Auf der Basis der neuropsychologischen und neurobiologischen Forschung gehen die körperzentrierten Methoden der Psychotherapie davon aus, dass nachhaltige Veränderungen im Erleben und Verhalten nicht nur über das therapeutische Gespräch erfolgen, sondern schneller und effektiver Erfolge eintreten, wenn der Körper direkt beteiligt ist.

4.2 Embodiment – Körpererfahrung und Selbstwahrnehmung durch Yoga

Der Körper wird nicht nur als Gehilfe des „*Ich-Aufbaus*" (Maurer 2006) gesehen, sondern als fundamentale Ressource eines jeden Menschen. Die Plattform, auf der sich Affekte und Gefühle äußern, ist der Körper. Psychische Befindlichkeiten können am Körperausdruck abgelesen werden. Der Körper ist der Spiegel der Seele. Umgekehrt nimmt die Körperhaltung auch Einfluss auf das Denken, Fühlen und Handeln. Sie ist an allen seelischen Prozessen, Gefühlen, Gedanken, Erinnerungen kausal beteiligt.

> **Merke**
> Durch Änderung des körperlichen Erlebens kann auch psychisches Erleben verändert werden.

Insofern ist die Seele der Spiegel des Körpers. Die Kognitionswissenschaft und die Hirnforschung haben heute einen großen Anteil daran, dass sich die Sichtweise auf die Wechselwirkungen von Körper und Psyche in Wissenschaft und Alltag zu ändern beginnt. Im Rahmen der Forschung zur künstlichen Intelligenz (KI) setzt sich die Erkenntnis durch, dass sich die Informationsverarbeitung bzw. Intelligenz ohne einen bewegten Körper und die Umwelt nicht entwickeln kann (Tschacher 2011). Erst die sensorische Verbindung von Computer und Umwelt haben in der Robotik dazu geführt, dass Automaten „intelligent" reagieren können (ohne Sensorik keine Motorik). Computer bauen auf vorhandenen Mustern, Symbolen bzw. Regeln auf. Sie reagieren auf alles, was sie kennen, und ignorieren alles Unbekannte. Menschliche Intelligenz entwickelt sich dagegen, indem wir die Umwelt wahrnehmen, mit ihr in Interaktion treten, sie begreifen und diese Erfahrung verarbeiten. Nicht Datenspeicherung und Datenverarbeitung, sondern Erfahrungsspeicherung und Erfahrungsverarbeitung stehen im Vordergrund.

Geist, Körper und Umwelt werden heute zunehmend als Teile eines dynamischen Systems verstanden, in dem kognitive Prozesse (Denken, Wahrnehmung, Planung, Problemlösung, Emotion, Erfahrung usw.) als komplexe Interaktionen zwischen den Komponenten ablaufen (engl.: *embodied cognition* = leiblich verankerte Kognition oder verkörperlichtes Denken).

> **Definition**
> Der Begriff Embodiment (Verkörperung) beschreibt den Körper als einen dynamischen Ort wichtiger Erfahrung und nicht als ein vom Selbst und Geist losgelöstes, physisches Objekt.

In diesem Zusammenhang ist die Körperwahrnehmung ein untrennbarer Teil der Selbstwahrnehmung. Die Forschungen zum Thema Embodiment gehen von der Annahme einer komplexen reziproken Beziehung zwischen körperli-

chen, kognitiven und emotionalen Prozessen aus. Die **verkörperte Selbstwahrnehmung** ist die Erfahrung der Integration verschiedener Ebenen:
- Körper und Geist (Verstand, Denken, das kognitive System, die Psyche) sowie
- Atem, Emotionen und Persönlichkeit (Gallagher 2005; Fuchs u. Schlimme 2009; Tschacher u. Storch 2010; Metzinger 2011a; Storch et al. 2011; Fogel 2013).

Der Fachbegriff Embodiment bringt die menschliche Erfahrung, gleichzeitig ein Körper zu sein und einen Körper zu haben, zum Ausdruck. Er stellt eine neue Sichtweise auf das Leib-Seele-Problem dar, indem von einer gegenseitigen Durchdringung von Leib und Seele ausgegangen wird. Embodiment geht über die Dialektik von Geist und Körper hinaus, indem es eine „Körper-Geist-Umwelt-Trialektik" (engl.: *body-self-environment trialectic*) definiert. Der Mensch ist in einem kulturellen Umfeld und in der Gesellschaft eingebunden und aktiv (Mehling et al. 2011). Der Ausdruck Embodiment betont die Wechselwirkung von Geist und Körper sowie deren Einbettung in die Umwelt. Wahrnehmung findet nur mit dem Körper und im Rahmen der Interaktion mit der Umwelt statt.

Mind-Body-Disziplinen wie
- Yoga,
- Tai Chi,
- körperzentrierte Psychotherapie,
- achtsamkeitsbasierte Therapien,
- Meditation,
- Feldenkrais und
- Alexandertechnik

behandeln Geist und Körper nicht als getrennte Einheiten, sondern betonen die Integrität des Selbst und die angeborene Fähigkeit zur *„verkörperten Selbstwahrnehmung"* (engl.: *embodied selfawareness*) auf unterschiedlichen Ebenen. Die verkörperte Selbstwahrnehmung ist die Fähigkeit, uns selbst Aufmerksamkeit zu schenken, unsere Empfindungen, Emotionen und Bewegungen im unmittelbaren Augenblick zu fühlen, ohne beeinflusst zu werden von beurteilenden Gedanken (Fogel 2013, S. 1). Sie ist die Basis des psychischen und physischen Wohlergehens. Im Unterschied dazu beruht die *„begriffliche Selbstwahrnehmung"* auf dem gedanklichen, sprachlichen Verstehen und Beschreiben unseres Selbst (Fogel 2013, S. 26). Die verkörperte Selbstwahrnehmung kann sich sprachungebunden ausdrücken. Sie ist unser *„Echtes Selbst"*. Ist die begriffliche Selbstwahrnehmung von *„der regulierenden Rückversicherung der verkörperten Selbstwahrnehmung abgetrennt"*, befindet sich das Individuum in einem Zustand des *„Falschen Selbst"* (Fogel 2013, S. 93).

Da das begriffliche logische Denken pausenlos und schnell geschieht, kann es die Entwicklung der verkörperten Selbstwahrnehmung behindern. Der Prozess der verkörperten Selbstwahrnehmung hingegen benötigt Entwicklungs-

4.2 Embodiment – Körpererfahrung und Selbstwahrnehmung durch Yoga

zeit. Entscheidungen, die rein aus dem Verstand heraus getroffen werden, müssen nicht notwendigerweise immer zum besten Interesse ausfallen. Emotionen, Gefühle und Körpersignale werden ignoriert, da nur der kühle Intellekt zählt. Dabei ist alles Denken und Handeln emotional unterlegt. „*Die begriffliche Selbstwahrnehmung ergänzt durch die verkörperte Selbstwahrnehmung sind für das Selbst und für andere die besten Ausgangspunkte, Entscheidungen zu treffen*" (Fogel 2013, S. 88). Eine Gegenüberstellung von verkörperter und begrifflicher Selbstwahrnehmung enthält ▶ Tabelle 4-2.

Die Zusammenhänge um die Körper-Geist-Einheit bzw. die Körper-Gehirn-Einheit werden zunehmend neurobiologisch erforscht (Hüther 2011). Die Handlungsabsicht, die dazugehörigen Gefühlslagen und Denkstile sowie der passende Körperausdruck gehören zu demselben neuronalen Netzwerk (Storch 2011). Jede bewusste Körpererfahrung findet im Gehirn statt und wird „dort kartiert", neuronal als Muster oder inneres Bild abgelegt (Damasio 2011; Hüther 2012). Die **Körperwahrnehmung** ist der subjektive, phänomenologische Aspekt der

- Interozeption (Wahrnehmung des eigenen Körpers),
- Propriozeption (gefühlte Wahrnehmung von Körperbewegung und -lage im Raum bzw. der relativen Position einzelner Körperteile zueinander) und
- Exterozeption (Wahrnehmung der Außenwelt über Geruchs-, Gesichts-, Hör-, Geschmacks- und Tastsinn).

Die Basis unseres Selbstmodells ist das Körpermodell, das wir von uns haben (Metzinger 2011a; Metzinger 2011b). Großhirnrinde, Stammhirn, Mittelhirn, Zwischenhirn, limbisches System zusammen mit dem sympathischen und parasympathischen Nervensystem, den Neurotransmittern im Gehirn und den Hormonen im Blut bestimmen das in der assoziativen Hirnrinde erzeugte Bewusstsein, das Verhalten, die Wahrnehmung, die Kognition und das Erleben.

Tab. 4-2 Verkörperte und begriffliche Selbstwahrnehmung (nach Fogel 2013, S. 26 ff. u. 93)

Verkörperte Selbstwahrnehmung (Echtes Selbst)	Begriffliche Selbstwahrnehmung (Falsches Selbst)
kommt aus der Lebendigkeit der Körpergewebe und dem Arbeiten der Körperfunktionen (inkl. Herz, Atmung)	ist die Welt der Fakten und Konzepte
basiert auf Empfindungen, Fühlen und Handeln	basiert auf Sprache und Symbolen
ist spontan, kreativ, offen für Veränderung	ist rational, logisch und erklärend
ist konkret, im gegenwärtigen Augenblick gelebt	ist abstrakt, überwindet den gegenwärtigen Augenblick

Darüber wird die Regulation aller Körperbereiche, die Homöostase, sichergestellt. Aus diesen Erkenntnissen heraus sind Gesundheit und Krankheit nicht mehr nur rein physisch oder psychisch zu sehen, sondern sowohl physisch als auch psychisch.

Ein zentraler Begriff der Neurobiologie ist die **Neuroplastizität**, die Veränderungs- und Anpassungsfähigkeit des Gehirns (Damasio 1999; ▶ Kap. 1.3.2). Die Entwicklung des Gehirns und des Netzwerks der Nervenzellen ist im frühesten Entwicklungsstadium im Wesentlichen durch die genetischen Grundlagen bestimmt. Mit zunehmendem Alter wird die Gehirnentwicklung durch die Lebenserfahrungen beeinflusst, wobei die grundlegende Richtung der individuellen Entwicklung nicht umkehrbar ist. In einem emotionalen Erfahrungsgedächtnis wird Erlebtes auf einer nicht-sprachlichen, unbewussten Ebene in Form von Gefühlen und Körperempfindungen gespeichert. Sogenannte *„dispositionelle Repräsentationen"* (Damásio 2010) in verschiedenen Zentren des Kortex und im limbischen System sind umweltabhängig und führen zu internen Modellen von Wirklichkeit, die mit der verkörperten Verfassung und Selbstwahrnehmung verknüpft sind.

Der Begriff **Repräsentation** beschreibt *„die Fähigkeit, die Außenwelt beziehungsweise das, was man wahrnimmt, im Geiste gleichsam widerzuspiegeln und darzustellen, indem man sich eine innere Vorstellung davon macht"* (Metzinger 2011a, S. 18). Die affektiven Reaktionen auf Erfahrungen können sich in Spannungszuständen in den Muskeln und Geweben des Darmes (sog. Bauchgehirn) und des Körpers äußern. Die biografisch bedingten, organisch gespeicherten Erfahrungen lassen sich im Rahmen der Neuroplastizität des Gehirns umprogrammieren. Die neuronalen Verschaltungen und synaptischen Verbindungen des Gehirns sind zeitlebens mit dem Körper über interozeptive und exterozeptive afferente und efferente Nervenbahnen gekoppelt und interagieren mit ihm (Fogel 2013; ▶ Kap. 2.4.1).

Afferenz (lat.: *afferre* = herbeibringen, zuführen) bezeichnet die Gesamtheit aller von der Peripherie (Sinnesorgan, Rezeptor) zum Zentralnervensystem (ZNS) laufenden Nervenfasern bei höher entwickelten Tieren und dem Menschen. Das Gegenstück zu Afferenzen sind die **Efferenzen** (lat.: *efferre* = hinaustragen, herausbringen, -führen), die Nervenimpulse in entgegengesetzter Richtung leiten. Beide sind auch Bestandteil eines Reflexes. Die Stärke der synaptischen Verschaltungen und das Überleben der Neuronen sind abhängig von ihrer mehr oder weniger regelmäßigen Erregung (*„erfahrungsabhängige Gehirnentwicklung"* laut Fogel 2013, S. 56). Wiederholte Reize führen zu einer intensiveren Verbindung der neuronalen Verschaltungen. Nicht (mehr) benutze Neuronenverbindungen führen dagegen zu deren Abbau.

Obwohl Menschen von Natur aus eine Körper-Geist-Einheit sind, können sie in ihrer Entfaltung und Weiterentwicklung gestört werden. Dadurch ausgelöste Spannungen und Leiden mobilisieren die angeborene Neigung zur verkörperten Selbstwahrnehmung und Ganzheit und motivieren Menschen, sich mit

4.2 Embodiment – Körpererfahrung und Selbstwahrnehmung durch Yoga

Mind-Body-Disziplinen zu helfen. Yoga und andere Verfahren wirken dem sozialisations- und erfahrungsbedingten Problem entgegen, dass Menschen aus der ursprünglichen Einheit mit sich und mit ihrem Körper herausgefallen, von der Weisheit ihres Körpers abgeschnitten sind. Sie dienen der Selbststeuerung (z. B. Auswirkung einer aufrechten Körperhaltung auf die Psyche in belastenden Situationen) und der Selbsterforschung (im Körper sind bestimmte Gefühle und Erinnerungen „kodiert", die mit bestimmten Techniken bewusst gemacht werden können). Atem-, Körper- und Achtsamkeitsübungen oder Meditation (▶ Kap. 6 u. Kap. 7) unterstützen dabei, den Körper geduldig und aufmerksam wahrzunehmen. Aufsteigende Assoziationen und Gefühle im Zusammenhang mit bestimmten ungewöhnlichen Wahrnehmungen (z. B. flacher Atem, Spannung in den Schultern usw.) können als Körpersignale, sogenannte „somatische Marker" (Damásio 2010; Bechara u. Damásio 2005), erkannt werden. Die somatischen Marker bündeln die im Laufe des Lebens gemachten Gefühlserfahrungen einer Person. Sie geben eine emotionale Bewertung der Lage ab.

Lebenserfahrungen werden auf verschiedenen Ebenen gespeichert:
- der körperlichen,
- der gefühlsmäßigen und
- der kognitiven.

Die Ebenen sind aufs engste miteinander verwoben und werden somit auch gemeinsam abgerufen (Embodiment). Psychische Zustände drücken sich nicht nur nonverbal in Form der Körpersprache (z. B. Gestik, Mimik) und Haltung aus. Umgekehrt können Körperzustände wie Mimik oder Körperhaltungen psychische Zustände beeinflussen. Gefühle und andere mentale Vorgänge sind durch körperliche Empfindungen beeinflussbar. Über Veränderungen von Haltungen und Spannungsmustern der willkürlichen und unwillkürlichen Muskulatur, der Faszien und Gelenke, durch Veränderung der Atmung und des Stimmausdrucks wird die emotionale Befindlichkeit beeinflusst und verändert. Mit den veränderten Gefühlen verändern sich auch das Denken, die Erinnerung an das Alte und die Wahrnehmungsfähigkeit für Neues (Hüther 2011). Die Kombination aus Körperstellungen, Atemübungen und Meditation sowie Gesprächs- oder Verhaltenstherapie kann die eingeschriebenen Codes langfristig ändern, die neuronalen Netze im Gehirn neu verknüpfen und damit neue Verhaltensmuster entstehen lassen.

> **Merke**
> Durch regelmäßiges Üben und bewusstes, achtsames Wahrnehmen der Bewegungen, der Haltungen und des Atems zusammen mit meditativen Erfahrungen verändern sich der Körper und das Körpermodell im Gehirn sowie Einstellungen und Verhalten und damit die Selbstwahrnehmung insgesamt. Je deutlicher Menschen ihre Körpersignale (wieder) wahrnehmen, umso besser arbeiten ihre Gedanken- und Gefühlswelt zusammen.

Über einen anderen Umgang mit ihrem Körper können Menschen wieder Zugang zu sich selbst finden und Verbesserungen im Umgang mit Schmerz erzielen. Durch das Auffinden und die Nutzung biopsychosozialer Ressourcen werden die Selbstregulation gestärkt und die Homöostase und damit Gesundheit gepflegt. ▶ Tabelle 4-3 fasst verschiedene Wirkungen von Yoga auf die verkörperte Selbstwahrnehmung zusammen (▶ Kap. 4.6).

Eine Konsequenz des Verständnisses der Wirkungsweise des Gehirns für die Yogapraxis ist, *„Gelegenheiten (zu) schaffen, die Herausbildung verkörperter Selbstwahrnehmung aktiv zu praktizieren"* (Fogel 2013, S. 56). Der Yoga geht von einem Zusammenhang zwischen äußerer (körperlicher) und innerer (geistiger) Haltung aus. Er kennt die Auswirkungen geistiger Zerstreutheit auf psychischer und physischer Ebene: *„Ein Gefühl von innerer Enge, ein Gefühl von tiefer Niedergeschlagenheit, eine Störung des harmonischen Gleichgewichts körperlicher Funktionen oder die Unmöglichkeit, den Atem ruhig zu führen, gehen einher mit einem Geist, der in Problemen verwickelt ist"* (PYS I.31 nach Desikachar 1997).

Durch Training und Wiederholung von Köperhaltungen, Atemlenkung und Achtsamkeit entwickeln wir die Fähigkeit, länger im subjektiv emotionalen Augenblick zu verweilen (Verschiebung des Zeitgefühls), und lernen, uns auf besondere Sensationen, Empfindungen und Gedanken im Körper einzustellen (▶ Kap. 7.4). Mittels Yoga können bisherige neuronal verankerte Muster weiterentwickelt werden. Gedächtnis, Erleben, emotionale Befindlichkeit und Verhalten werden durch Neuerfahrungen geprägt und verändert. Durch beständiges Üben und die Entwicklung der Fähigkeit des Loslassens kann der Geist den Zustand des Yoga erreichen und aufrechterhalten (PYS I.12–13 nach Desikachar 1997). *„Eine Übungspraxis wird nur dann Erfolge zeigen, wenn wir sie über einen längeren Zeitraum ohne Unterbrechungen beibehalten, wenn sie von Vertrauen in den Weg und von einem Interesse, das aus unserem Innern erwächst, getragen ist"* (PYS I.14 nach Desikachar 1997, S. 31).

Unsere Körper sind das Spiegelbild unseres bisherigen Denkens und Handelns. Den Zustand, in dem sich unsere Körper heute befinden, haben wir uns selbst erschaffen. Häufig dafür verantwortlich sind nicht nur in der Vergangenheit Erlebtes, sondern auch (unbewusste) Einstellungen, Kernüberzeugungen und Glaubenssätze. Für unser Selbstbewusstsein ist nicht nur der enge Zusammenhang von bewusstem Erleben und den Prozessen im Gehirn bedeutsam, sondern der gesamte Körper. Wollen wir aus festgefahrenen Einstellungen und Haltungen und den damit verbundenen Verhaltensweisen und Schmerzen ausbrechen, müssen wir uns auf den Weg der Selbsterkenntnis begeben. Hüther ermutigt aus neurowissenschaftlicher Sicht dazu: *„Für jeden, der sich bemüht, alt eingefahrene Körperhaltungen und Bewegungsmuster zu verändern, besteht der Lohn seiner Anstrengung in einer Wiederentdeckung seiner eigenen Kompetenz, in einer neuen Haltung und einer neuen Gesinnung – und nicht zuletzt in einem Zuwachs an Selbstgefühl und Selbstvertrauen. Das bedeutet nichts anderes, als das Wiederfinden der eigenen Gestaltungskraft und Lebendigkeit"* (Hüther 2011, S. 96).

4.2 Embodiment – Körpererfahrung und Selbstwahrnehmung durch Yoga

Tab. 4-3 Manifestation der verkörperten Selbstwahrnehmung durch Yoga (nach Iyengar 1993; Forfylow 2011; Mehling et al. 2011; Fogel 2013)

Lebensweise (*Yama* und *Niyama*)	• Entwicklung von Güte, Mitgefühl, Freude, Gleichmut • Verhalten sich selbst und der physischen und sozialen Umwelt gegenüber • Veränderung von Ernährungsgewohnheiten • für die Selbstregulation notwendige innere und äußere Ressourcen (wieder) entdecken, nutzen und aufrechterhalten
Körperübungen (*Asana*)	• Gefühl von Behaglichkeit • bessere Körperwahrnehmung und -haltung • Brustkorb weitende Übungen und aufrichtende Körperhaltungen helfen, Depression und Angstzustände zu reduzieren • Verringerung von Schmerz (z. B. im Lendenwirbel- und Nacken-Schulter-Bereich) • reduzierte Spiegel des Stresshormons Kortisol • höhere GABA-Werte im Gehirn von Patienten mit Angststörungen und Depression
Atemregulation (*Pranayama*)	• Atem als Verbindung zwischen Körper und Geist • Einfluss auf das autonome Nervensystem (Veränderung der Atem- und Pulsfrequenz, Senkung des Blutdrucks) • Gefühl der Kontrolle über den Körper
Meditation (*Pratyahara, Dharana, Dhyana*)	• Akzeptanz, Loslassen, Aussöhnung • Weg zur (Re-)Integration ist die achtsame Wahrnehmung, das Erkennen und Unterscheiden von Sensationen, Gedanken und Gefühlen bei der Ausübung von Yoga und die Einsicht, was sie bewirken • Empfindungsquellen im Körper lokalisieren • Erlernen, im subjektiv emotionalen Augenblick zu verweilen (Entschleunigung) • gesteigerte Stimmung durch höhere Melatonin-Werte • Verringerung von Schlafstörungen • reduziertes Grübeln und weniger depressive Gedanken
Training und Wiederholung	• um zu wirken, müssen die Yogatechniken über einen längeren Zeitraum trainiert, wiederholt und in den Alltag integriert werden
therapeutisches Ziel des Yoga	• Gelegenheit schaffen, die Herausbildung verkörperter Selbstwahrnehmung aktiv zu praktizieren • den Fokus der Aufmerksamkeit in Richtung auf ein integriertes verkörpertes Selbst lenken • Yogapraxis als fortlaufenden, sich entwickelnden und nicht statischen Prozess begreifen • Körper-Geist-Integration in das tägliche Leben • Zweck und Ziel von Yoga ist die Befreiung der Seele (*Samadhi*)

4.3 Yoga als therapeutische Komplementärmethode

(Hatha-)Yoga ist ein integrativer Ansatz, der die Einheit von Körper, Atem und Geist betont (siehe Glieder 3, 4 und 6 der Yoga Sutras in Tab. 4-1), ohne die anderen Glieder des Astanga-Yoga dabei zu vernachlässigen. Er wirkt gezielt auf die subjektiven Theorien des Einzelnen, sein Verhalten und auf seinen Lebensstil hin. Die Yogapraxis ist ein gesamthafter Weg, der zum Zustand der Einheit führt.

4.3.1 Integrativer Ansatz

Nach Mohan (1994) beschäftigt sich Yoga mit den strukturellen, funktionalen, psychischen und sozialen Aspekten des Menschen (▶ Abb. 4-2). Sind die einzelnen Aspekte in sich ausgeglichen und stehen sie in einem ausgewogenen Verhältnis zueinander, kann von einem homöostatischen Gleichgewicht der Gesamtpersönlichkeit gesprochen werden.

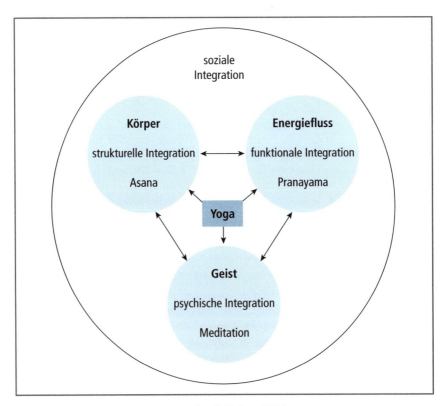

Abb. 4-2 Yoga, ein integrativer Ansatz (nach Mohan 1994).

4.3 Yoga als therapeutische Komplementärmethode

Die integrative Arbeit mit den drei Bereichen – Körper, Energiefluss (Atem) und Geist – erlaubt den Praktizierenden, sich zu verändern, sich von Beschränkungen freizumachen und sinnvolle Ziele in der inneren Entwicklung und im äußeren Leben zu verwirklichen.

Die **strukturelle Integration** beschäftigt sich mit dem Körper, mit dem körperlichen Gleichgewicht. *Asana* ist ein Zustand der Aufmerksamkeit ohne Anspannung, der durch eine Bewegung oder eine Körperhaltung zustande kommt. Der physische Körper wird durch die Verwendung verschiedener Bewegungen und Haltungen zum Mittelpunkt der Integration gemacht. Die Bewegungen erfolgen von außen (Gliedmaßen) nach innen (Wirbelsäule). Die Übungen wirken auf die Wirbelsäule ein, um der Lebensenergie (*Prana*) den Weg frei zu machen und dadurch ein gutes Arbeiten des zentralen Nervensystems zu erreichen. Die Körperübungen haben zum Ziel, die Hindernisse wegzuräumen, die dem Kreislauf der Lebensenergie im Wege stehen. Gleichzeitig nimmt die Asanapraxis Atmung und Konzentration mit in die Haltungen auf und berücksichtigt so die Verbindung von Körper, Atem und Geist. Eine gute Asanapraxis erhöht die Kraft, Flexibilität und Ausdauer der Übenden und gibt ein Gefühl von Gesundheit und Wohlbefinden. Dieses Resultat ist jedoch nicht ihr endgültiges und einziges Ziel, denn die körperliche Seite ist nur ein Teil des Zugangs zur vollständigen Integration.

Die **funktionale Integration** beschäftigt sich mit dem Energiefluss (*Prana*). *Prana* ist die Lebenskraft in einem Menschen, die für das Funktionieren aller Systeme im Körper, einschließlich des Geistes, verantwortlich ist. Wenn die Energie einer Person ausgerichtet ist, ist sie zentriert und eins mit sich selbst. Faktoren, die auf den Energiefluss wirken, sind:

- Nahrung,
- persönliche Disziplin,
- Gewohnheiten,
- Art der Sinneswahrnehmung,
- Atmung.

Pranayama entfernt die Unreinheiten aus dem Geist, so dass er sich konzentrieren kann. Während *Asana Pranayama* vorbereitet, vertieft *Pranayama* die Wirkung von *Asana* und führt zu *Dhyana* (Meditation) hin.

Die **psychische Integration** beschäftigt sich mit dem Geist, dem seelischen Gleichgewicht. Wenn die Ruhe bzw. die Harmonie des Geistes gestört ist, sind Körper und Atem es auch. Meditationstechniken beschäftigen sich direkt mit diesem Problem. *Pranayama*-Techniken und *Asana* unterstützen die psychische Integration, indem sie Körper und Atmung richtig koordinieren.

Aus neurobiologischer Sicht wird Geist nicht nur mit Gehirnaktivität gleichgesetzt. Daniel Siegel hat folgende Arbeitsdefinition für den Geist aufgestellt: *„Geist ist ein verkörperter und beziehungsorientierter oder beziehungsbezogener Prozess, der den Fluss von Energie und Information reguliert"* (Siegel 2010,

S. 40). Er sieht in dem Dreieck von Geist, Beziehungen und Gehirn einen interdependenten Zusammenhang. Die einzelnen Teile sind voneinander abhängig bzw. *„unterschiedliche Manifestationen eines Energie- und Informationsflusses"* (Siegel 2010). Das Gehirn beeinflusst nicht nur den Geist, sondern umgekehrt wirken der Geist und die Erfahrungen auf das Gehirn ein.

Aus neurobiologischer Sicht wird dem mittleren präfrontalen Kortex die Integrationsleistung der Bereiche Geist, Gehirn und Beziehungen zugeschrieben. Der präfrontale Kortex ist ein Teil des Frontallappens der Großhirnrinde (Kortex). Er befindet sich an der Stirnseite des Gehirns. Er empfängt die verarbeiteten sensorischen Signale, integriert sie mit Gedächtnisinhalten und aus dem limbischen System stammenden emotionalen Bewertungen und initiiert auf dieser Basis Handlungen. Er wird als oberstes Kontrollzentrum für eine situationsangemessene Handlungssteuerung angesehen und ist gleichzeitig intensiv an der Regulation emotionaler Prozesse beteiligt. Die Persönlichkeit eines Menschen steuernden Funktionen des präfrontalen Kortex sind (Siegel 2010, S. 43 ff.):

- Steuerung des Körpers über das vegetative Nervensystem (Balance zwischen sympathischem [körperliche und geistige Aktivierung] und parasympathischem Nervensystem [für den Ruhezustand nach einer Anstrengung]),
- eingestimmte Kommunikation: nonverbaler Austausch zwischen zwei Menschen,
- emotionale Balance: Regulation der im limbischen System und im Hirnstammbereich erzeugten Emotionen,
- Reaktionsflexibilität: angemessene Reaktion auf äußere Einflüsse, Vermeidung von reflexhaftem Verhalten,
- Einsicht: Abgleich von Vergangenheits- mit gegenwärtigen Erfahrungen und Zukunftsperspektiven,
- Empathie: Fähigkeit, sich in andere Menschen hineinzuversetzen,
- Angstbewältigung: Überwindung traumatischer Erlebnisse,
- Intuition: Wahrnehmen der inneren Stimme, Aufnahme von Informationen unseres Körpers und
- Moralgefühl.

Die **soziale Integration** beschäftigt sich mit dem Verhältnis von Person zu Umwelt. Soziale Integration ist die natürliche Folge der verschiedenen Praktiken und Formen von Integration. Wenn sich unsere strukturelle, funktionale und psychische Verfassung in einem ausgeglichenen, harmonischen und gesunden Zustand befindet, können wir uns angemessen an der sozialen Integration beteiligen.

Aus Sicht des Yoga stellt Krankheit das bedeutendste Hindernis auf dem Weg zur eigenen Integration dar (▶ Kap. 4.1). Krankheit ist das Symptom für ein desintegriertes System. Aus dem Selbstverständnis des Yoga ist der gesamte Bereich der psychischen Störungen Ausdruck von behinderter Integration (s. „Das psychiatrisch diagnostische Handbuch ICD-10" laut WHO 2010a). Yoga bietet eine Methode an, um das Gleichgewicht und eine gute Gesundheit zu erhalten bzw. wiederherzustellen. Als Therapie hat er das Ziel, das Gleichgewicht zwischen einer Person und ihrer Umwelt wiederherzustellen. Hierzu braucht die Yogatherapie keine äußeren Hilfsmittel (wie z. B. Medizin, Geräte), sondern nur den Geist, Atem und Körper eines Menschen. Im Gleichgewicht fügen sich alle Elemente des eigenen Lebens harmonisch zusammen. Dazu gehören innere Einstellungen, Ernährung, Hygiene, Körper und Atem, sozialer Austausch, Sinneswahrnehmung, Geistesverfassung usw.

4.3.2 Definition von Gesundheit

Nach Mohan ist eine *„gute Gesundheit (…) der natürliche körperliche Zustand, in dem prana leicht und gleichmäßig durch den Körper fließt. Wenn der Fluß von prana zu einem Körperbereich blockiert ist, ergeben sich dort Probleme. Krankheit zeigt eine Behinderung des optimalen Fließens von prana an. Die Heilung liegt in der Beseitigung der Hindernisse, die den Fluß von prana einschränken oder blockieren. Wenn das geschieht, kann sich die Gesundheit wieder entfalten"* (Mohan 1994, S. 249). Yoga bezeichnet sowohl das Ziel als auch den Prozess von Gesundheit und Wohlbefinden.

Der **multimodale Interventionsansatz** des Yoga spricht unterschiedliche Aspekte (Körper, Geist, Seele) der Patienten mittels Bewegung, Atmung und Entspannung an. Die Yogatherapie hat den Anspruch, die ganze Person zu behandeln und nicht nur die Krankheit. Die Befähigung der Patienten zur Identifizierung ihrer Quellen für Gesundheit und damit zur Stärkung der Selbstwirksamkeit liegt der Yogatherapie zugrunde. Die Patienten führen selbst die Therapie durch und arbeiten aktiv bei der Gestaltung ihrer Lebensführung mit. *„Das lässt die Verantwortung für die eigene Weiterentwicklung bei den einzelnen Menschen, erhöht ihre Motivation und stärkt ihr Vertrauen in die Fähigkeit, selber für einen guten Gesundheitszustand zu sorgen"* (Mohan 1994, S. 249). Die therapeutischen Wirkungen des Yoga sind von der inneren Haltung und Einstellung der Praktizierenden wesentlich mitbestimmt.

Die Gesundheit des Menschen ist laut der Verfassung der **Weltgesundheitsorganisation** (WHO 1946) „*ein Zustand des vollständigen körperlichen, geistigen und sozialen Wohlergehens und nicht nur das Fehlen von Krankheit oder Gebrechen*". Die Definition erinnert an das altindische medizinische System: den Ayurveda. Das Sanskritwort *Svasthya* bedeutet Stabilität im wahren Selbst. Es beschreibt Gesundheit als einen Zustand umfassenden, ausgeglichenen, physischen, geistigen und spirituellen Wohlbefindens. Schwerpunkt des Ayurveda ist die Balance auf der körperlichen Ebene, Schwerpunkt des Yoga ist die Balance auf der geistigen Ebene. Die Yogapraxis mit ihren geistigen Techniken der Meditation, Atemmethoden und den körperlichen Übungen dient dazu,

Tamas (Trägheit, Dunkelheit, Chaos) und *Rajas* (Rastlosigkeit) zu reduzieren und einen Zustand reiner Balance zu erreichen. Mohan sieht einen Zusammenhang zwischen der WHO-Definition von Gesundheit und den acht Gliedern des Yoga nach Patanjali. Yoga, als Teil des ayurvedischen Systems, betrachtet Gesundheit als einen Zustand der Integration, der durch die acht Glieder herbeigeführt werden kann und damit die Gesundheitsdefinition der WHO unterstützt (▶ Tab. 4-4).

Gesundheit ist Ausdruck eines integrierten Systems und zeigt sich als **Gleichgewicht** von Körper, Geist und Seele aus. Oder mit Erich Fromm gesagt: *„Gesund sein heißt, mit der Natur des Menschen in Einklang stehen"* (Fromm 1971, S. 112). Gesundheit bedeutet in diesem Zusammenhang die Überwindung von Entfremdung und Isoliertheit. Die Antwort auf existenzielle (psychische, soziale, spirituelle, religiöse) Fragen stellt eine ganz entscheidende Rolle in jedem Heilungsprozess dar. Der Mangel an Sinn macht den Menschen dagegen krank. Das körperliche, geistige und soziale Wohlergehen kann durch Yoga gesteigert werden.

Tab. 4-4 Gesundheitsdefinition der WHO und der achtgliedrige Yogapfad (nach Mohan 1994; WHO 1946)

Der achtgliedrige Yogapfad	Integration				Gesundheit laut WHO-Definition
	strukturelle	funktionale	psychische	soziale	
1. *Yama* – soziales Verhalten				X	soziales Wohlbefinden
2. *Niyama* – persönliche Disziplin		X			soziales Wohlbefinden
3. *Asana* – der Körper	X				körperliches Wohlbefinden
4. *Pranayama* – der Atem		X			körperliches Wohlbefinden
5. *Pratyahara* – die Sinne		X			
6. *Dharana* – der Geist			X		mentales Wohlbefinden
7. *Dhyana* – der Geist			X		mentales Wohlbefinden
8. *Samadhi* – der Geist			X		

4.3.3 Definition von Mind-Body-Medizin

In der westlichen Medizin ist in den letzten Jahren zunehmend die Tendenz zu erkennen, eine Reintegration der seit der Renaissance und Aufklärung rationalistischen u. a. auf den Philosophen René Descartes (1596–1650) zurückgehenden **Trennung von Geist und Körper** vorzunehmen (Damásio 1999). Vor allem in den USA ist das Konzept der *Integrative Medicine* entwickelt worden, das die konventionelle Medizin mit der *Complementary and Alternative Medicine* (CAM) und der *Mind-Body Medicine* (MBM) kombiniert (NIH 2010). Umgangssprachlich werden die Begriffe Alternativmedizin und Komplementärmedizin mitunter synonym verwendet. Dahinter stehen jedoch unterschiedliche Konzepte. Während durch Verfahren der Alternativmedizin naturwissenschaftliche Behandlungsmethoden ersetzt werden sollen, ergänzen komplementäre Ansätze die Schulmedizin. Die integrative Medizin strebt die Zusammenarbeit von konventioneller Medizin und komplementären Methoden an.

Die National Institutes of Health (NIH) in Washington D. C. (USA) definieren Mind-Body-Medizin wie folgt:

„Mind-Body-Medizin konzentriert sich auf
- die wechselseitige Beeinflussung von Gehirn, den anderen Körperteilen, den Geist und dem Verhalten
- die Art und Weise, wie emotionale, mentale, soziale und spirituelle Faktoren sowie Erfahrungen und Verhalten direkt die Gesundheit beeinflussen" (NIH 2010, eigene Übersetzung).

Das National Center for Complementary and Alternative Medicine (NCCAM) führt dazu aus:

„Mind-Body-Praktiken konzentrieren sich auf die Wechselwirkungen zwischen Gehirn, Psyche, Körper und Verhalten mit dem Ziel, körperliche Vorgänge mit Hilfe der Psyche zu beeinflussen und Gesundheit zu fördern." (NCCAM 2013, eigene Übersetzung). Als Mind-Body-Methoden werden Interventionsstrategien wie
- Akkupunktur,
- Entspannungstechniken,
- Hypnose,
- Meditation,
- Tai Chi und
- Yoga

genannt. Das NCCAM ist in den USA die führende bundesstaatliche, wissenschaftliche Forschungseinrichtung, die nicht-schulmedizinische Gesundheitsinterventionen, Praktiken, Produkte und Disziplinen auf ihren Nutzen, ihre Sicherheit und ihre Rolle im Zusammenhang mit der Verbesserung der Gesundheit und des Wohlbefindens untersucht.

Die Mind-Body-Medizin basiert auf einem ganzheitlichen Ansatz. Ihre Entwicklung steht im Zusammenhang mit der physiologischen und psychologischen Stressforschung, der Psychoneuro(endokrino)immunologie sowie Antonovskys salutogenetischem Paradigma (▶ Kap. 1.5). Das der MBM zugrunde liegende Menschenbild versucht, sowohl körperliche und psychische als auch soziale und spirituelle Aspekte des Menschseins zu berücksichtigen. Die MBM bezieht sich auf die direkte Wirkung von Gefühlen, Gedanken, Einstellungen, sozialen und spirituellen Aspekten und Verhaltensfaktoren auf die Gesundheit. Als ressourcenorientiertes Therapieangebot fördert die MBM die Fähigkeit des Menschen zur Selbstfürsorge und bietet Begleitung bei Sinnfragen im eigenen Leben und die einer aktuellen Lebenssituation. Die Eigeninitiative der Patienten, an ihrer eigenen Genesung und dem Erhalt der Gesundheit mitzuwirken, soll gestärkt werden.

Auch in **Deutschland** gibt es Ansätze einer integrativen Medizin, die die Mind-Body-Medizin und naturheilkundliche Traditionen in klinische und präventive Konzepte einbeziehen (z. B. Universität Duisburg-Essen, Lehrstuhl für Naturheilkunde und Integrative Medizin: www.uni-due.de/naturheilkunde; Immanuel Krankenhaus Berlin, Naturheilkunde: http://naturheilkunde.immanuel.de).

Unter dem Begriff **Ordnungstherapie** (Melzer et al. 2004; Dobos u. Paul 2011) wird die Gesamtheit der therapeutischen Maßnahmen verstanden, die Menschen zu einem ausgeglichenen und gesunden Lebensstil führen sollen. Der Begriff geht auf den Schweizer Arzt und Ernährungswissenschaftler Maximilian Oskar Bircher-Benner (1867–1939) zurück. Er bezieht sich auf die „Lebensordnung" des Menschen: eine gesunde Lebensführung im persönlichen Alltag, z. B. in den Bereichen

- Ernährung,
- Bewegung,
- Entspannung,
- naturheilkundliche Selbsthilfestrategien,
- soziales Eingebundensein.

Bircher-Benner verstand die Ordnungstherapie als ein **mehrdimensionales naturheilkundliches Therapiekonzept,** unter das er andere Therapieverfahren wie die Somatotherapie (Ernährungs-, Sonnen- und Licht-, Hydro-, Bewegungstherapie, Atmungstechnik, Ordnung des Lebensrhythmus) und die Psychotherapie ordnete. Er war davon überzeugt, dass die Unordnung in der Lebensführung die Grundursache aller Krankheiten sei und Lebensordnung Gesundheit bedeute. Der wechselseitige Einfluss von Geist, Psyche, Körper und Verhalten auf die Gesundheit stand für ihn im Vordergrund.

In der naturheilkundlichen Literatur stellt die Ordnungstherapie heute eine der fünf Säulen der auf Pfarrer Sebastian Kneipp (1821–1897) zurückgehenden Naturheilkunde dar. Die konkreten Inhalte und Methoden der Ordnungs-

therapie orientieren sich am aktuellen Zeitgeist und dem Stand von Wissenschaft und Forschung. Die Ordnungstherapie dient der **Prävention**. Sie spielt eine wichtige Rolle in der Behandlung von
- Erschöpfungszuständen,
- psychischer Überlastung,
- Suchterkrankungen und
- bei allen Störungen, bei denen Stress, Hektik und eine ungesunde Lebensweise auf die Gesundheit wirken.

Dobos und Mitautoren fassen dies wie folgt zusammen: *„Die salutogenetische Sicht auf Stress und Stressbewältigung betont die Stärkung von Gesundheitsressourcen im Sinne einer integrierten Förderung von Gesundheitspotentialen. Ziel von in diesem Sinn motivierten Interventionen ist es, in den Bereichen Ernährung, der Bewegung, der Sozialkontakte, der Kognition, des Spannungsausgleichs und der inneren Haltung Lebensstilentscheidungen zu fördern, die die Ressourcen für den Umgang mit psychischen Fehlbelastungen und Stress erhalten oder sogar stärken und damit nachhaltig zur Verbesserung der Lebensqualität eines Menschen beitragen"* (Dobos et al. 2006, S. 23). Elemente der Ordnungstherapie sind:
- Umstellung des Lebensstils (z. B. Ernährungsumstellung, Beachtung des Biorhythmus, Bewegung),
- gezielte verhaltenstherapeutische Maßnahmen und
- Entspannungsverfahren.

Die grundsätzlichen Elemente der Ordnungstherapie finden ihre Entsprechung in den Erkenntnissen der modernen Wissenschaft (z. B. Chronobiologie, Stressforschung, Psychosomatik).

Im Zusammenhang mit der Mind-Body-Medizin ist das **biopsychosoziale Modell** zu nennen, das aus der Stressforschung (Cannon 1929; Selye 1936), der Erforschung von sozialen und psychologischen Risikofaktoren des Krankheitsgeschehens (Engel 1976; Engel 1977) und der Einführung der allgemeinen Systemtheorie (Luhmann 1984) in die Medizin hervorgegangen ist (vgl. Egger 2005; Pauls 2013). Es beschreibt die Natur als eine hierarchische Ordnung von Systemen, *„wobei die komplexeren, größeren Einheiten jeweils über den weniger komplexeren, kleineren Einheiten aufgebaut sind"* (Egger 2005, S. 4). So wird auch das System „Mensch" (seine physische Erscheinung, sein Erleben und Verhalten) als ein Ganzes gesehen. Der Mensch ist Teil übergeordneter Systeme und gleichzeitig selbst ein System, das aus vielen Subsystemen (Organen) bis hinab zur molekularen Ebene besteht. Das dynamische Wechselspiel zwischen biologisch-organischen, psychischen und sozialen Faktoren ist bestimmend für den gesundheitlichen Zustand eines Menschen. Das biopsychosoziale Modell besagt *„bezüglich geistiger Phänomene einerseits und körperlicher Phänomene andererseits (…), dass mentale Phänomene relativ zum Nervensys-*

tem emergent sind, d. h. sie sind zwar bestimmt durch und auch erzeugt von physiologischen und physiko-chemischen Ereignissen, sie sind aber charakterisiert durch emergente Eigenschaften, welche unterscheidbar sind von neurobiologischen Eigenschaften und welche auch nicht reduzierbar sind auf neurophysiologische Tatbestände" (Egger 2005, S. 5).

> **Exkurs**
>
> Der Begriff **Emergenz** (lat.: *emergere* = auftauchen, emporkommen) ist eine kennzeichnende Eigenschaft von hierarchisch strukturierten Systemen und beschreibt das Phänomen, dass solche Systeme auf der Makroebene Eigenschaften besitzen, die auf der einfacheren, darunterliegenden Organisationsebene, der Mikroebene, nicht vorhanden sind und deswegen dort auch nicht als Erklärungsgrundlagen zur Verfügung stehen. Sie entstehen durch synergetische Wechselwirkungen zwischen den Elementen auf der Mikroebene.

Als wesentliche Folgerung aus dem biopsychosozialen Modell gilt, *„dass jedes Ereignis und jeder Prozess, der an der Ätiologie, Pathogenese, der symptomatischen Manifestation und der Behandlung von Störungen beteiligt ist, folgerichtig nicht entweder biologisch oder psychologisch ist, sondern sowohl biologisch als auch psychologisch"* (Egger 2005, S. 5 u. 9).

Im biopsychosozialen Modell werden Gesundheit und Krankheit wie folgt definiert:

Gesundheit bedeutet *„die ausreichende Kompetenz des Systems ‚Mensch', beliebige Störungen auf beliebigen Systemebenen autoregulativ zu bewältigen"* (Egger 2005, S. 5). Sie stellt die Fähigkeit dar, pathogene physische oder psychische Faktoren ausreichend wirksam kontrollieren zu können.

„Krankheit stellt sich dann ein, wenn der Organismus die autoregulative Kompetenz zur Bewältigung von auftretenden Störungen auf beliebigen Ebenen des Systems ‚Mensch' nicht ausreichend zur Verfügung stellen kann und relevante Regelkreise für die Funktionstüchtigkeit des Individuums überfordert sind bzw. ausfallen" (Egger 2005, S. 5). Erkrankung ist das Resultat einer Störung komplexer dynamischer Interaktionen der biologischen Existenz, individuellem Erleben und Verhalten und sozialem Zusammenleben.

Die Unterscheidung in psychosomatische und nicht-psychosomatische Krankheiten ist aus Sicht des biopsychosozialen Modells nicht mehr haltbar. Gesundheit und Krankheit werden nicht als Zustand betrachtet, sondern als ein *„dynamisches Geschehen"*. Gesundheit ist nicht als ein passiv zu empfangendes Gut zu verstehen, vielmehr als ein aktiver Prozess, den jeder erwachsene Mensch durch

- die Übernahme von Selbstverantwortung,
- bewusstes und gezieltes Handeln sowie
- die Erweiterung gesundheitsrelevanten Wissens und
- Selbstliebe

positiv für sich gestalten kann. „*So gesehen muss Gesundheit in jeder Sekunde des Lebens ‚geschaffen' werden*" (Egger 2005, S. 6).

Yoga passt von seinem Selbstverständnis in das biopsychosoziale Modell und kann einen Beitrag zur Mind-Body-Medizin leisten. In Bezug auf das biopsychosoziale Modell des Rückenschmerzes kann Yoga als eine „*kognitiv-behaviorale (verhaltensbezogene) Interventionsform*" interpretiert werden (Pfeifer 2007, S. 5). Sie fördert physische und psychosoziale Gesundheitsressourcen, vermindert Risikofaktoren, bewältigt Beschwerden und Missbefinden. Yoga führt zu einer aktiven Schmerzbewältigung und erlaubt, anderen Dingen als Schmerz Raum zu geben. Dazu gehören der Einsatz von Entspannungsverfahren, der Umgang mit sozialen Verstärkern und die Stärkung der Selbstkontrolle im Umgang mit Schmerzen.

Deutzmann betrachtet Yoga als eine „*psychosomatische Übungsweise*", „*die mit ihrem methodischen Angebot Möglichkeiten zur Nachregulierung des homöostatischen Gleichgewichtes, d. h. zur Bewältigung von psychophysischen Stressreaktionen und zur Erhöhung der Anpassungsfähigkeit des Organismus auf Stressreize bietet.*

Yoga ist ein psychosomatischer Übungsweg, der vielen Anforderungen zur Kompensation von Belastungen des modernen Lebens gerecht zu werden scheint. Yogapraktiken sind geeignet, die Stressreaktionen im Körper abzubauen und durch ein Training des Nervensystems emotionale Belastungen und negative Emotionen und Affekte besser zu bewältigen" (Deutzmann 2002, S. 42).

4.3.4 Resümee

Yoga vermittelt ein ganzheitliches Verständnis für die eigene Gesundheit. Als multimodaler Ansatz wirkt Yoga mit Hilfe von *Asanas*, *Panayama* und Meditation positiv auf Körper, Geist, Energiefluss, Psyche und Verhalten und ermöglicht das wertfreie Beobachten der eigenen Gedanken. Es handelt sich um eine erprobte Möglichkeit der Selbsterkundung, die bei der engen Verflochtenheit zwischen Körper und Geist ansetzt und damit der Ganzheitlichkeit des Menschen Rechnung trägt. Die Bedeutung der Gedanken und Gefühle für die körperliche Verfassung (Gesundheit, Krankheit) des Menschen gilt in fernöstlichen Traditionen wie Buddhismus, Ayurveda, Yoga, TCM usw. als gesicherte Erkenntnis.

> **Merke**
> Indem wir lernen, auf unsere Gedanken und Gefühle Einfluss zu nehmen, können wir uns gesund erhalten. Die Instrumente des Yoga eigenen sich als therapeutische Maßnahmen zur Behandlung von Beschwerden des Bewegungsapparates, bei psychosomatischen und psychischen Dysbalancen sowie zur Stressbewältigung.

- Yoga ist weder eine spezielle Technik noch eine weitere gesundheitssportliche Maßnahme, sondern ein Weg zur Selbstfindung, ein Weg der Wandlung. Mit seiner Hilfe lässt sich eine dauerhafte Übungspraxis aufbauen, die zur Überwindung von Erschöpfung, Burnout oder Depression beitragen kann.
- Der Yogaweg führt zu mehr Gelassenheit und weniger Leiden, auch wenn die äußere Situation zunächst nicht wesentlich veränderbar erscheint.
- Yoga stärkt die eigene Persönlichkeit und lässt sie reifen, entwickelt kreative Potenziale und verbindet eine umfassende Ressourcenorientierung von Leistung und Gesundheit im gesellschaftlichen und beruflichen Kontext.
- Yoga legt den Fokus auf die Ausbildung der persönlichen Ressourcen (z. B. Selbstwirksamkeit, Resilienz, emotionale Stabilität, Kohärenzsinn, Distanzierungsfähigkeit) und die Förderung psychosozialer Kompetenzen. Damit entspricht die Yogapraxis dem salutogenetischen Ansatz, der erforscht, was Menschen gesund hält (▶ Kap. 1.5).
- Yoga erfüllt die Suche nach einer inneren Werteorientierung und dem Sinnzusammenhang im Leben. Er ermöglicht, die Balance zwischen äußeren Anforderungen und inneren Ansprüchen wieder herzustellen. In der Konzentration auf die Essenz des Lebens werden die Menschen in die Erfahrung der Verbundenheit mit allem, was existiert, geführt. Diese Erfahrung ist die Basis für ein nachhaltiges und verantwortliches Handeln im beruflichen, individuellen und gesellschaftlichen Sinne und trägt die Voraussetzung für ein erfülltes Leben in sich.

Merke
Immer häufiger belegen klinische Studien die Wirksamkeit von Yoga als Interventionsinstrument zur Förderung von physiologischen, psychologischen und Verhaltensänderungen (▶ Kap. 4.6). Daher eignen sich die Interventionen durch Yoga als Ergänzung und Unterstützung der ärztlichen Therapie im Sinne einer Integrativen Medizin.

4.4 Yoga als Gesundheitsbildungsangebot

Die gesellschaftlichen Beschleunigungsprozesse und die rastlose (digitale) Betriebsamkeit, denen jeder Einzelne ausgesetzt ist, geraten zunehmend in Konflikt mit dem menschlichen Charakter, der auf Langfristigkeit, Verlässlichkeit und Entwicklung angewiesen ist. Dieser individuell bewusst oder unbewusst wahrgenommene Konflikt ist nicht ohne Folgen für die biopsychosoziale Gesundheit der Menschen.

Heute gilt die Maxime: Erfolgreich ist, wer mental leistungsfähig ist und bleibt. Deshalb bedarf es mehr denn je einer Ausbildung und berufsbegleitenden Fortbildung, die Selbstreflexion, Selbsterfahrung und Beziehungsfähigkeit betont. Gerade weil die gegenwärtigen Bedingungen des Berufslebens sehr belastend sind und sich Veränderungen in organisatorischen Strukturen und Prozessen nicht von heute auf morgen durchsetzen lassen, sind Wege aufzuzeigen, wie Menschen in ihren Berufen nicht nur gesund bleiben, sondern aus ihren Berufen und Tätigkeiten Kraft und persönliche Bereicherung ziehen können.

Yoga als Training zur Bewältigung von Stress und Schmerzen zielt auf die Kompetenzerweiterung bezüglich der Entspannung, Formung der Skelettmuskulatur, der Umwelt- und Selbstregulation ab. Als meditatives Verfahren kann Yoga den Menschen (wieder) in seiner eigenen Mitte verankern. Er schafft damit Stabilität und Flexibilität zugleich, was wiederum Resilienz entstehen lässt. Es wird Achtsamkeit gelehrt. Diese Achtsamkeit ist elementar und notwendig, um die aktuelle Handlungsregulation positiv und adäquat zu beeinflussen. Wenn man davon ausgeht, dass schon jetzt hohe Prävalenzraten psychosomatischer Erkrankungen in unterschiedlichen Berufsgruppen (▶ Kap. 2 u. Kap. 3) vorliegen, wird es erforderlich, verstärkt und systematisch den Körper in die Interventionen einzubeziehen, vor allem zur verbesserten Emotionsregulation und Verarbeitung negativer Emotionslagen. Die äußeren Bedingungen des (Berufs-)Lebens sind objektiv schwierig, aber die subjektiven Bewältigungsstrategien entscheiden letztlich darüber, wie belastend der (Berufs-)Alltag empfunden wird.

Dem engen zirkulär-kausalen Wechselspiel zwischen Gedanken, Emotionen/Gefühlen und Körper wird in der Stressforschung große Beachtung geschenkt. Neuere Studien belegen, wie Gedanken unseren Organismus in einen Stresszustand versetzen können und wie umgekehrt z. B. die Körperhaltung auf die Stimmung wirken kann. Dabei ist zu berücksichtigen, dass es ein von Emotionen freies Denken, eine von Emotionen freie Rationalität nicht gibt. Die Gedanken sind immer von Emotionen durchsetzt. Die Gefühle wiederum unterliegen Präferenzen, die ihrerseits durch frühe Erfahrungen – zumeist aus der Kindheit – gespeist werden, wobei unter anderem instinktive Muster, Gefahr zu vermeiden und Lust zu suchen, bestimmend sind. Ob der Körper in Stress versetzt wird, ist demnach davon abhängig, wie eine Situation individuell bewertet wird (▶ Kap. 1).

Die erworbenen Erfahrungs- und Verhaltensmuster sind aufs engste mit den individuellen biologischen Gegebenheiten verwoben. Daher kann es **kein Patentrezept** zur Stressbewältigung geben. Ein Schlüssel zur Problembewältigung liegt darin, dass jeder Mensch zum Forscher in eigener Sache wird, und dieses Forschen muss sich auf Körper und Bewusstsein erstrecken.

Eine achtsame Haltung befähigt dazu, Körper und Geist in ihrer Einheit wahrzunehmen und die eingefahrenen Gedanken- und Gefühlsmuster zu erkennen. Indem man selbst Licht auf die oft unbewussten individuellen Strukturen wirft, verändern sie sich schon allein dadurch, dass sie ins Bewusstsein gehoben werden. Das geschieht kognitiv, emotional und sensorisch, d. h. in der Verknüpfung mit den Gefühlen und Körperempfindungen.

> **Definition**
> Unter Achtsamkeit ist sowohl die formale Übungspraxis als auch eine offene Haltung der Beobachtung im Alltag zu verstehen.

Die formalen Übungen (*Asana*, *Pranayama*, Meditation) entwickeln die Fähigkeit zur Präsenz und schärfen die Wahrnehmung für die eigenen eingefahrenen Muster und Schemata. So wird die Distanzierungsfähigkeit entwickelt, die es ermöglicht, nicht in das oft unbewusst funktionierende Beziehungsgeflecht mit Familienmitgliedern, Vorgesetzten, Kollegen, zu pflegenden Personen, Schülern usw. verstrickt zu werden.

Dass Meditation bzw. Achtsamkeitsübungen geeignet sind, den Herausforderungen in Beruf und Alltag besser gewachsen zu sein, belegen immer mehr Studien. Wissenschaftler des Bender Institute of Neuroimaging (BION) der Justus-Liebig-Universität Gießen fanden in einer Studie eine starke Verbesserung der Lebensqualität und Selbstwirksamkeit der Befragten nach Erlernen der Meditationspraxis heraus (BION 2010). In einer nach zwölf Monaten wiederholten Befragung berichteten die Studienteilnehmer, durch die kontinuierliche Praxis der Meditation
- im Beruf leistungsfähiger zu sein,
- äußerem Druck besser standhalten zu können und
- zu mehr persönlicher Authentizität zu finden.

Innerhalb eines Jahres verbesserten sich bei den Studienteilnehmern die Selbstwahrnehmung und die Kompetenz im Umgang mit Herausforderungen deutlich (▶ Abb. 4-3 u. Abb. 4-4). *„In Zeiten, in denen sich immer mehr Menschen den äußeren Lebensumständen hilflos ausgeliefert fühlen, eröffnet Meditation somit einen Weg zu mehr Selbstbestimmung und Handlungsfähigkeit. Darüber hinaus zeigt die Studie eine wachsende Sensibilität für die Folgen des eigenen Handelns in beruflichen Kontexten. Der Wunsch nach mehr Sinn und ideellen Werten bei der Arbeit, aber auch die wachsende Kritik an einer einseitig materiellen Ausrichtung der Wirtschaft verdeutlichen, dass Selbstreflexion und Stille wichtige Impulse für einen Wandel zu einer nachhaltigeren Ökonomie begünstigen"* (BION 2010).

Das in den ▶ Kapiteln 5 und 6 folgende, auf psychische und körperliche Belastungen ausgerichtete Yogaübungsprogramm richtet sich an alle Menschen, die bereit sind, in eigener Sache zu forschen, darüber nachzudenken und dem nachzuspüren, wie sie sich vielleicht mitunter selbst das Leben schwer machen, und die Wege finden wollen, wie sie gelassener mit Anforderungen umgehen können. Es ermöglicht, den Körper besser wahrzunehmen und somit Körper-

4.4 Yoga als Gesundheitsbildungsangebot

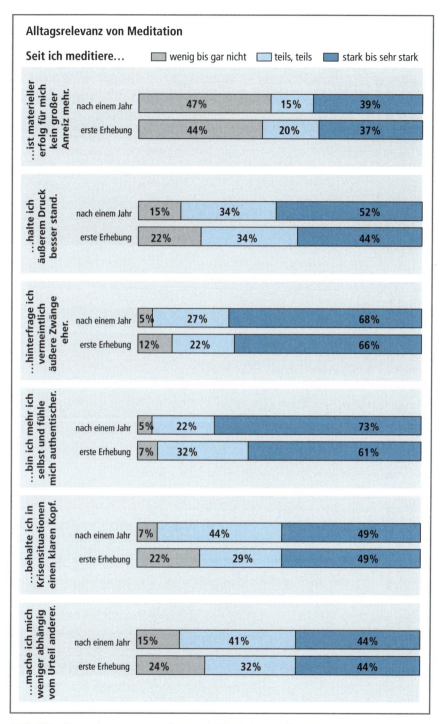

Abb. 4-3 Alltagsrelevanz von Meditation (BION 2010; mit freundlicher Genehmigung der Kongressorganisation „Meditation & Wissenschaft").

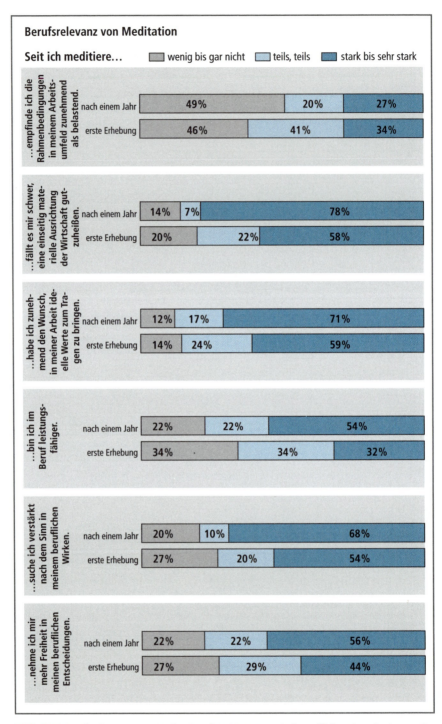

Abb. 4-4 Berufsrelevanz von Meditation (BION 2010; mit freundlicher Genehmigung der Kongressorganisation „Meditation & Wissenschaft").

signale, die bei einer Nichtwahrnehmung zu Stress und Erschöpfungszuständen führen würden, leichter zu identifizieren. Es ist ein Beitrag zur Gestaltung des individuellen Lebensstils und des „Lifestyle-Managements". Gerade weil die Persönlichkeit des Einzelnen im heutigen Berufsleben so entscheidend ist, bedarf es einer Schulung und berufsbegleitenden Fortbildung, die Selbstreflexion und Beziehungsfähigkeit ausbildet.

Yoga als **Gesundheitsbildungsangebot**
- vermittelt Gesundheitswissen,
- stärkt die Eigenverantwortlichkeit,
- regt Änderungen in Bezug auf das eigene Gesundheitsverhalten an,
- wirkt auf das Sozialverhalten und die Gestaltung der persönlichen Umwelt.

Gesundheitsbildung stärkt die Kompetenzen eines Menschen, sich für die eigene Gesundheit einzusetzen. Sie zielt auf die Selbstbestimmung über die Determinanten der Gesundheit und befähigt dazu, auf Lebensbedingungen Einfluss zu nehmen. Der Begriff betont *„die Selbstbestimmung von informiert entscheidenden und handelnden Subjekten, die unter spezifischen Bedingungen leben und diese mitgestalten"* (Blättner 2011, S. 129). Gesundheitsbildung umfasst
- die Vermittlung grundlegenden Wissens über Gesundheits- und Krankheitsprozesse,
- Lernangebote über Handlungschancen zur individuellen Bewältigung gesundheitlicher Belastungen und
- kollektive Lernchancen für die gesundheitsfördernde Gestaltung von Lebenskontexten und Organisationen.

Als theoretische Basis des vorliegenden Stressreduktionsprogramms dient das Copingkonzept, welches die Wichtigkeit der individuellen Bewertung stressrelevanter Situationen betont. Belastende Situationen werden nach der persönlichen Relevanz bewertet. Außerdem wird danach gefragt, ob Strategien bereitstehen, die Situation zu meistern. Diese Einschätzungen bestimmen das Ausmaß der Stressreaktion. Interventionsziele des Trainings sind (Stück 2008):
- die Verbesserung von arbeitsbezogenen Erlebens- und Verhaltensmustern,
- die Verbesserung in Persönlichkeits- und Verhaltensbesonderheiten, die zu einem Nichtwahrnehmen von Stress- und Erschöpfungszuständen führen (z. B. Ungeduld, Erholungsunfähigkeit, Wettbewerbsstreben, Planungsambitionen),
- die Verbesserung im Erleben von Entspannung und Gelassenheit bzw. der Selbstregulation,
- erlernte Selbstregulationstechniken in den Alltag zu transferieren,
- Sitzungswirkungen hinsichtlich eines verbesserten Entspannungsempfindens, der Stimmung und der Vitalität sowie
- Erreichen einer hohen Akzeptanz und Zufriedenheit in Bezug auf das Training.

Das Training zielt auf die Fähigkeitsentwicklung und Verbesserung der Gesundheit durch:

- **Befähigung zu internalen Bewältigungsstrategien** (Selbstregulation in Stresssituationen mit Hilfe von Yoga, progressiver Muskelrelaxation, Selbstreflexion und Emotionsregulation) zur Stabilisierung der Persönlichkeit, um nach außen hin stabil zu agieren. Es geht darum, die persönlichen Muster bewusst zu machen. Je genauer wir uns selbst kennen, desto besser wissen wir, wie und in welchen Situationen wir uns unter Stress setzen.
- **Schulung der Teilnehmer** zu externalen Bewältigungsfähigkeiten (Umweltregulation: z.B. Kommunikationsverhalten, Lehrer-Schüler-Interaktion, Vorgesetzten-Mitarbeiter-Interaktion). Je genauer wir uns kennen, desto besser können wir – je nach Berufsgruppe – die Beziehungen zu Vorgesetzten, Kollegen, Kunden, Patienten, Schülern usw. gestalten.
- **Training der Achtsamkeit**. Je fähiger wir sind, präsent zu sein, desto besser können wir mit der Aufgabenvielfalt umgehen und die Gefahr des Multitaskings vermeiden.

4.5 Yoga im Rahmen der Gesundheitsförderung und Prävention

> **Definition**
> Als Prävention (lat.: *praevenire* = zuvorkommen, verhüten) bezeichnet man vorbeugende Maßnahmen, die geeignet sind, den Eintritt einer Krankheit zu verhindern oder zu verzögern oder die Krankheitsfolgen abzuschwächen.

Unterschieden wird zwischen der Primärprävention (Maßnahmen des Risikoschutzes bei Gesunden), der Sekundärprävention (Vorsorgemaßnahmen, um Krankheiten frühzeitig diagnostizieren und Patienten therapieren zu können) und Tertiärprävention (Maßnahmen, um nach Krankheiten Rückfälle und Folgeschäden zu verhindern oder abzumildern). Ziele der (Krankheits-)Prävention sind individueller, ökonomischer und gesellschaftlicher Art. Morbidität und Mortalität sowie die sich daraus ergebenden Einbußen an der Teilhabe am sozialen Leben und der Lebensqualität sollen vermieden, abgeschwächt oder zeitlich verschoben werden. Die Kosten der Kuration, Rehabilitation und Sozialversicherung sollen in kontrollierbare Bahnen gelenkt, Produktivitäts- und gesamtgesellschaftliche Wohlfahrtsverluste auf ein erträgliches Niveau reduziert werden. Darüber hinaus gilt Gesundheit aus Sicht der Demographie zunehmend als Humankapitalfaktor (Franzkowiak 2011b). Weiterhin werden die Begriffe Verhaltensprävention und Verhältnisprävention voneinander abgegrenzt. Während die Verhaltensprävention durch Aufklärung, Information, Übung oder Training den Einzelnen dazu motivieren soll, Risiken zu vermeiden und sich gesundheitsförderlich zu verhalten (gesunde Ernährung, ausreichende Bewegung usw.), zielt die Verhältnisprävention auf eine menschengerechte Gestaltung der Arbeits- und Lebensbedingungen (Arbeit, Familie, Freizeit, Umweltbedingungen) ab.

Vom Begriff der Prävention zu unterscheiden ist der Begriff Gesundheitsförderung (Ottawa-Charta der WHO vom 21. November 1986). Während es bei der Prävention um die Verringerung und Vermeidung von Risikofaktoren geht, will die Gesundheitsförderung vor allem die Schutzfaktoren erhöhen und die gesundheitlichen Lebensbedingungen stärken (mit sämtlichen ökonomischen, kulturellen, sozialen, bildungsmäßigen und hygienischen Aspekten). Gesundheit wird dabei in einer ganzheitlichen Sichtweise als körperliches, psychisches und soziales Wohlbefinden definiert, das durch individuelle, soziale und gesellschaftliche Hintergründe beeinflusst wird. Daher ist Gesundheit als ein wesentlicher Bestandteil des täglichen Lebens zu verstehen und nicht als vorrangiges Lebensziel. Gesundheit steht für ein positives Konzept, das in gleicher Weise die Bedeutung sozialer und individueller Ressourcen für die Gesundheit betont wie die körperlichen Fähigkeiten.

> **Merke**
> Gesundheit ist weniger ein Zustand oder ein Ziel, als vielmehr eine Ressource des täglichen Lebens.

Gesundheit ist laut der Bangkok-Charta der WHO aus dem Jahre 2005 der Weg zu einer höheren Lebensqualität: *„Lebensqualität ist die subjektive Wahrnehmung einer Person über ihre Stellung im Leben in Relation zur Kultur und den Wertsystemen, in denen sie lebt, und in Bezug auf ihre Ziele, Erwartungen, Standards und Anliegen"* (WHO 2005).

Das salutogenetische Modell von Antonovsky geht von einem Kontinuum aus, dessen Pole Gesundheit und Krankheit sind, das so genannte Gesundheits-Krankheits-Kontinuum (▶ Kap. 1.5):
- Prävention zielt darauf ab, dass sich die Position des Individuums auf dem Kontinuum nicht in Richtung Krankheit verschiebt. Grundsatzfrage: Was macht krank? (Pathogenese).
- Gesundheitsförderung ist darauf ausgerichtet, die Position des Individuums in Richtung Gesundheit zu verschieben. Grundsatzfrage: Was hält gesund? (Salutogenese).

Prävention und Gesundheitsförderung ergänzen sich, zielen gemeinsam auf die Verbesserung und den Erhalt der Gesundheit ab und stellen damit eine Investition in Lebensqualität dar. Es geht um die Erhaltung der Gesundheit und funktionaler Fähigkeiten bis in das hohe Alter. Die Krankheitslast soll individuell und in der Bevölkerung gesenkt und die krankheitsfreie Lebenszeit verlängert werden. Zur Stärkung der gesundheitlichen Chancengleichheit rücken Gesundheitsförderung und Prävention zunehmend als gesamtgesellschaftliche Aufgaben in den Vordergrund der gesundheitspolitischen Diskussion.

Je nach Krankheitsbild, Patientengruppe, Auswahl der geeigneten Übungen und Fähigkeit bzw. Bereitschaft der Interventionsteilnehmer, eine regelmäßige Yogapraxis in ihr Leben zu integrieren, kann Yoga in der Gesundheitsförderung und Primärprävention eine wichtige Rolle zur Vermeidung von Krankheiten und Kostenreduktion des Gesundheitssystems spielen. Die gesetzlichen Krankenkassen erkennen Hatha-Yoga als Methode an, je nach Ausgestaltung der Kursangebote unter den Präventionsprinzipien *"Vorbeugung und Reduzierung spezieller gesundheitlicher Risiken durch geeignete verhaltens- und gesundheitsorientierte Bewegungsprogramme"* oder zur *"Förderung von Entspannung"*. Deshalb fördern sie entsprechend zertifizierte Kurse unter bestimmten Bedingungen finanziell (GKV Spitzenverband 2010). Darüber hinaus eignet sich Yoga als komplementäre Intervention in den anderen Präventionsbereichen.

4.5.1 Gesetzliche Grundlagen

Im Rahmen des GKV-Gesundheitsreformgesetzes (GKVRefG 2000) verpflichtete der Gesetzgeber die Krankenkassen, ab dem Jahr 2000 Leistungen zur primären Prävention vorzusehen. Nach § 20 Abs. 1 Satz 2 SGB V sollen Leistungen zur Primärprävention den allgemeinen Gesundheitszustand verbessern und insbesondere einen Beitrag zur Verminderung sozial bedingter Ungleichheit von Gesundheitschancen erbringen. Die Krankenkassen erbringen Leistungen zur Gesundheitsförderung in Betrieben (betriebliche Gesundheitsförderung, § 20a Abs. 1 Satz 1 SGB V) und unterstützen die Träger der gesetzlichen Unfallversicherung bei ihren Aufgaben zur Verhütung arbeitsbedingter Gesundheitsgefahren (§ 20b Abs. 1 Satz 1 SGB V). In der Begründung des Gesundheitsreformgesetztes zu § 20 SGB V heißt es ganz im Sinne der WHO: *"Das Gesundheitssystem darf nicht nur ein Reparaturbetrieb für bereits entstandene Krankheiten sein. Die Förderung von Gesundheit und die Prävention von Krankheiten müssen integraler Bestandteil werden"* (SVR 2001, S. 72, Tz. 113).

Zur Weiterentwicklung der Prävention hat das Bundeskabinett im März 2013 den Entwurf eines Gesetzes zur Förderung der Prävention (PfG, Präventionsförderungsgesetz) beschlossen (Deutscher Bundestag 2013a). Zur Gesetzesbegründung heißt es: *"Die Auswirkungen des demografischen Wandels, der Wandel des Krankheitsspektrums hin zu den chronisch-degenerativen und auch psychischen Erkrankungen sowie die veränderten Anforderungen in der Arbeitswelt erfordern effektive und effiziente Gesundheitsförderung und Prävention"* (Deutscher Bundestag 2013a, S. 1). Ziel des Gesetzes ist es, *"mit einer zielgerichteten Ausgestaltung der Leistungen der Krankenkassen zur primären Präven-*

4.5 Yoga im Rahmen der Gesundheitsförderung und Prävention

tion und zur Früherkennung von Krankheiten die Bevölkerung bei der Entwicklung und dem Ausbau von gesundheitsförderlichen Verhaltensweisen zu unterstützen und damit gesundheitliche Risiken zu reduzieren" (Deutscher Bundestag 2013a). Mit dem Gesetz soll das Wissen, die Befähigung und die Motivation in der Bevölkerung zu gesundheitsbewusstem Verhalten in allen Lebensphasen gestärkt werden. Die Präventionspolitik ist zielgruppenspezifisch auszurichten mit dem Fokus auf die *„Förderung der gesundheitlichen Eigenkompetenz und Eigenverantwortung der Versicherten"* (§ 1 Abs. 1 Satz 2 SGB V [neu] – lt. Entwurf Präventionsförderungsgesetz). Der Gesetzentwurf wurde am 27. Juni 2013 vom Bundestag angenommen (Deutscher Bundestag 2013b).

Die Krankenkassen werden verpflichtet, die Leistungen zur primären Prävention an im Gesetz definierten Gesundheitszielen auszurichten. Um die Präventionsangebote der Krankenkassen von *„marketinginduzierten Zweckentfremdungen"* (BMG 2012, S. 9) zu befreien, wird der Spitzenverband Bund der Krankenkassen verpflichtet, im Rahmen des bestehenden Präventionsleitfadens einheitliche Verfahren zur Qualitätssicherung, Zertifizierung und Evaluation der Angebote festzulegen sowie eine Übersicht über diese Angebote im Internet bereit zu stellen (§ 20 Abs. 2 SGB V [neu]). Zudem haben in Zukunft Krankenkassen eine sogenannte **Präventionsempfehlung** in Form einer ärztlichen Bescheinigung zu berücksichtigen, die im Rahmen einer alters- und zielgruppenspezifischen ärztlichen Gesundheitsuntersuchung erstellt wurde (§ 20 Abs. 4 SGB V [neu] i. V. m. § 25 Abs. 1 Satz 2 [neu] und § 26 Abs. 1 Satz 3 SGB V [neu]). Der Ermessensspielraum der Krankenkassen für ihre Entscheidung, ob sie im Einzelfall Leistungen zur individuellen Verhaltensprävention übernimmt oder nicht, wird durch die ärztliche Präventionsempfehlung eingeschränkt. Wille des Gesetzgebers ist es, die Finanzierung von Leistungen der Krankenkassen zur primären Prävention zielgerichtet neu zu strukturieren. Die Krankenkassen werden im Gesetzentwurf verpflichtet, ihre Präventionsmaßnahmen durch eine Anhebung des Ausgabenrichtwertes auf 7 Euro je Versicherten pro Jahr zu erhöhen (§ 20 Abs. 5 SGB V [neu]). Hiervon sollen die Krankenkassen mindestens 2 Euro für Maßnahmen zur betrieblichen Gesundheitsförderung sowie mindestens 2 Euro für Maßnahmen in den Lebenswelten der Versicherten aufwenden. Mit diesen Vorgaben sollen wesentlich die Prävention bei Kindern und Jugendlichen ausgebaut und die Rahmenbedingungen für betriebliche Gesundheitsförderung verbessert werden. Auf die gesetzlichen Krankenkassen kommen Mehrausgaben in Höhe von 280 Mio. Euro zu.

Zwar ist das Präventionsförderungsgesetz im Bundesrat nicht zustimmungspflichtig, die unterschiedlichen Interessenlagen der in der Gesundheitspolitik beteiligten Gruppen, wie z. B. Parteien, Verbände, Krankenkassen und Lobbyisten, sowie die unterschiedlichen Mehrheitsverhältnisse in Bundestag und Bundesrat haben dazu geführt, dass der Bundesrat im September 2013 das Gesetz im Rahmen der Einspruchsgesetzgebung abgelehnt und an den Vermittlungsausschuss überwiesen hat (Bundesrat 2013, Deutscher Bundestag 2013c).

4.5.2 Der „Leitfaden Prävention" des GKV-Spitzenverbands

Auf Basis der gesetzlichen Vorgaben hat der Spitzenverband der gesetzlichen Krankenkassen (GKV) als zentrales Instrument der Qualitätssicherung und -entwicklung einen „Leitfaden Prävention" mit Handlungsfeldern und Kriterien entwickelt. Bedarf, Zielgruppen, Zugangswege, Inhalte und Methodik für die Leistungen der Krankenkassen in der Primärprävention und betrieblichen Gesundheitsförderung sind darin niedergelegt. Der seit dem Jahr 2010 in sechster Auflage vorliegende Leitfaden „bildet die Grundlage, die Versicherten dabei zu unterstützen, Krankheitsrisiken möglichst frühzeitig vorzubeugen und ihre gesundheitlichen Potenziale und Ressourcen zu stärken" (GKV Spitzenverband 2010, S. 5). Zur Erfüllung der gesetzlichen Vorgaben verfolgen die Krankenkassen unterschiedliche primärpräventive Ansätze:
- den Setting-Ansatz (betrifft die Lebensbereiche oder Lebenswelten als abgrenzbare soziale Systeme insbesondere des Wohnens, des Lernens, des Studierens, der medizinischen und pflegerischen Versorgung sowie der Freizeitgestaltung einschließlich des Sports und des Spielens, in denen die Versicherten große Teile ihres Lebens verbringen),
- den individuellen Ansatz,
- die betriebliche Gesundheitsförderung.

Die Interventionen gem. § 20 SGB V sind auf den einzelnen Menschen und sein Verhalten auszurichten und haben die individuellen Fähigkeiten und Möglichkeiten einer gesunden, Störungen und Erkrankungen vorbeugenden Lebensführung aufzuzeigen. Im Rahmen des individuellen Ansatzes sollen Maßnahmen zur Stärkung gesundheitsbewussten Verhaltens gefördert werden (Verhaltensprävention). Mit den geförderten Maßnahmen soll Nachhaltigkeit erzielt werden, indem die Versicherten das erworbene Wissen bzw. die erlernten gesundheitsförderlichen Fertigkeiten/Übungen selbstständig anwenden und fortführen sowie dauerhaft in ihren Lebensalltag integrieren.

Präventive Maßnahmen werden von den Krankenkassen vorrangig für folgende epidemiologisch bedeutsamen Krankheitsbilder unterstützt (GKV Spitzenverband 2010, S. 13f.):
- **Herz-Kreislauf-Erkrankungen**: Vermeidung von Rauchen, Übergewicht, Bluthochdruck, Bewegungsmangel, übermäßigem Alkoholkonsum, Dysstress (vor allem in Bezug auf Herzinfarkte und Schlaganfälle),
- **Diabetes mellitus Typ II**: Vermeidung des metabolischen Syndroms durch Förderung von Bewegung und ausgewogener Ernährung, Zurückdrängung der Risikofaktoren,
- **bösartige Neubildungen**: Förderung einer ballaststoffreichen, fettarmen Ernährung zur Vermeidung von Kolon-Rektumkarzinomen und Nichtrauchen zur Vermeidung von Lungenkarzinomen,

4.5 Yoga im Rahmen der Gesundheitsförderung und Prävention

- **Krankheiten der Muskeln, des Skeletts und des Bindegewebes**: Vermeidung von Übergewicht, Verhütung von Gelenkverletzungen, Kräftigung der Muskulatur (vor allem in Bezug auf Arthrosen und Dorsopathien),
- **Depressionen und Angststörungen**: Förderung individueller Kompetenzen der Belastungsverarbeitung zur Vermeidung von Dysstress.

Bewegungsmangel, Fehl- und Überernährung, mangelnde Stressbewältigungskompetenz sowie Suchtmittelkonsum bilden wesentliche Risikofaktoren für die o. g. Erkrankungen. Die primärpräventiven Interventionen zielen darauf ab, die Auftretenswahrscheinlichkeit der genannten Erkrankungen bei noch nicht erkrankten Versicherten zu verringern. Es handelt sich um eine spezifische Krankheitsvorbeugung durch die bevölkerungsweite Veränderung des Gesundheitsverhaltens. Dementsprechend definiert der „Leitfaden Prävention" folgende Handlungsfelder und Präventionsprinzipien:

- **Bewegungsgewohnheiten**
  - Reduzierung von Bewegungsmangel durch gesundheitssportliche Aktivität,
  - Vorbeugung und Reduzierung spezieller gesundheitlicher Risiken durch geeignete verhaltens- und gesundheitsorientierte Bewegungsprogramme (GKV Spitzenverband 2010, S. 40 ff.),
- **Ernährung**
  - Vermeidung von Mangel- und Fehlernährung,
  - Vermeidung und Reduktion von Übergewicht (GKV Spitzenverband 2010, S. 46 ff.),
- **Stressmanagement**
  - Förderung von Stressbewältigungskompetenzen (multimodales Stressmanagement),
  - Förderung von Entspannung (palliativ-regeneratives Stressmanagement; GKV Spitzenverband 2010, S. 51ff.),
- **Suchtmittelkonsum**
  - Förderung des Nichtrauchens,
  - gesundheitsgerechter Umgang mit Alkohol/Reduzierung des Alkoholkonsums (GKV Spitzenverband 2010, S. 56 ff.).

Wesentliche Voraussetzung für eine erfolgreiche Prävention der in der o. g. Aufzählung genannten Krankheitsbilder ist, dass nicht nur spezifische Belastungen und Risiken gesenkt werden, sondern auch die Möglichkeiten und Fähigkeiten der Einzelnen gestärkt werden, *„solche Gesundheitsbelastungen zu meiden bzw. zu bewältigen oder ihnen Positives entgegenzusetzen"* (SVR 2001, S. 72, Tz. 111). Im Einklang mit diesem Begriffsverständnis bildet die Förderung gesundheitlicher Ressourcen einen wichtigen Teil der Primärprävention. Dennoch können die Angebote im Rahmen des individuellen Ansatzes nur begrenzt in Anspruch genommen werden. Maximal zwei Kurse aus unterschiedlichen Handlungsfeldern werden pro Jahr gefördert. Die Kurse sollen dazu dienen, „*Menschen zu motivieren und zu befähigen, einen gesünderen und aktiveren Lebensstil zu entwickeln und beizubehalten. In den Kursen werden den Versicherten Möglichkeiten aufgezeigt, eine dauerhafte gesundheitsförderliche Betätigung eigenverantwortlich über die Kurse hinaus wahrzunehmen*" (GKV u. MDS 2012b, S. 63).

Die geförderten Maßnahmen müssen hohen Qualitätsmaßstäben genügen. Dazu zählen:
- die Ergebnisqualität (Sicherstellung einer hohen Effektivität der Maßnahmen),
- die Strukturqualität (die Leistungen sind von Anbietern mit geeigneter fachlicher und pädagogischer Qualifikation zu erbringen),
- die Konzept- und Planungsqualität (die Maßnahmen basieren auf erprobten und evaluierten Konzepten),
- die Prozessqualität (die Leistungen erfolgen unter angemessenen organisatorischen Durchführungsbedingungen).

Im Laufe der bedarfsbezogenen Weiterentwicklung des Präventionsleitfadens wurden die Qualifikationsanforderungen an Anbieter über die Jahre hinweg mehr und mehr konkretisiert. Es werden Grundberufe aus medizinischen, psychologischen, pädagogischen und Heilberufen als Zulassungsvoraussetzung gefordert (GKV Spitzenverband 2010, S. 36, 43, 46, 48, 50, 54, 55, 58, 60). Die Anbieter müssen über pädagogische, methodische und didaktische Kompetenzen sowie einschlägige Berufserfahrung verfügen. Folgende Grundvoraussetzungen werden je nach Präventionsprinzip genannt:
- Grundqualifikation: staatlich anerkannter Berufs- oder Studienabschluss im jeweiligen Fachgebiet (Handlungsfeld),
- Zusatzqualifikation: spezifische, in der Fachwelt anerkannte Fortbildung und
- Einweisung in das durchzuführende Programm.

Die Präventionsangebote finden als Kurse und Beratungen grundsätzlich in Gruppen statt (GKV Spitzenverband 2010, S. 13). Hinsichtlich Umfang und Frequenz sind folgende Vorgaben festgelegt: Die Maßnahmen umfassen grundsätzlich mindestens acht Einheiten von jeweils 45 Minuten Dauer in der Regel im wöchentlichen Rhythmus. Sie sollen zwölf Einheiten à 90 Minuten nicht überschreiten. Dauerangebote werden von den Krankenkassen nicht bezuschusst (GKV Spitzenverband 2010, S. 37).

Anbieter von Präventionsmaßnahmen müssen sich die Kurskonzepte (Trainermanuale) unter Nachweis der eigenen Qualifikation zertifizieren lassen. Die Zertifizierung erfolgt bislang durch jede Krankenkasse einzeln, was zu Mehraufwand bei den Anbietern führt. Die Mehrfachprüfungen von Kursangeboten sollen ab 2014 wegfallen. Auf Basis einer Kooperationsvereinbarung haben sich mehrere gesetzliche Krankenkassen(arten) zusammengeschlossen, um die zu bezuschussenden Präventionskurse auf Basis der gesetzlichen Qualitätsanforderungen bundesweit zentral und kassenartenübergreifend zu prüfen. Zertifizierte Kurse aus den Bereichen Bewegung, Ernährung, Entspannung und Suchtprävention werden in einer Online-Datenbank aufgelistet und können von den Versicherten über die Internetseiten der kooperierenden Krankenkassen aufgerufen werden. Eine „Zentrale Prüfstelle Prävention" befindet sich in Aufbau (www.zentrale-pruefstelle-praevention.de). Die Kursprüfung auf Basis des „Leitfadens Prävention" soll kostenfrei auf Antrag eines Anbieters oder einer Krankenkasse erfolgen (vdek 2013).

4.5.3 Präventionsziele 2013–2018

Auf die zunehmenden psychischen Belastungen in der erwerbstätigen Bevölkerung hat der Verwaltungsrat des GKV-Spitzenverbands reagiert und im September 2012 neue Präventionsziele für die Jahre 2013–2018 definiert (GKV Spitzenverband 2012a; GKV Spitzenverband 2012b; GKV Spitzenverband 2013; GKV u. MDS 2012b, S. 19 ff., 30 f.; GKV u. MDS 2013a, S. 80 f.). Da *„die hohen und tendenziell steigenden Anforderungen an Präzision, Schnelligkeit und Flexibilität auf sich schnell wandelnden Märkten von alternden und tendenziell kleiner werdenden Belegschaften zu erfüllen sind"* (GKV u. MDS 2012b, S. 19), benötigen die Betriebe konkrete Lösungsvorschläge, um neben der physischen auch die psychische Gesundheit der Mitarbeiter zu erhalten und zu stärken. Hierzu wollen die Krankenkassen die Zusammenarbeit mit den Sozialpartnern und den für den Arbeitsschutz zuständigen inner- und außerbetrieblichen Akteuren verstärken. Betriebliche Gesundheitsförderung soll zunehmend als Führungsaufgabe und als Teil eines umfassenden betrieblichen Gesundheitsmanagements verstanden werden. Folgende Ansätze werden als geeignet angesehen:
- Durchführung von Entspannungs- und Stressbewältigungstrainings zur Förderung der psychischen Ressourcen und Kompetenzen von Beschäftigten,
- Schulungen von Führungskräften und arbeitsorganisatorische Maßnahmen zur Etablierung eines gesundheitsförderlichen Betriebsklimas und einem Abbau psychischer Belastungen,
- Motivation von Unternehmen, sich der betrieblichen Gesundheitsförderung anzunehmen und nachhaltige Strukturen zur Umsetzung einzuführen.

Prävention und Gesundheitsförderung in anderen Lebenswelten (Gemeinden, Kindertagesstätten, Schulen und Senioreneinrichtungen) sollen weiter ausgebaut werden, insbesondere in solchen Settings, in denen vor allem sozial Benachteiligte gut erreicht werden können. Bemerkenswert ist der verstärkte Fokus auf die psychische Gesundheit von Vorschulkindern und Schülern. Im

Präventionsbericht 2012 wird dazu ausgeführt: *„Die Praxisbeispiele aus Kindertagesstätten und Schulen zeigen, dass dieses Thema auch für jüngere Altersgruppen von zunehmender Bedeutung ist"* (GKV u. MDS 2012b, S. 19). Der Fokus liegt auf Haupt-, Förder- und Berufsschulen. Gymnasien werden in den Zielen nicht genannt.

Zur Stärkung der gesundheitlichen Eigenkompetenz und -verantwortung ermöglichen die Krankenkassen weiterhin die individuumsbezogene Gesundheitsförderung und Prävention. Insbesondere sollen bislang nur unterdurchschnittlich erreichte Zielgruppen (z. B. Männer, sozial benachteiligte und ältere Versicherte) verstärkt erreicht werden. Primärpräventive Angebote von einer ärztlichen Verordnung (sog. „Präventionsempfehlung") abhängig zu machen, wie im Präventionsförderungsgesetz 2013 vorgesehen, lehnt die GKV ab, da sie zusätzliche Honorarforderungen in Verbindung mit der Erteilung einer solchen Präventionsempfehlung auf sich zukommen sieht (GKV Spitzenverband 2012a; GKV Spitzenverband 2012b; GKV Spitzenverband 2013).

Die lebenswelt- und arbeitsweltbezogenen Präventions- und Gesundheitsförderungsziele für die Jahre 2013–2018 sind der ▶ Tabelle 4-5 zu entnehmen. Sie stellen Empfehlungen an die Mitgliedskrankenkassen dar, diese im Rahmen ihrer Planung der Aktivitäten zu berücksichtigen.

Tab. 4-5 Präventions- und Gesundheitsförderungsziele 2013–2018 des GKV-Spitzenverbandes (nach GKV Spitzenverband 2012a; GKV Spitzenverband 2012b; GKV Spitzenverband 2013; GKV u. MDS 2012a, S. 30 f.; GKV u. MDS 2013a, S. 80 f.)

	Lebensweltbezogene Ziele		Arbeitsweltbezogene Ziele	
	Prävention	Gesundheitsförderung	Prävention	Gesundheitsförderung
Oberziele	Verhütung von Krankheiten des Kreislaufsystems (Zielgruppen Kinder und Jugendliche)	Ausschöpfung der gesundheitsförderlichen Potenziale in der Lebenswelt von Kindern und Jugendlichen	1. Verhütung von Muskel-Skelett-Erkrankungen	Stärkung der gesundheitsfördernden Potenziale der Arbeitswelt mit bedarfsgerechter, nachhaltiger und partizipativer betrieblicher Gesundheitsförderung
			2. Verhütung von psychischen und Verhaltensstörungen	

4.5 Yoga im Rahmen der Gesundheitsförderung und Prävention

Tab. 4-5 *Fortsetzung*

	Lebensweltbezogene Ziele		Arbeitsweltbezogene Ziele	
	Prävention	Gesundheitsförderung	Prävention	Gesundheitsförderung
Teilziele	1. Erhöhung der Zahl der mit multifaktoriell ausgerichteten verhaltens- und verhältnispräventiven Aktivitäten erreichten Kinder/Jugendlichen an Haupt-, Förder- und Berufsschulen	1. aktive Mitwirkung der KKen in kommunalen Gremien zur Gesundheitsförderung mit allen verantwortlichen Partnern	1.1 Erhöhung von Zahl und Anteil der durch Maßnahmen zur Vorbeugung und Reduzierung arbeitsbedingter Belastungen des Bewegungsapparates mit verhaltens- und verhältnispräventiver Ausrichtung erreichten Betriebe	1. Erhöhung von Zahl und Anteil der mit Aktivitäten der betrieblichen Gesundheitsförderung erreichten Betriebe mit bis zu 99 Beschäftigten
	2. Erhöhung von Zahl und Anteil der Haupt-, Förder- und Berufsschulen mit einem Steuerungsgremium für die Gesundheitsförderung	2. Erhöhung von Zahl und Anteil der Haupt-, Förder- und Berufsschulen mit einem Steuerungsgremium für die Gesundheitsförderung	2.1 Erhöhung von Zahl und Anteil der Betriebe mit verhältnispräventiven Aktivitäten zur Verringerung psychischer Fehlbelastungen	2. Erhöhung von Zahl und Anteil der Betriebe mit einem Steuerungsgremium für die betriebliche Gesundheitsförderung unter Einbeziehung der für den Arbeitsschutz zuständigen Akteure
			2.2 Erhöhung von Zahl und Anteil der Betriebe mit Aktivitäten zur Förderung einer „gesundheitsgerechten Mitarbeiterführung"	3. Erhöhung von Zahl und Anteil der Betriebe, in denen Gesundheitszirkel durchgeführt werden

Tab. 4-5 *Fortsetzung*

	Lebensweltbezogene Ziele		Arbeitsweltbezogene Ziele	
	Prävention	Gesundheitsförderung	Prävention	Gesundheitsförderung
Teilziele			2.3 Erhöhung von Zahl und Anteil der Betriebe mit verhaltensbezogenen Aktivitäten zur „Stressbewältigung am Arbeitsplatz"	4. Erhöhung von Zahl und Anteil der Betriebe mit speziellen Angeboten für die Beschäftigten zur besseren Vereinbarkeit von Familien- und Erwerbsleben

4.5.4 Finanzierung der Präventionsförderung

Für die Bezuschussung von Gesundheitskursen sieht der „Leitfaden Prävention" folgende Regelungen vor (GKV Spitzenverband 2010, S. 38):
- die Förderung durch die Krankenkassen ist auf maximal zwei Kurse pro Versicherten und Kalenderjahr begrenzt,
- die Wiederholung gleicher Maßnahmen im Folgejahr ist nicht möglich,
- die Bezuschussung von Mitgliedschaftsbeiträgen in Sportvereinen, Fitnessstudios und ähnlichen Einrichtungen ist nicht zulässig.

Der Antrag auf Bezuschussung in Verbindung mit der vom Anbieter auszufüllenden Teilnahmebescheinigung ist mittels eines gesonderten vorgegebenen Formulars vom Versicherten zu stellen.

Generell scheint zu gelten, dass 80 % der Kurskosten bzw. max. 75 Euro erstattet werden. Kinder und Jugendliche bis 18 Jahre können eine Erstattung von 100 % erhalten. Da die gesetzlichen Krankenkassen untereinander in Wettbewerb stehen, sind Höhe und Modalitäten der Bezuschussung von Präventionskursen von Krankenkasse zu Krankenkasse unterschiedlich. Große Ersatzkassen bezuschussen bis max. 75 Euro pro Kurs (z. B. Barmer GEK, DAK-Gesundheit, TK), AOKen und BKKen zahlen teilweise mehr pro Präventionskurs, in Einzelfällen sogar unbegrenzt (eigene Recherchen, Stand 2013).

Für Leistungen nach den §§ 20 und 20a SGB V standen im Jahr 2012 pro Versicherten 2,94 Euro (2,86 Euro in 2011) pro Versicherten als Ausgabenrichtwert zur Verfügung (GKV u. MDS 2012b; GKV u. MDS 2013a). Der Richtwert wird jährlich entsprechend der prozentualen Veränderung der mo-

4.5 Yoga im Rahmen der Gesundheitsförderung und Prävention

natlichen Bezugsgröße gemäß § 18 Abs. 1 SGB IV überprüft und gegebenenfalls angepasst. Der Ausgabenrichtwert für das Jahr 2013 wurde auf 3,02 Euro festgelegt (▶ Tab. 4-6). Somit stehen den rund 70 Mio. gesetzlich GKV-Versicherten kalkulatorisch aktuell ca. 210 Mio. Euro für präventive Maßnahmen nach den §§ 20, 20a SGB V zur Verfügung. Die Steigerung der Maßgröße betrug 17,6 % von 2000 bis 2012. Zum Vergleich: Laut Statistischem Bundesamt sind die Verbraucherpreise im selben Zeitraum um 21,5 % gestiegen (Destatis 2013c).

Gemäß Präventionsbericht 2013 (für Berichtsjahr 2012) partizipierten im Jahr 2012 rund 1,34 Mio. Menschen (1,68 Mio. in 2011) im Rahmen des individuellen Ansatzes an krankenkassengeförderten Präventionsmaßnahmen, davon

Tab. 4-6 Ausgaben der gesetzlichen Krankenkassen pro Versicherten/Jahr für Primärprävention gem. §§ 20 und 20a SGB V (nach GKV u. MDS: Präventionsberichte versch. Jahrgänge; Deutscher Bundestag 2013a; CDU, CSU und SPD 2013)

Jahr	Ausgabenrichtwert		Aktuelle Werte		Überschreitung des Richtwertes
	Euro	Δ Vorjahr	Euro	Δ Vorjahr	%
2000	2,56	–	–	–	–
2005	2,70	–	2,55	–	-6 %
2006	2,74	1,5 %	3,30	+ 29,4 %	+ 20 %
2007	2,74	0,0 %	4,25	+ 28,8 %	+ 55 %
2008	2,78	1,5 %	4,83	+ 13,6 %	+ 74 %
2009	2,82	1,4 %	4,44	-8,1 %	+ 57 %
2010	2,86	1,4 %	4,33	-2,5 %	+ 51 %
2011	2,86	0,0 %	3,87	-10,6 %	+ 35 %
2012	2,94	2,8 %	3,41	-11,9 %	+ 16 %
2013	3,02	2,7 %	–	–	–
2014/15 *	7,00	131,8 %	–	–	–

* Geplant lt. Präventionsförderungsgesetz 2013 (Gesetz wurde vom Bundesrat abgelehnt). Der erste Entwurf der Koalitionsvereinbarung zw. CDU, CSU und SPD nach den Bundestagswahlen 2013 sah vor, die Orientierungswerte erst ab 2015 auf 7 Euro je Versicherten/Jahr anzuheben und danach jährlich bis auf 10 Euro je Versicherten/Jahr anzupassen (CDU, CSU u. SPD 2013).

+80% (Vorjahr 79%) Frauen und 20% (Vorjahr 21%) Männer (GKV u. MDS 2012b, S. 64; GKV u. MDS 2013a, S. 31). Die Inanspruchnahme von geförderten Kursangeboten durch die Versicherten stieg von 2002 beständig an und erreichte im Jahr 2009 mit 2,1 Mio. Teilnehmern ihren Höhepunkt. Seit 2010 ist eine Umkehr zu verzeichnen. Der Rückgang der Kursteilnahmen hat sich im Berichtszeitraum 2012 sogar verschärft. Betrug der Rückgang im Jahr 2010 noch 6%, so beschleunigte sich die Abwärtsbewegung in 2011 auf 15% und in 2012 auf 20%. Die Anzahl der Kursteilnahmen liegt aktuell unter der des Jahres 2006. Die Zahlenangaben des Präventionsberichts beziehen sich auf „Kursteilnahmen". Einige Versicherte haben an mehreren Kursen teilgenommen. Aus Vereinfachungsgründen wird in den Präventionsberichten die Zahl der Kursteilnahmen mit der Zahl der Kursteilnehmer gleichgesetzt. Begründet wird die rückläufige Entwicklung mit dem Beschluss der Krankenkassen, seit 2010 die Förderung auf maximal zwei Kurse pro Versicherten und Kalenderjahr zu begrenzen (GKV-Spitzenverband 2010, S. 38; GKV u. MDS 2012b, S. 64). Die im Präventionsbericht 2012 behauptete Erhöhung der Breitenwirksamkeit durch die Begrenzung der Förderung kann aus den Zahlen nicht abgeleitet werden. Die Teilnahmequote im Bereich des individuellen Ansatzes reduzierte sich von ca. 3% im Jahr 2010 auf einen Anteil von 1,9% aller GKV-Versicherten in 2012. ▶ Abbildung 4-5 verdeutlicht die Entwicklung der Kursteilnahmen des individuellen Ansatzes im Rahmen der Präventionsförderung durch die Krankenkassen seit dem Jahr 2003.

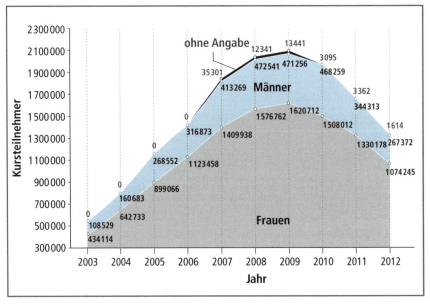

Abb. 4-5 Kursteilnahmen individueller Ansatz 2003–2012 (nach GKV u. MDS Präventionsberichte 2003 bis 2013).

4.5 Yoga im Rahmen der Gesundheitsförderung und Prävention

In allen Altersgruppen werden Bewegungsangebote am häufigsten frequentiert. Primärpräventive Kursangebote, insbesondere gegen Bewegungsmangel und zur Stressbewältigung, werden von Versicherten im Alter zwischen 40 und 59 Jahren besonders häufig genutzt (43 % u. 49 %). Die Senioren (>60 Jahre) bilden mit 30 % die stärkste Teilnehmergruppe über alle Handlungsfelder (GKV u. MDS 2013b, S. 37 ff.).

Die Kursteilnahmen nach Handlungsfeldern im Jahr 2012 zeigt ▶ Abbildung 4-6. Danach besuchten 69 % (Vorjahr 73 %) der geförderten Versicherten bewegungsorientierte Kurse, gefolgt von Entspannungskursen 24 % (Vorjahr 20 %).

Kursangebote im Rahmen des individuellen Ansatzes werden vorwiegend von Frauen in Anspruch genommen. An Maßnahmen der Handlungsfelder Ernährung und Bewegung nehmen sie jeweils zu rund 80 % teil. An Kursen zur Stressbewältigung sind Frauen mit 84 % beteiligt. Programme zur Reduktion des Suchtmittelkonsums werden von Frauen (56 %) und Männern (44 %) fast gleich verteilt besucht (GKV u. MDS 2013b, S. 38 f.).

Die Ausgaben für den Setting-Ansatz beliefen sich im Jahr 2012 auf 28 Mio. Euro (27 Mio. Euro 2011) und für die betriebliche Gesundheitsförderung auf 46 Mio. Euro (42 Mio. Euro 2011). Im Setting-Ansatz wurden in 30 Tsd. (22 Tsd. 2011) Settings 2,5 Mio. (2,4 Mio. 2011) Personen direkt und 6,8 Mio. (6,6 Mio. 2011) Personen indirekt erreicht. Trotz des Anstiegs der Settings um 41 % veränderte sich die Anzahl der erreichten Personen gegenüber dem Vorjahr nur unterproportional. Im Rahmen der betrieblichen Gesundheitsförderung nahmen in rund 8200 (6800 in 2011) Betrieben 891 Tsd. (793 Tsd. 2011) Mit-

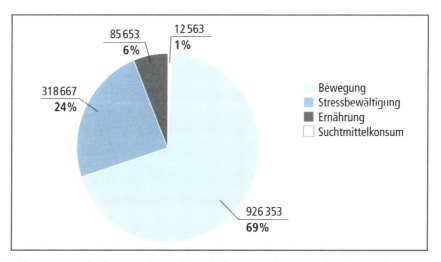

Abb. 4-6 Kursteilnahmen nach Handlungsfeldern 2012 (in Tausend und %; nach GKV u. MDS 2013b, S. 36).

arbeiter direkt und 380 Tsd. (290 Tsd. 2011) Mitarbeiter indirekt an gesundheitsförderlichen Maßnahmen teil. Die Zahlen der durch Krankenkassen induzierten Maßnahmen direkt und indirekt erreichten Personen beruhen nicht auf Fakten, sondern werden von den Krankenkassenmitarbeitern geschätzt (GKV u. MDS 2013a, S. 31, 38, 53 ff.; GKV u. MDS 2013b). Die Krankenkassen sind bestrebt, eine möglichst hohe Breitenwirksamkeit der Maßnahmen zu dokumentieren.

Im Jahr 2012 finanzierten die Krankenkassen individuelle präventive Maßnahmen im Rahmen des „Leitfadens Prävention" des GKV-Spitzenverbandes in Höhe von 164 Mio. Euro (204 Mio. Euro 2011). Dies entsprach rund 122 Euro (wie 2011) pro Teilnehmer an präventiven Maßnahmen oder 2,35 Euro (2010: 2,93 Euro) pro GKV-Versicherten. Der Rückgang der Präventionsausgaben im individuellen Ansatz erfolgte im vierten Jahr in Folge. Er belief sich gegenüber dem Vorjahr auf 20 % bzw. 40 Mio. Euro (14 % bzw. 33,3 Mio. Euro 2011). Im Berichtszeitraum betrug der Anteil der Ausgaben für den individuellen Ansatz rund 69 % (76 % in 2011) an den Gesamtausgaben i. H. v. 238 Mio. Euro (269 Mio. Euro 2011) für Maßnahmen der Primärprävention und der betrieblichen Gesundheitsförderung nach den §§ 20, 20a SGB V. Wie in den Jahren zuvor fand in der Betrachtungsperiode eine Verschiebung des Einsatzes der zur Verfügung stehenden finanziellen Mittel weg vom individuellen Ansatz zugunsten des Setting-Ansatzes und der betrieblichen Gesundheitsförderung statt.

Dies ist Ausdruck eines Politikwechsels in der Primärprävention und Gesundheitsförderung von der Verhaltensprävention zur Verhältnisprävention. Beide Geschlechter sollen möglichst gleich erreicht werden und Menschen aus eher sozial benachteiligten Schichten vermehrt an den Maßnahmen partizipieren. Insgesamt verringerten die Krankenkassen jedoch die Förderung der Primärprävention und Gesundheitsförderung gegenüber dem Vorjahr um 31 Mio. Euro (-12 %), obwohl aufgrund der guten Konjunkturlage in den letzten Jahren Einnahmensteigerungen und Überschüsse in der gesetzlichen Krankenversicherung verzeichnet wurden. Der Präventionsbericht schweigt sich zu den Gründen hierfür aus. Die Vermutung liegt nahe, dass die tatsächlichen Ausgaben je Versicherten den gesetzlich vorgegebenen Richtwerten von aktuell 3,02 Euro je Versicherten/Jahr angenähert werden sollen. Die Überschreitung des Schwellenwertes betrug im Berichtszeitraum 16 % und lag damit deutlich unter den Werten der Vorjahre (Tab. 4-6). Wie sehr Primärprävention und Gesundheitsförderung Gegenstand politischer Gestaltung sind, zeigt die in der folgenden ▶ Tabelle 4-7 dargestellte Entwicklung der Ausgaben der gesetzlichen Krankenkassen in den letzten fünf Jahren.

Im Jahr 2011 beliefen sich die Gesundheitsausgaben für „Prävention und Gesundheitsschutz" (Prävention, Früherkennung, Schutzimpfungen, Vorsorgemaßnahmen) in Deutschland auf 11,1 Mrd. Euro bzw. 3,8 % der Gesamt-

4.5 Yoga im Rahmen der Gesundheitsförderung und Prävention

Tab. 4-7 Ausgaben der GKV für Prävention und Gesundheitsförderung (nach GKV u. MDS: Präventionsberichte verschiedene Jahrgänge)

Jahr	Setting-Ansatz (Lebenswelten)		Individueller Ansatz		Betriebliche Gesundheitsförderung		Gesamt	
	Mio. Euro	Δ Vj.	Mio. Euro	Δ Vj.	Mio. Euro	Δ Vj.	Mio. Euro	Δ Vj.
2008	18,6	6 %	285,3	+14 %	35,9	11 %	339,8	+13 %
2009	18,8	1 %	252,3	-12 %	39,5	10 %	310,6	-9 %
2010	22,9	22 %	237,4	-6 %	42,2	7 %	302,5	-3 %
2011	22,9	0 %	204,1	-14 %	42,3	0 %	269,3	-11 %
2012	27,7	21 %	164,1	-20 %	46,1	9 %	237,9	-12 %
Δ 2012/2008	9,1	49 %	-121,2	-43 %	10,2	28 %	-101,9	-30 %

kosten im Gesundheitswesen (Destatis 2013b, S. 136 f.). Davon entfielen auf die gesetzliche Krankenversicherung 43,1 % bzw. 4,8 Mrd. Euro. Die übrigen Ausgaben für Prävention und Gesundheitsschutz wurden von öffentlichen Haushalten, anderen Sozialversicherungsträgern (gesetzliche Unfall-, Rentenversicherung), Arbeitgebern und Privatpersonen getragen. Demnach betragen die Ausgaben für Maßnahmen des „Leitfadens Prävention" an den von den gesetzlichen Krankenkassen getragenen Gesamtkosten für Prävention und Gesundheitsförderung gerade einmal rund 6 %. Im Jahr 2011 lag der Kostenanteil der präventiven Maßnahmen gem. §§ 20 und 20a SGB V bei 0,1 % (!) im Verhältnis zu den 293,8 Mrd. Euro Gesamtausgaben des Gesundheitswesens (Destatis 2013b). Von 2008 bis 2012 wurden die Ausgaben der gesetzlichen Krankenkassen für Prävention und Gesundheitsförderung von 340 Mio. Euro (2008) auf 238 Mio. Euro (2012) um insgesamt 102 Mio. Euro bzw. 30 % verringert. Die Einsparungen im individuellen Ansatz kamen den beiden Setting-Ansätzen nicht in gleicher Weise zugute. Den Krankenkassen ist es offensichtlich nicht gelungen, die Maßnahmen in den Lebenswelten und der betrieblichen Gesundheitsförderung verstärkt auszuweiten. Daran zeigt sich trotz aller verbalen Bekundungen der gesundheitspolitischen Akteure die einseitige kurative Ausrichtung des deutschen Gesundheitssystems.

4.5.5 Zusammenfassende Würdigung

Die gesetzlichen Krankenkassen subsumieren Hatha-Yoga je nach Schwerpunktsetzung unter die Präventionsprinzipien *„Vorbeugung und Reduzierung spezieller gesundheitlicher Risiken durch geeignete verhaltens- und gesundheitsorientierte Bewegungsprogramme"* oder *„Förderung von Entspannung"* (▶ Kap. 4.5.2, GKV Spitzenverband 2010). Häufig kombinieren Kursangebote im Rahmen des individuellen Ansatzes Bewegungsförderung und Methoden zur Stressreduktion und Entspannung. Entsprechend ausgerichtete Yogakurse decken damit gleichzeitig die Handlungsfelder Bewegungsgewohnheiten und Stressmanagement ab. Yoga ist ein wichtiges Instrument der Gesundheitsförderung und Prävention. Soweit sie die Voraussetzungen des „Leitfadens Prävention" des GKV-Spitzenverbands erfüllen, können Yogakurse Menschen dazu motivieren und befähigen, einen gesünderen und aktiveren Lebensstil zu entwickeln und beizubehalten. Den Versicherten werden gemäß dem „Leitfaden Prävention" Möglichkeiten aufgezeigt, eine dauerhafte gesundheitsförderliche Betätigung eigenverantwortlich über die Kurse hinaus wahrzunehmen. Allerdings handelt es sich hierbei um Satzungsleistungen der einzelnen Krankenkassen. Den unterschiedlichen Präventionsangeboten fehlt häufig die Transparenz und Vergleichbarkeit. Auf Basis der zunehmenden wissenschaftlichen Aufbereitung kann Yoga jedoch einen wichtigen Beitrag zur Eindämmung der Gesundheitsausgaben der Krankenkassen und zur Teilnehmerzufriedenheit leisten. Yoga bietet sich als kostengünstige primärpräventive Intervention bei unterschiedlichen physischen und psychischen Belastungen an.

Seit dem Jahr 2000 wurden die Qualifikationsanforderungen gegenüber Anbietern von Gesundheitskursen mit jeder Neuauflage des Präventionsleitfadens erhöht. Es ist davon auszugehen, dass im Rahmen einer „Evidenzbasierten Medizin" (EbM) die Anforderungsniveaus auch in zukünftigen Fortschreibungen des Leitfadens des GKV-Spitzenverbands zu den §§ 20 und 20a SGB V weiter angepasst werden. Das Präventionsförderungsgesetz 2013 zielt genau in diese Richtung. Die Schaffung verbindlicher und bundesweit einheitlicher Qualitätsstandards sowie eines einheitlichen Verfahrens zur Prüfung von Kursen ist zu begrüßen. Kursanbieter müssen heute dasselbe Kursangebot bei unterschiedlichen Krankenkassen mehrfach prüfen lassen, mit unsicherem Ausgang. Dasselbe Kursangebot kann von einer Krankenkasse zertifiziert sein und von einer anderen abgelehnt werden. Die im Zertifizierungsverfahren jeweils angelegten Kriterien bleiben für den Außenstehenden intransparent. Eine Verbesserung verspricht das Präventionsförderungsgesetz. In der Gesetzesbegründung heißt es: *„Die Festlegung von Kriterien für die Zertifizierung von Leistungsangeboten zur individuellen Verhaltensprävention soll sicherstellen, dass die vom Spitzenverband Bund der Krankenkassen festgelegten Qualitätskriterien eingehalten und insbesondere Mehrfachprüfungen der Qualität von*

4.5 Yoga im Rahmen der Gesundheitsförderung und Prävention

Kursen vermieden werden" (Deutscher Bundestag 2013a, S. 14). Parallel zum Präventionsförderungsgesetz haben die Krankenkassen eine Kooperationsvereinbarung zur bundeseinheitlichen zentralen **Qualitätsprüfung von Anbietern und Präventionskursen** getroffen. Wesentlich wird sein, dass
- die Prüfungsstelle tatsächlich unabhängig ist,
- die Prüfkriterien für die Antragsteller transparent sind und
- die anwenderfreundliche Umsetzung gewährleistet ist.

Da die Prüfungs- und Zertifizierungstätigkeit von den Krankenkassen an eine externe Firma vergeben wurde, die bereits in der Vergangenheit die von sonstigen Leistungserbringern angebotenen Gesundheitskurse für den BKK-Bundesverband geprüft hat, ist von einer wesentlichen Änderung der bisherigen Prüfungspraxis nicht auszugehen. Vielfach kannten die Krankenkassenmitarbeiter bislang die Leistungserbringer und deren Studios persönlich und konnten sich somit ein Bild von der angebotenen Qualität der Dienstleistung machen. Nun wird die Zertifizierungsaufgabe anonym und nur nach Papierlage (Kurspläne, Ausbildungsnachweise, Zertifikate, Lebensläufe usw.) durchgeführt.

Offen ist, welche Berufsgruppen in Zukunft für primärpräventive Maßnahmen zugelassen werden. Vertreter verschiedener Gesundheitsberufe (z. B. Ärzte, Psychologen, Psychotherapeuten, Physiotherapeuten) werden sich vor dem Hintergrund gesundheitspolitischer Veränderungen neu positionieren. Sie könnten zunehmend die Kompetenz, Yoga- und andere, die Stressbewältigungsfähigkeit steigernde Kurse, anbieten zu dürfen, ausschließlich für ihre Berufsstände einfordern. Da die Einkommenssituation der Leistungserbringer im Gesundheitswesen zunehmend reglementiert wird, suchen diese Berufsgruppen neue Einkommensquellen für sich zu erschließen und zu sichern. Yoga, Entspannung, Meditation und andere komplementäre Verfahren könnten in Zukunft zunehmend im Rahmen der individuellen Gesundheitsleistungen (iGeL) angeboten werden.

Aus Sicht der GKV-Mitglieder sind die bestehenden Teilnahmemodalitäten restriktiv zu nennen. Sie werden dem gesetzgeberischen Teilziel, *„einen Beitrag zur Verminderung sozial bedingter Ungleichheit von Gesundheitschancen (zu) erbringen"* (§ 20 Abs. 1 Satz 2 SGB V) nicht gerecht. Die von Krankenkassen geförderten Kursangebote im individuellen Bereich werden überwiegend von Menschen mit mittlerem oder hohem Sozialstatus besucht: mittleres Alter, gut ausgebildet, mehrheitlich weiblich. Zu viele Menschen leiden jedoch an Stress, weil sie über nur geringe Kompetenzen bei der Stressbewältigung verfügen. Insbesondere Menschen mit einem **niedrigen sozioökonomischen Status** leiden z. B.
- an Übergewicht,
- Herz-Kreislauf-Erkrankungen,
- Depressionen oder
- Beschwerden des Bewegungsapparates (RKI 2012b).

Es ist kaum davon auszugehen, dass alle zwei Jahre ein oder zwei Kurse à 10 Stunden im Bereich Bewegung oder Entspannung ausreichen, damit die betroffenen Versicherten die erlernten gesundheitsförderlichen Verhaltensweisen regelmäßig und dauerhaft in ihren Lebensalltag integrieren. Die geförderte Wiederholung gleichgerichteter Maßnahmen im Folgejahr ist laut Präventionsleitfaden ausgeschlossen. Erst die Teilnahme über einen längeren Zeitraum ermöglicht es jedoch, die Fähigkeit zur Selbstregulation und zur Selbstreflexion sowie Selbstwirksamkeitskonzepte, Frustrationstoleranz und Flexibilität zu entwickeln oder körperlichen Risiken eigenverantwortlich zu begegnen. Die Bewusstmachung des bisherigen Lebens und die Umstellung hin zu einem gesundheitsförderlichen Lebensstil erfordern einen längeren Zeitraum. Auch die motivierenden Aspekte und die soziale Komponente der Teilnahme an über einen längeren Zeitraum stattfindenden fortlaufenden Gruppenkursen sind nicht zu unterschätzen. Psychische Belastungen, Nacken-, Schulter- und Rückenbeschwerden sind nur unter fachkundiger Betreuung dauerhaft in den Griff zu bekommen. In der DEGS1-Studie des Robert Koch-Instituts gab die überwiegende Mehrheit der Befragten (82 %) an, durch die Teilnahme an verhaltenspräventiven Maßnahmen eine Verbesserung des Befindens oder des Gesundheitszustands wahrgenommen zu haben (Jordan u. Lippe 2013, S. 880).

Die im Gesetz zur Förderung der Prävention vorgesehenen ärztlichen Präventionsempfehlungen könnten dazu beitragen, dass in Zukunft verstärkt diejenigen Menschen primärpräventiv versorgt werden, die die Maßnahmen auch benötigen. Dies würde allerdings die Ausrichtung der niedergelassenen Ärzte auf die Mind-Body-Medizin voraussetzen, die neben der körperlichen auch seelische, soziale und spirituelle Aspekte der Patienten berücksichtigt. Die Arzt-Patienten-Beziehung müsste von einem Vertrags- und Dienstleitungsverhältnis in ein neues Vertrauensverhältnis umgewandelt werden. Im kassenärztlichen Bereich stehen unter den traditionellen Bedingungen für Untersuchungen und Beratung maximal zehn Minuten zur Verfügung. Die Durchführung mind-body-medizinischer Verfahren ist allerdings zeitaufwendig und erfordert eine Umorganisation der Praxis. Es ist davon auszugehen, dass auf absehbare Zeit aus zeit- und abrechnungstechnischen Gründen präventive Untersuchungen und Beratungen nur im Rahmen individueller Gesundheitsleistungen (iGeL) möglich sein werden. Dies bedeutet eher den Ausbau der Selbstzahlermedizin. Die Inanspruchnahme von Präventionsleistungen durch sozial Benachteiligte wird dadurch nicht gesteigert.

Insgesamt betrachtet obliegt es den Kursanbietern, ob und in wie weit sie sich in die finanzielle und administrative **Abhängigkeit von Krankenkassen** begeben wollen.

- Der administrative und finanzielle Aufwand für den Zertifizierungsprozess,
- die Evaluation der Kursangebote,

4.5 Yoga im Rahmen der Gesundheitsförderung und Prävention

- die Messung der Zielerreichung und
- die krankenkassengerechte Betreuung der Kursteilnehmer (Teilnahmebescheinigungen)

sind nicht zu unterschätzen. Der BKK-Bundesverband ließ in der Vergangenheit die Prüfung der Kursangebote von einem externen Dienstleistungsunternehmen kostenpflichtig vornehmen. Dessen Prüfungsverfahren ist allerdings für die Anbieter von Präventionsleistungen intransparent. Bleibt zu hoffen, dass die ab 2014 ihre Tätigkeit aufnehmende bundesweite und kassenübergreifende zentrale Prüfstelle eine transparentere Zertifizierungspolitik betreibt und die Krankenkassen(verbände) ihrer Überwachungs- und Aufsichtspflicht nachkommen.

Die finanzielle Ausstattung der Maßnahmen der Primärprävention und Gesundheitsförderung ist im Vergleich zu den Gesamtausgaben des Bereichs Prävention und Gesundheitsschutz sowie hinsichtlich der Kosten des Gesundheitssystems insgesamt als äußerst gering einzustufen. Daran wird auch die geplante Anhebung des Ausgabenrichtwertes auf insgesamt 7,00 Euro je Versicherten/Jahr nicht viel ändern. Der individuelle Präventionsansatz wird weiter zugunsten der anderen beiden Bereiche zurückgefahren werden. Von dem geplanten Orientierungswert i. H. v. 7,00 Euro je Versicherten/Jahr sind 2,00 Euro für die betriebliche Gesundheitsförderung und 2,00 Euro für den Setting-Ansatz vorgesehen. Die Aufteilung des Orientierungswertes obliegt der politischen Gestaltung und ist vom Einfluss der unterschiedlichen Interessengruppen abhängig. Die Finanzierung der Ausgabenerhöhung ist im Gesetzentwurf nicht geregelt. Letztlich müssen die primärpräventiven Maßnahmen aus den Beitragseinnahmen der GKV-Versicherten getragen werden. Einsparungseffekte auf der Ausgabenseite der Krankenkassen aufgrund der verbesserten Gesundheit der Bevölkerung durch bestehende und angestrebte primärpräventive Aktivitäten lassen sich nur mit Zeitverzögerung von mehreren Jahren erzielen bzw. nachweisen.

Die Konkurrenzsituation zwischen individuellem Ansatz einerseits und Setting-Ansatz sowie der betrieblichen Gesundheitsförderung andererseits stellt einen weiteren Risikofaktor für Dienstleister dar. Da bei einheitlichem Beitragssatz der Versicherten zwischen den Krankenkassen kein Wettbewerb auf der Einnahmeseite besteht, findet der Wettbewerb auf der Leistungsseite statt (der Gesetzgeber forciert ausdrücklich den Qualitätswettbewerb zwischen den Krankenkassen). Die Krankenkassen werden die knappen finanziellen Mittel letztlich dort schwerpunktmäßig einsetzen, wo sie medien- und marketingwirksam die meisten Menschen erreichen können. Die neuen Präventionsziele 2013–2018 der Krankenkassen konzentrieren sich ausschließlich auf Setting-Ansätze und die betriebliche Gesundheitsförderung. Solange die konjunkturbedingten Beitragseinnahmen zur gesetzlichen Krankenversicherung (z. B. aufgrund geringer Arbeitslosigkeit) reichlich fließen, werden die gesetzlichen Krankenkassen Primärprävention im individuellen Ansatz weiterhin (eingeschränkt) anbieten; dies muss aber nicht immer so bleiben. Wie bereits dargestellt, ist seit dem Jahr 2010 die Anzahl der geförderten Personen im individuellen Ansatz stark rückläufig. Diese Entwicklung hat ihre Ursache weniger in einem geringeren gesundheitlichen Bedarf bzw. im zurückgehenden Interesse der Menschen an primärpräventiven Kursen, sondern in der politisch gewollten, restriktiven finanziellen Förderung des individuellen Ansatzes durch die Krankenkassen. Der individuelle Ansatz könnte in Zukunft weniger Unterstützung erfahren, falls die gesetzlich geplante ärztliche Präventionsempfehlung die Hürde des Gesetzgebungsprozesses nicht überwindet. Die verstärkte Konzentration der Prävention auf die Gebiete der betrieblichen Gesundheitsförderung und Lebenswelten wird die Leistungsanbieter vor neue Herausforderungen stellen.

4.6 Evaluation

Meditative Verfahren als wissenschaftliches Forschungsgebiet und kulturelle Praxis sind in der Mitte der Gesellschaft angekommen. Verschiedene Disziplinen wie Neurowissenschaften, Medizin, Psychologie, Philosophie und Religionswissenschaft vermitteln ein multiperspektivisches Bild von der Relevanz, die Yoga und andere meditative Verfahren für das Leben im 21. Jahrhundert haben. Immer mehr wissenschaftliche Veranstaltungen widmen sich dem Thema. Erwähnt seien hier die in den Jahren 2010 und 2012 von der Identity Foundation zusammen mit der Oberberg Stiftung Matthias Gottschaldt in Berlin veranstalteten interdisziplinären Kongresse „Meditation & Wissenschaft" (www.meditation-wissenschaft.org). Waren lange Zeit Methoden wie Meditation, Yoga, Zen, Tai Chi, Qi Gong usw. in religiösen und esoterischen Kreisen verbreitet, werden sie heute zunehmend als mentales Training und Techniken zur Selbstregulation wahrgenommen.

Nicht zuletzt die Dialoge zwischen dem geistigen Oberhaupt der Tibeter, Seine Heiligkeit dem Dalai Lama, und westlichen Wissenschaftlern über die Erkenntnisse des tibetischen Buddhismus und der modernen Hirnforschung haben das Interesse an fernöstlichen Praktiken der Selbsterforschung und Kontemplation auch wissenschaftlich „salonfähig" gemacht (www.mindandlife.org). In den letzten zwei Jahrzehnten haben Forschungsarbeiten das Wissen über den Einfluss von Stress auf das Immunsystem, das Hormonsystem, das Herz-Kreislauf-System und den Bewegungsapparat ständig erweitert. Auf technischer Seite trug die Entwicklung von bildgebenden Verfahren dazu bei, meditative Zustände und deren Effekte auf das Gehirn und damit auch auf den Gesundheitszustand besser untersuchen zu können. In der Psychotherapie werden immer öfter Verfahren eingesetzt, die Elemente aus östlichen Ansätzen enthalten. Im klinischen Bereich wird erforscht,

4.6 Evaluation

wie meditative Verfahren den Heilungsprozess der Patienten unterstützen können.

Wie in den vorangegangenen Kapiteln dargestellt, handelt es sich bei Yoga um einen multimodalen integrativen Ansatz, dessen „Methodenkasten" Instrumente für den körperlichen und psychisch-geistigen Bereich bereithält. Die Yogapraxis beinhaltet Körper-, Atem-, Entspannungs- und Meditationsübungen, die unterstützt werden durch Reinigungstechniken, ethische Richtlinien und Empfehlungen für eine gesunde Lebensweise. Daher bietet sich Yoga als interessante, vielseitige, hilfreiche und kostengünstige Gesundheitsförderungsmaßnahme und ergänzende Intervention bei stressinduzierten Beschwerden und Erkrankungen an.

Studien belegen, dass die Yogapraxis positive gesundheitliche Wirkungen bei chronischen Rücken-, Nacken- und Kopfschmerzen, Rheuma, Arthrose, Übergewicht, Asthma und Stress auslöst. Yogaübungen bewirken die Absenkung von überhöhten Glukose- und Cholesterinkonzentrationen und unterstützen damit Patienten im Umgang mit Diabetes und Bluthochdruck (Yang 2007). Auch wenn bis heute noch nicht alle Details des Zusammenhangs zwischen Stress und Immunsystem verstanden sind, werden zunehmend nicht-pharmakologische Behandlungsprogramme bei einer Vielzahl von Erkrankungen angewendet. ▶ Abbildung 4-7 verdeutlicht den Einfluss der Yogapraxis auf physiologische, psychologische und Verhaltensänderungen.

Alternative Methoden und Therapien müssen sich den Kriterien einer Evidenz-basierten Medizin stellen. Studiendesigns entsprechend der Evidenz-basierten Medizin enthalten Kriterien, die im Rahmen der Medikamentenforschung entwickelt wurden (z.B. randomisierte Zuweisung von Patienten zu Interventions- und Kontrollgruppen). Die randomomisierte kontrollierte Studie (*randomized controlled trial*, RCT) wird als **der Evidenznachweis** schlechthin betrachtet. Evidenz als beweiskräftiges Wissen über die Wirksamkeit medizinischer Interventionen ist Basis für die Entwicklung von Qualitätsstandards und Leitlinien für die medizinische Praxis.

In der Mind-Body-Medizin wird ein systemischer Ansatz vorgezogen, der Gehirn, Geist, Körper und gesundheitsbezogenes Verhalten in komplexen sozialen Systemen und Lebenswelten gleichermaßen in die Betrachtung einbezieht. Yogatechniken sind Interventionen, die gerade die dualistische Sichtweise von Körper und Geist aufheben. Durch Yoga bewirkte Verhaltensänderungen beeinflussen den Lebensstil und führen zu veränderten Lebenseinstellungen von Patienten in komplexen Lebenswelten. Darüber hinaus ist der Yoga Bestandteil des Ayurveda und damit eines übergeordneten medizinischen Systems, das Gesundheit als einen Zustand des vollständigen physischen, geistigen und spirituellen Wohlbefindens definiert. Das alte, traditionelle medizinische System Indiens fokussiert auf eine vorausschauende, präventive und auf die Person abgestimmte Medizin. Der Yoga ist aus heutiger Sicht eine komplexe multifaktorielle Mind-Body-Disziplin und damit hetero-

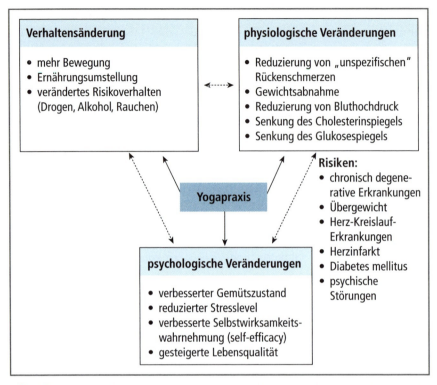

Abb. 4-7 Gesundheitliche Auswirkungen von Yoga auf mehreren Ebenen (nach Yang 2007, eigene Übersetzung).

gen und nur vorläufig bewertbar (Paul u. Altner 2011; Michalsen 2011). Die Determinanten und Wirkungsmechanismen des Yoga lassen sich nicht in einfachen linearen Ursache-Wirkungs-Zusammenhängen beschreiben bzw. aufgrund ihrer multifaktoriellen Komplexität nur schwer in solche zerlegen. Es ist ein Evidenzbegriff erforderlich, der breiter angelegt ist und die ganzheitlichen Therapieansätze im Rahmen der holistischen Sicht von Gesundheit berücksichtigt.

Yoga entwickelt sich als eine weit verbreitete, andere therapeutische Behandlungsmethoden ergänzende und integrative Therapie. Das steigende Interesse an Yoga führte in den letzten 10 Jahren zu einem rasanten Anstieg wissenschaftlicher Publikationen zur Wirksamkeit der Methode (Ott 2013, S. 263 ff.). Viele Studien zu Yoga weisen jedoch häufig Defizite, Fehler und Unzulänglichkeiten in ihren Studiendesigns auf und befinden sich noch in einem frühen Stadium des Verständnisses der klinischen oder symptomatischen Vorteile des Yoga. Bislang ist beispielsweise noch nicht gelöst, wie die Kombinationen von *Asanas-*, *Pranayama-*, Entspannungs- und Meditationsübungen einer systematischen Wirksamkeitsbewertung unterzogen werden können. Zu unterschiedlich sind

4.6 Evaluation

die praktizierten Yogastile (z. B. Iyengar, Sivananda, Vini-Yoga usw.) und häufig wird der angewandte Stil in den Studien nicht näher beschrieben. Viele Studien fokussieren auf kurzfristige Verbesserungen der Gesundheit. Untersuchungen über langfristige (>6 Monate) Auswirkungen der Yogapraxis sind noch selten. Oft sind die untersuchten Stichproben nur von geringer Größe und mindern dadurch den statistischen Gehalt. Die Aussagekraft von Studien wird auch dadurch eingeschränkt, dass das eingesetzte Yogaprogramm nur von einem einzelnen Yogalehrer an Probanden vermittelt wird. Viele wissenschaftliche Studien zu den Wirkungsweisen auf die Gesundheit werden im Heimatland des Yoga, in Indien, erstellt. Die untersuchten Beispiele kommen alle aus einer Gegend, in der Yoga kulturell tief verwurzelt ist. Das macht die Verallgemeinerung der Studienergebnisse auf Populationen in anderen Teilen der Welt schwierig.

Um eine gewünschte Wirkung zu erzielen, sind vielfältige Fragen zu klären, z. B.:
- Welches meditative Verfahren lässt bei welcher Erkrankung die besten Ergebnisse erwarten?
- Welche Meditations-/Yogamethodik passt zu welcher Person?
- Welche Dauer und Häufigkeit der Sitzungen sind erforderlich?
- Werden gleiche Ergebnisse auch von unterschiedlichen Lehrern erzielt?

Die Heterogenität bei den Interventionen ist das Hauptproblem aussagekräftiger Analysen. Daher ist noch viel Forschung nötig, um ein ausreichend differenziertes Verständnis der wirkenden Prozesse und entsprechender Evaluationsmethoden zu erlangen.

> **Merke**
> Detaillierte Beschreibungen zukünftiger Studiendesigns sind erforderlich, um die Ergebnisse replizieren und generalisieren zu können. Eine Standardisierung von Yogaübungen für Forschungszwecke würde Konfusionen bei der Interpretation der Ergebnisse verhindern helfen.

Studien sollten verstärkt gesundheitliche Hochrisikogruppen in den Fokus nehmen, um **zielgerichtete und effektive Interventionen** mit Hilfe von Yoga zu entwickeln. Dabei sind u. a.
- der Yogastil,
- die Komponenten (z. B. Atemübungen, Posen, Meditation),
- Zusammensetzung der Übungen,
- die Übungsdauer,
- die Häufigkeit der Sitzungen,
- die Qualifikation der Lehrer usw.

zu berücksichtigen. Studiendesigns über verschiedene Kulturen (z. B. Indien, USA, Europa) hinweg wären ebenfalls hilfreich (Büssing et al. 2012; Mishra et al. 2012; Sherman 2012).

Eine aus dem Buddhismus und Yoga abgeleitete und von religiösen Elementen losgelöste Methode ist das Konzept *Mindfulness Based Stress Reduction* (MBSR) bzw. die **Achtsamkeitsbasierte Stressreduktion** (Kabat-Zinn 1998). Sie wurde in den 1970er Jahren in den USA von Jon Kabat-Zinn im klinischen Bereich zur Unterstützung und Steigerung der schulmedizinischen Behandlung entwickelt und seitdem intensiv wissenschaftlich untersucht (Grossmann et al. 2004). Auf der Website www.mindfulnet.org werden mehrere hundert Studien zu *Mindfulness* und Meditation, deren Wirkung auf unterschiedlichste Beschwerden und Krankheitsbilder sowie der Einsatz meditativer Verfahren in verschiedenen Handlungsfeldern gelistet.

Ott konstatiert eine seit dem Jahr 2000 andauernde „*Boomphase der Meditationsforschung, deren Ende nicht abzusehen ist. In den letzten zehn Jahren sind tatsächlich deutlich mehr wissenschaftliche Publikationen zum Thema erschienen als in den gesamten vierzig Jahren zuvor.*" (Ott 2010, S. 153). MBSR verbindet Elemente aus dem Buddhismus und dem Yoga mit der westlichen Naturwissenschaft. Yoga, Vipassana-Meditation, Vorträge zur Stressprophylaxe und zu achtsamem Verhalten im Alltag werden miteinander kombiniert. Das MBSR-Programm wird inzwischen für mehr und mehr Risikogruppen zur Prävention und Therapie weiterentwickelt und ausgeweitet, z. B. bei chronischen Schmerzen, Tumorerkrankungen, Koronarerkrankungen, Psoriasis, Stress, Schlafproblemen, Angststörungen, Depression, Substanzmissbrauch (Segal et al. 2008; Bowen et al. 2012). Ziel des MBSR-Programms ist es, die Selbstheilungskräfte zu aktivieren sowie negative Bewertungen (z. B. Ausgeliefertsein, Hoffnungslosigkeit) bewusst zu machen und abzubauen. Die Selbstverantwortung und das Selbstvertrauen, die Erkrankung aus eigener Kraft bewältigen zu können, werden gestärkt. Die Forschungsergebnisse im Zusammenhang mit MBSR dürften in vielen Fällen auch auf Yoga als singuläre Intervention bei körperlichen und psychischen Beschwerden und Krankheiten zutreffen. Detaillierte Forschungsarbeit hierzu ist jedoch noch erforderlich, um Gemeinsamkeiten und Unterschiede herauszuarbeiten.

Darüber hinaus wird zu erforschen sein, wie die Motivation von unterschiedlichen Personengruppen gesteigert werden kann,
- regelmäßig an Interventionsprogrammen teilzunehmen und
- das erlernte Gesundheitsverhalten in den Alltag zu integrieren.

Wie alle Verhaltensinterventionen erfordern Yogainterventionsprogramme die aktive Teilnahme von Patienten. Die Compliance (der Wille zur Mitarbeit, die Therapietreue) von Patienten mit schweren psychischen Belastungen und/oder geringer Motivation (z. B. bei Depression, Angststörungen, Erschöpfungszuständen) kann über die soziale Unterstützung von Gruppeninterventionen verbessert werden. Nachhaltige Erfolge bei der Behandlung von physischen Krankheiten (z. B. Herz-Kreislauf-, Tumor-Erkrankungen) und psychischen Störungen werden dann zu erzielen sein, wenn es gelingt, die Begeisterung und

4.6 Evaluation

Leidenschaft für Yoga bei den Probanden zu wecken. Reorganisation muss von innen kommen. Menschen benötigen eine **innere Einstellung** oder Haltung bzw. ein inneres Bedürfnis oder die Begeisterung zu langfristiger gesundheitsförderlicher Betätigung, um im Sinne der Salutogenese

- das eigene Leben neu auszurichten,
- den Lebensstil zu verändern und
- Kohärenz zu erzeugen (Büssing et al. 2012).

Die Wirkungen von Yoga lassen sich in Anlehnung an die Ausführungen in ▶ Kapitel 4.2 in strukturelle, funktionale, psychische und soziale Wirkbereiche einteilen (Deutzmann 2002, S. 121 ff.; Bley 2006; Stück 2008; Petermann u. Vaitl 2009; Büssing et al. 2010; Sengupta 2012 und die dort jeweils angegebene Literatur).

4.6.1 Strukturelle Wirkungen von Yoga

Der positive Einfluss von Gesundheitssport und gezielten Bewegungs- und Entspannungsprogrammen auf die körperliche und geistige Leistungsfähigkeit ist heute unbestritten (Linton u. Tulder 2001; Vuori 2001; Tiemann et al. 2008; Grönemeyer 2009; Froböse 2010; GKV Spitzenverband 2010 und die dort angegebene Literatur). Die Antworten auf chronische oder rezidivierende nicht-spezifische Rückenschmerzen sind Bewegung und Stressregulation. Entsprechend angelegte Programme stärken umfassend wichtige Gesundheitsressourcen. Da Rückenschmerzen ein multifaktorielles Geschehen darstellen, ist es wichtig, dass Interventionen auf die individuellen biopsychosozialen Aspekte der Betroffenen eingehen. Yoga stellt mit *Asanas* (gezielten Körperübungen), *Pranayama* (Atemlenkung) und Meditation eine solche multimodale Interventionsmaßnahme dar. Die kurz- und langfristigen positiven Wirkungen der Yogapraxis auf Rückenschmerzen wurden in verschiedenen wissenschaftlichen Studien untersucht und weitgehend bestätigt (Williams et al. 2003; Galantio et al. 2004; Jacobs et al. 2004; Sherman et al. 2005; Williams et al. 2005; Tekur et al. 2008; Williams et al. 2009; Manocha et al. 2011; Edenfield u. Saeed 2012; Li u. Goldsmith 2012; Michalsen et al. 2012a; Tekur et al. 2012).

Neuere Untersuchungen in Großbritannien empfehlen dem National Health Service (NHS) Yoga als sichere und kosteneffektive Option zur Behandlung von erwachsenen Patienten mit chronischen oder rezidivierenden Rückenschmerzen. In zwei Studien wurden die Wirkung und die Kosteneffizienz des Einsatzes von Yoga als Intervention bei Rückenschmerzen analysiert. An der bislang weltweit größten wissenschaftlichen Studie (RCT) zum Einfluss von Yoga auf Rückenschmerzen nahmen 313 Probanden an einem 12-wöchigen Programm „*Yoga for Healthy Lower Backs*" (75 Minuten pro Unterrichtseinheit) teil (Tilbrook et al. 2011; Trewhela u. Semlyen 2011). Das Programm wurde eigens für die Studie entwickelt und von 20 vorab instruierten Yogalehrern an 156 Patienten angewandt. Es sollte u. a. nachgewiesen werden, dass die erzielten Trainingsergebnisse nicht von einem Trainer abhängen. Die Yogalehrer wurden aus den in Großbritannien prominentesten Yogaorganisationen rekrutiert (*The British Wheel of Yoga* und *Iyengar Yoga Association*). Die 12 Kurse fanden an fünf Standorten mit jeweils 10 Teilnehmern pro Kurs statt. Die vorwiegend weiblichen Teilnehmer waren in der Regel mittleren Alters, berufstätig und hatten im Durchschnitt seit 10 Jahren Rückenleiden.

Das Yogaprogramm enthält Übungen zur
- Schmerzlinderung und geistigen Beruhigung,
- Mobilisierung,
- Dehnung,
- Stärkung,
- Entspannung,
- Verbesserung der Achtsamkeit sowie
- eine Unterweisung, wie ein gesunder Rücken funktioniert.

Die Kontrollgruppe (n = 157) erhielt weiterhin ihre bisherigen konventionellen Behandlungen. Allen Teilnehmer wurde ein „Rückenbuch" zum Selbststudium ausgehändigt. Während frühere Studien mehr auf kurzfristige Erfolge von Yoga fokussierten, wurden in der vorliegenden Untersuchung auch langfristige Effekte ermittelt, indem der Gesundheitszustand der Teilnehmer nach drei, sechs und zwölf Monaten abgefragt wurde. Die Ergebnisse zeigen, dass Yoga sowohl kurz- als auch langfristige Vorteile bei der Bewältigung von chronischen oder rezidivierenden Rückenschmerzen ohne ernsthafte Nebenwirkungen bereithält. Das 12-wöchige Yogaprogramm bewirkte größere Verbesserungen der Rückenschmerzen gegenüber der Kontrollgruppe.

> **Merke**
> Zur Bewältigung muskuloskelettaler Probleme hat sich Yoga – soweit er in den Lebensalltag integriert wird – als Selbsthilfelösung für betroffene Patienten bewährt.

Die Autoren der Studie kommen abschließend zu dem Ergebnis: *„Zusammenfassend konnten wir feststellen, dass das Angebot eines 12-Wochen-Yogaprogramms für Erwachsene mit chronischen oder wiederkehrenden Rückenschmerzen für den Zeitraum von bis zu 12 Monaten zu einer stärkeren Verbesserung der Rückenfunktion führte als konventionelle Behandlungsmethoden. Yoga erweist sich als eine sichere und effektive Bewegungsart, die Krankenhausärzte ihren Patienten mit anhaltenden Rückenschmerzen zu empfehlen in Betracht ziehen können."* (Tilbrook et al. 2011, S. 577, eigene Übersetzung).

Eine **zweite Studie** untersuchte die ökonomischen Auswirkungen des Einsatzes von Yoga als Intervention gegen Rückenschmerzen auf Basis des o. g.

4.6 Evaluation

Yoga for Healthy Lower Backs-Programms (Chuang et al. 2012). Auch in Großbritannien sind Rückenschmerzen eine Bürde für das Gesundheitssystem und die Gesellschaft als Ganzes. Die damit einhergehenden Kosten und das Arbeitsunfähigkeitsgeschehen führen zu Produktivitätsverlusten in der britischen Volkswirtschaft. Die Ergebnisse zeigen, dass das Yogainterventionsprogramm ein kosteneffektives Instrument für das britische Gesundheitssystem (NHS) und die Gesellschaft sein kann. Im Zeitraum von 12 Monaten wurden bei den Teilnehmern der Yogagruppe im Durchschnitt nur 4 Arbeitsunfähigkeitstage gegenüber 12 AU-Tagen in der Kontrollgruppe registriert. Die mit der Arbeitsunfähigkeit verbunden Kosten schätzten die Wissenschaftler für die Yogagruppenmitglieder auf £374 gegenüber £1202 für ein Kontrollgruppenmitglied. Die Wissenschaftler gehen für das NHS von einem Kostenaufwand für ein 12-Wochen-Yogaprogramm pro Patient in Höhe von ca. £300 aus und sehen darin eine hohe Kosteneffizienz. Somit stellt Yoga im Bestreben, den Umgang mit Rückenleiden zu verbessern, eine weitere Option dar. Betroffene werden durch Yoga zum *Self-Management* und damit zur eigenständigen aktiven Überwindung bzw. Verbesserung ihres Leidens motiviert. Die vermittelten Fähigkeiten ermöglichen es den Patienten, die biopsychosozialen Bedingungen von Rückenschmerzen positiv zu beeinflussen.

In einer **neueren Metaanalyse**, durchgeführt an der Klinik für Naturheilkunde und integrative Medizin der Universität Duisburg-Essen, wurde die Evidenz yogabasierter Interventionen bei chronischen Rückenschmerzen gegenüber Standardbehandlungen bestätigt (Cramer et al. 2013). Insgesamt zehn randomisierte Studien mit Rückenschmerzpatienten (n = 967) aus den Jahren 2004–2011 wurden qualitativ (10) und quantitativ (8) ausgewertet. Beim Vergleich mit den Kontrollgruppen zeigte sich bei den Probanden der Yogagruppe direkt nach Beendigung der Intervention eine signifikante Verbesserung beim Schmerz und bei den Aktivitätseinschränkungen infolge der Rückenprobleme. Die Langzeitevidenz fiel zwar geringer aus, war aber dennoch bei der Schmerzreduktion und bei der Verbesserung rückenschmerzspezifischer Einschränkungen signifikant. Die Autoren empfehlen Yoga als begleitende Intervention bei der Behandlung von Patienten mit chronischem Kreuzschmerz. Die noch weiter zu erforschenden Wirkmechanismen der Yogapraxis auf Rückenschmerzen veranschaulicht ▶ Abbildung 4-8.

Strukturell wirkt Yoga auf:
- das Skelettsystem durch
  - Zunahme der Gelenkflexibilität,
  - Förderung der Beweglichkeit der Wirbelsäule,
  - Durchblutungs- und Stoffwechselanregung im Bereich der Wirbelsäule, der Bandscheiben und der Gelenke,
- das Skelett-Muskel-System durch
  - Lösung von muskulären Verspannungen,
  - Kräftigung geschwächter Muskulatur,

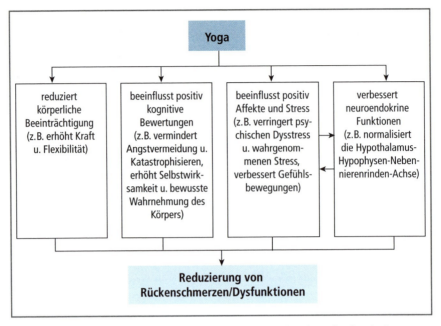

Abb. 4-8 Wirkungen der Yogapraxis auf chronische Rückenbeschwerden (nach Sherman et al. 2010, eigene Übersetzung).

- Ausgleich von muskulären Dysfunktionen (von Funktionsstörungen des Muskels),
- spezielle Förderung der rumpfaufrichtenden und der Wirbelsäulenmuskulatur,
- Anregung der Muskeldurchblutung und des Muskelstoffwechsels,
- Verfeinerung der Regulation des Muskeltonus (des Spannungszustandes der Muskulatur) mit positiven Auswirkungen auf das psychische Wohlbefinden und auf die vegetative Balance (auf das Gleichgewicht in dem Bereich des Nervensystems, das die Körperfunktionen reguliert),
• das Bewegungssystem allgemein durch
  - Korrektur von Fehlhaltungen, Abbau von statischen Ungleichgewichten,
  - Leistungssteigerung, insbesondere im Ausdauerbereich.

4.6.2 Funktionale Wirkungen von Yoga

Es ist zunehmend erwiesen, dass bidirektionale (*top-down* und *bottom-up*) Interaktionen zwischen dem Gehirn und dem peripheren Gewebe, inklusive des kardiovaskulären und Immunsystems, zur mentalen und physischen Gesundheit beitragen. Bidirektionale autonome und neuroendokrine Nervenbahnen

4.6 Evaluation

übertragen Informationen zwischen dem zentralen Nervensystem und der Peripherie (z. B. Haut, Muskeln, Gelenke, Herz, Magen, Darm) und unterstützen die affektive, hormonale und immunologische Abwehrreaktion (Taylor et al. 2010). Psychische Belastungen wie Stress, Angst, Depression verschlechtern häufig das körperliche Befinden und umgekehrt verstärken chronische Erkrankungen psychische Gesundheitsprobleme. Mind-Body-Disziplinen wie z. B. Yoga können pharmakologische und psychologische Therapien unterstützen, indem sie die autonome Reaktion auf Stress und das sich selbstregulierende Bewältigungsverhalten verbessern (Kinser et al. 2012). Neuere (Meta-)Analysen bestätigen positive Effekte von Yoga in Bezug auf die verschiedenen physischen und psychosozialen Symptome von Brustkrebspatientinnen (Kuan-Yin et al. 2011; Buffart et al. 2012; Cramer et al. 2012), bei der Behandlung von Diabetes Typ II-Patienten (Anderson u. Taylor 2011; Hegde et al. 2011; Yang et al. 2011) und hinsichtlich der Therapie von Nervenerkrankungen, insbesondere Epilepsie, Schlaganfall, multiple Sklerose (MS), Alzheimer-Krankheit, Erkrankungen des peripheren Nervensystems und Fibromyalgie (Mishra et al. 2012).

Funktional wirkt Yoga auf:
- das Herz-Kreislauf-System mit einer Durchblutungsanregung durch
  - körperliche Aktivität,
  - Umkehrhaltungen des Körpers und Veränderung des hydrostatischen Drucks,
  - reaktive Hyperämie nach statischer Kompression (verstärkte Durchblutung im Anschluss an Durchblutungsverminderung aufgrund von Druckeinwirkungen),
  - Druck- und Lageveränderungen in den Körperhöhlen,
  - Aufmerksamkeitszuwendung,
  - verstärkte Filtrationsrate in den Geweben,
  - die Förderung der Lymphdrainage (der Lymphabfluss wird aktiviert und das Gewebe entstaut, Wasseransammlungen im Gewebe nehmen ab),
  - Senkung des Blutdrucks und der Herzfrequenz,
- das Atmungssystem durch
  - mechanische Beseitigung von Verunreinigungen in den Atemwegen,
  - eine Kräftigung und Flexibilisierung der Atemmuskulatur einschließlich des Zwerchfells,
  - eine Durchblutungsförderung und Stoffwechselanregung der Atemschleimhäute,
  - die Förderung der alveolären (lat.: *alveolus* = Lungenbläschen) Ventilation und des Gasaustauschs in der Lunge insgesamt,
  - eine Erhöhung der Elastizität des Lungengewebes,
  - die Optimierung der Atemmuster,
  - eine Zunahme des Kopplungsgrades der Atmung mit anderen Funktionskreisen,

- einer Verfeinerung der subjektiven Repräsentanz der Atemvorgänge und ihrer Bezüge zu somatischen und psychischen Prozessen (die Atmung wird subtiler wahrnehmbar),
- das Nervensystem durch
  - das Training und die Optimierung vegetativer Regulationsmechanismen (der Regulation der Körperfunktionen),
  - eine vegetative Umschaltung in Richtung eines geringfügigen Vagotonus (Richtung Entspannung und Stoffaufbau),
  - die zunehmende bewusste Kontrolle über vegetative Regulationsmechanismen,
  - eine Verbesserung der afferenten kortikalen Repräsentation des Körpers (differenziertere Körperprojektion auf der Großhirnrinde, subtileres Körperschema),
  - die Optimierung der sensomotorischen Regulation (der Wahrnehmung und Steuerung von Bewegung),
  - eine allgemeine Zunahme der Vigilanz (des Wachheitsgrades, der „Bewusstseinshelligkeit"), subjektive Frische,
  - die Abnahme des Arousal (der „Weckreaktion" durch Sinnesreize),
  - eine Verschiebung des EEG in Richtung von Aktivitätsmustern, die mit Entspannung korrelieren (die Aktivitätsmuster des Großhirns, die bei Entspannung auftreten, werden häufiger),
  - die Aufhebung der Alpha-Blockade bei erfahrenen Langzeitpraktizierenden,
  - eine zunehmende Integration beider Großhirnhälften,
  - die Blockade von evozierten Potenzialen in tiefer Meditation (durch äußere Reize sind keine Aktivitätsmuster mehr auf der Großhirnrinde auslösbar),
- das Magen-Darm-System durch
  - eine mechanische Reinigung des Magen-Darm-Traktes,
  - eine Stimulation der körperlichen Selbstreinigungsmechanismen durch Reinigungsübungen mit vegetativen Trainingseffekten (die nervale Regulation wird verbessert),
  - eine Intensivierung des Stoffwechsels und des Toxinabbaus,
  - eine Stimulation der Magen-Darm-Motorik und
  - eine Verbesserung der Funktion der Verdauungs- und Ausscheidungsorgane.

4.6.3 Psychische Wirkungen von Yoga

Psychische Belastungen und Erkrankungen (z. B. Stress, Burnout, Angststörungen, Depression) stellen einen wesentlichen Einflussfaktor auf die Lebensqualität dar und sind häufig ursächlich u. a. für muskuläre Verspannungen und nicht-spe-

4.6 Evaluation

zifische Schmerzen im Schulter-Nacken- und Lendenwirbelbereich (Komorbidität) verantwortlich. Die Ursachen von Angststörungen und Depression können genetisch, umweltbedingt, psychologisch, emotional und sozial sein. Alle haben Einfluss auf neuronale Verschaltungen im Gehirn. In den zurückliegenden beiden Jahrzehnten stieg die Forschungstätigkeit zu achtsamkeitsbasierten Interventionen signifikant, insbesondere zur Effektivität der Behandlung von Symptomen der Depression, Angst und verschiedener stressbedingter physischer Symptome und Zustände. Dies erfolgte nicht zuletzt aufgrund der gestiegenen Popularität von achtsamkeitsbasierten Methoden, wie z. B. Yoga, Zen, Tai Chi, Qi Gong, MBSR, Akkupunktur, und deren Integration als Interventionsmaßnahmen im klinischen Bereich. Die Ergebnisse von Studien hinsichtlich der Wirksamkeit achtsamkeitsbasierten Trainings zur Symptomminderung, zur Verbesserung des psychischen Allgemeinbefindens sowie zur Steigerung des Wohlbefindens und der Lebensqualität von Patienten sind vielversprechend (Edenfield u. Saeed 2012; Michalsen et al. 2012b). Achtsamkeitsbasierte Verfahren mit dem Fokus auf Verbesserung der Aufmerksamkeit, des Bewusstseins, der Akzeptanz und des Mitgefühls können flexible und anpassungsfähige Antworten auf Stress sein (Greeson 2009). Im Rahmen einer köperzentrierten Psychotherapie (Maurer 2006) können verschiedene Aspekte von Yoga Einfluss auf den Lebensstil eines Menschen haben oder wertvolle Ergänzungen bei der Behandlung von Angststörungen und Depression darstellen (Uebelacker et al. 2010; Li u. Goldsmith 2012; Yadav et al. 2012). Yoga lindert die bei Angststörungen auftretende Übererregung des sympathischen Nervensystems und die Überaktivierung der HPA-Achse durch eine Aktivierung des parasympathischen Zweigs des Nervensystems. Die Übersteuerung des sympathischen Nervensystems oder die Kampf-Flucht-Reaktion werden durch die *Relaxation Response* und durch den Ausgleich des Nervensystems ersetzt (Balasubramaniam et al. 2013). Yoga erhöht die positiven Bewältigungsfähigkeiten und verbessert das Selbstwertgefühl ohne gesundheitsgefährdende Nebenwirkungen.

> **Merke**
> Yoga kann in die psychotherapeutische Praxis integriert werden, wenn im Rahmen der Behandlung von Angststörungen und Depression konventionelle Methoden nicht immer erstrebenswert oder erfolgreich anwendbar sind, Patienten keine Medikamente einnehmen wollen, Menschen eine eher ganzheitliche Behandlungsform wünschen und geringe Risiken mit dem Einsatz der Yogapraxis verbunden sind (Forfylow 2011).

Die Yogapraxis beeinflusst das Gehirn, das autonome Nervensystem, die Stresshormone, das Immunsystem und das Gesundheitsverhalten (Essen, Schlafen, Substanzgebrauch) in heilsamer Weise. Yoga wird mit einem achtsameren Dasein, reduziertem emotionalen Dysstress und mehr Lebensqualität assoziiert.

Yoga wirkt auf die Psyche durch:
- eine Zunahme der Entspannungsfähigkeit und der Fähigkeit zur Belastungsbewältigung,
- eine Erhöhung der inneren Achtsamkeit (Selbstwahrnehmung),
- die Angstreduktion im Bereich von State- und Trait-Angst (sowohl der Angst als Persönlichkeitseigenschaft als auch der Angst als aktueller Zustand),
- Stimmungsaufhellung,
- emotionale Stabilität,
- die Verlängerung der Aufmerksamkeitsspanne,
- die Verbesserung der Konzentrations- und Gedächtnisleistungen,
- eine Zunahme der Selbstwirksamkeit,
- vertiefte Selbsterkenntnis durch differenziertere Beobachtung von Reaktions- und Verhaltensweisen, durch subtilere Wahrnehmung von Emotionen und Denkmustern sowie von psychosomatischen Zusammenhängen,
- gesteigerte Selbstannahme und Selbstakzeptanz,
- eine Stärkung der Ich-Funktionen,
- eine Verbesserung der bewussten Selbststeuerung im emotionalen und kognitiven Bereich,
- die Zunahme der Willens- und Entscheidungskraft, Empowerment,
- die Abnahme bzw. Auflösung von Suchttendenzen,
- die Erleichterung der praktischen Umsetzung einer gesundheitsbewussten Lebensweise,
- die Verfeinerung der Intuition,
- eine Förderung der Kreativität,
- die Zunahme der Lebenszufriedenheit und der subjektiven Lebensqualität,
- eine Sinnfindung und ein gesteigertes Kohärenzgefühl sowie
- die Zunahme des transpersonalen Vertrauens oder mystische Erfahrungen.

In Anlehnung an die in ▶ Kapitel 1 dargestellten Stresstheorien veranschaulicht ▶ Abbildung 4-9 den Einfluss von Yoga auf unterschiedlichen Stufen des Stressgeschehens. Dabei sind in der Abbildung die äußeren Stressoren gleichzusetzen mit Herausforderungen oder Belastungen, wie z. B. Leistungsanforderungen, zu viel Arbeit, soziale Konflikte, Zeitdruck, Störungen usw. Als innere Stressoren gelten Ungeduld, Perfektionismus, Kontrollstreben, Einzelkämpfertum, Selbstüberforderung, -ausbeutung usw. Die Stressreaktion erfolgt auf physischer, emotionaler, mentaler und behavioraler Ebene. Die HPA-Axis (engl.: *Hypothalamus-pituitary-adrenocortical axis*; dt.: Hypothalamus-Hypophysen-Nebennierenrinden-Achse) ist ein neuronal ausgelöstes, hormonelles Reaktionssystem, an dem Zwischenhirn, Hirnanhangdrüse und Nebennierenrinde beteiligt sind. Die Verinnerlichung bzw. Unterdrückung und Leugnung der Stressreaktion führen zu negativem Denken, Hilf- und Hoffnungslosigkeit und damit zu Fehlsteuerungen. Maladaptive Verhaltensweisen sind Arbeits-

4.6 Evaluation

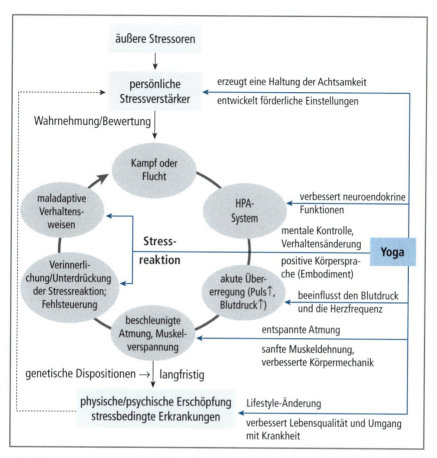

Abb. 4-9 Wirkungen von Yoga auf den Stresszyklus (eigene Darstellung).

wut, Hyperaktivität, Esssucht, Abhängigkeit von Alkohol, Zigaretten, Drogen, Medikamenten, Psychopharmaka usw.

Yoga löst eine Entspannungsreaktion aus, indem das parasympathische Nervensystem aktiviert wird. Durch eine Haltung der Achtsamkeit wird eine förderliche Einstellung erzeugt, die den Einfluss persönlicher Stressverstärker reduziert. Die HPA-Achse wird beruhigt und damit die Kortisolausschüttung gestoppt. Puls, Blutdruck und Blutgerinnung sinken. Entspannende Atemübungen und sanfte Muskeldehnungen senken den Muskeltonus. Eine regelmäßige Asanapraxis bewirkt die Verbesserung der verkörperten Selbstwahrnehmung und eine positive Körpersprache, die wiederum kognitive und behaviorale Veränderungen fördern. Die Anpassung des Lebensstils und der Aufbau psychosozialer Ressourcen verbessern die Lebensqualität und das Wohlbefinden, verringern stressbedingte Erkrankungen und bewirken einen gelasseneren Umgang mit bestehenden Krankheiten und Schmerzen.

4.6.4 Soziale Wirkungen von Yoga

Den negativen Wirkungen (Persönlichkeitsveränderungen) des in ▶ Kapitel 2.2.1 beschriebenen Burnout-Syndroms kann durch Yoga entgegengewirkt werden. Indem der Yogapraktizierende den Fokus wieder auf die eigenen Bedürfnisse lenkt, kann die soziale Isolation aufgehoben werden. Familie, Freunde, Hobbies gewinnen wieder an Bedeutung, stärken die persönlichen Ressourcen und verhelfen zu mehr Resilienz. Gute soziale Beziehungen nehmen positiven Einfluss auf die Gesundheit und wirken lebensverlängernd. Untersuchungen bestätigen die sich gegenseitig verstärkenden Effekte positiver Emotionen, guter sozialer Beziehungen und physischer Gesundheit (Kok et al. 2013). Die Qualität sozialer Beziehungen bzw. soziale Isolation sind wesentliche Risikofaktoren für die Entstehung von Major Depression (Teo et al. 2013). Der Einfluss fehlender sozialer Beziehungen, sozialer Isolation und von Einsamkeit auf das Sterblichkeitsrisiko ist vergleichbar mit dem anderer bekannter Risikofaktoren (z.B. Übergewicht, Rauchen, Bewegungsmangel) auf die Sterberate (Holt-Lunstad et al. 2010). Soziale Beziehungen entscheiden darüber, wie gesund der Mensch ist. Soziale Wirkungen von Yoga sind:

- Abnahme von selbstbezogenen Wertungen, verbunden mit einer wachsenden Offenheit und Toleranz,
- Verringerung von Abhängigkeitshaltungen, Zunahme der inneren Unabhängigkeit,
- Verringerung von destruktiven Tendenzen sich selbst und anderen gegenüber,
- Förderung sozial verbindender Verhaltensweisen (Akzeptanz, Gewaltfreiheit, Wahrhaftigkeit, liebevolle Zuwendung, Demut),
- Rücknahme von Projektionen und Forderungen an andere und an die Gesellschaft,
- Übernahme von Selbstverantwortung,
- tieferes Verständnis für das Eingebundensein in soziale und gesellschaftliche Bezüge sowie
- stärkeres soziales Verantwortungsbewusstsein.

4.6.5 Risiken und Nebenwirkungen von Yoga

Im Jahr 2012 erregte in den USA das Buch „*The Sience of Yoga. The Risks and the Rewards*" des Wissenschaftsjournalisten der New York Times, William J. Broad (Broad 2012), erhebliches Aufsehen in der Yogaszene und in den Medien. Das Aufräumen mit einigen Mythen des Yoga (z.B. dass Yoga den Stoffwechsel erhöhe oder zu mehr Sauerstoff im Gehirn und Körper führe) und die Ausführungen zu den möglichen Verletzungsgefahren bei der Ausübung von Yoga lösten eine große Debatte über Nutzen und Risiken der indischen Lehre

4.6 Evaluation

aus (vgl. den Blog unter www.huffingtonpost.com/news/yoga-injuries). Insbesondere die Aussagen, dass Umkehrposen, wie z. B. Schulter- oder Kopfstand, das Schlaganfallrisiko erhöhen und im Einzelfall zu Todesfällen führen können, riefen heftige Kritik hervor. In Deutschland wurde von Tageszeitungen und Zeitschriften das Thema des Verletzungsrisikos ebenfalls aufgegriffen, allerdings weniger emotional als in den USA (Blawat 2012; Berres 2012; Popovic 2012; o. N. 2013). Branchenjournale in Deutschland beschäftigen sich nur peripher mit den Aussagen des Buches oder allgemein mit Verletzungsrisiken. Dabei beobachten auch Ärzte hierzulande eine zunehmende Zahl von Verletzungen im Rückenbereich, vor allem bei Yogaanfängern mittleren Alters aufgrund inadäquater Asanaspraxis (Ruch 2014).

Schätzungen zufolge praktizieren in den USA ca. 20 Mio. Menschen Yoga, davon 82 % Frauen und 18 % Männer (www.yogajournal.com 2013). Gut zwei Drittel sind im Alter von 18 bis 44 Jahren. Andere Quellen geben für die Jahre 2002 10,4 Mio. und 2007 13,2 Mio. Yogapraktizierende an (Barnes et al. 2008). Somit erhöhte sich die Mitgliederzahl der amerikanischen Yogagemeinde von 2002 bis 2012 um 100 %. Für Deutschland werden die Teilnehmerzahlen an Yogakursen zwischen drei und fünf Mio. angenommen. Konkrete Statistiken existieren allerdings nicht. Nicht zuletzt aufgrund der vielfältigen medialen Berichterstattung über die Vorzüge erhoffen sich immer mehr Menschen von Yoga einen biopsychosozialen Ausgleich zu den Herausforderungen des Privat- und Berufslebens. Die moderne Leistungs(steigerungs)gesellschaft fordert die Ich-starke Persönlichkeit und entsprechende Maßnahmen zur Erhaltung der Leistungs-, Arbeits- und Beschäftigungsfähigkeit jedes Einzelnen.

Die Entwicklung, die Yoga in den Industriestaaten des Westens und weltweit auf der Nachfrageseite nimmt, führt auf der Angebotsseite zu einem ebenso rasanten Anstieg von Yogastilen, -schulen und -lehrern. Vorwiegend in den USA begründete fitness- und powerorientierte Yogaformen, finden auch hierzulande zunehmend Anhänger. Auf allen Kontinenten produzieren Yogaschulen unterschiedlicher Stilrichtungen in 200 bis 500 Stunden umfassenden Kursen, organisiert als vierwöchige Kompaktangebote oder über zwei bis drei Jahre verteilt, Yogalehrer am Fließband. Staatlich anerkannte und einheitliche Mindestanforderungen und Prüfungsstandards für die Yogalehrerausbildung existieren nicht. Die Zahl der Yogalehrer hierzulande wird zwischen 10 und 20 Tsd. angenommen. Die Zahlen dürften zu niedrig gegriffen sein, da der größte deutsche Anbieter von Yogalehrerausbildungen, eigenen Angaben zufolge, in den letzten Jahren mehr als elftausend Teilnehmer zu Yogalehrern ausgebildet hat (vgl. Yoga Vidya e. V. 2014). Die im Vergleich zu anderen Berufsausbildungen moderaten Ausbildungskosten begünstigen den Trend. Häufig versuchen Menschen, die mit ihrem bisherigen (Berufs-)Leben unzufrieden sind, die beruflich aus- oder umsteigen wollen, mithilfe der Yogalehrerausbildung mehr Sinn im Leben zu finden und ein erfüllteres Lebenskonzept aufzubauen. Die

Wenigsten können jedoch davon leben und sehen ihre Yogatrainertätigkeit eher als zweites Standbein neben einem Hauptberuf. Allerdings sind in vielen Fällen grundlegende individuelle Voraussetzungen (wie z. B. mehrjährige Übungserfahrung oder eine adäquate berufliche Grundausbildung) für eine Yogalehrerausbildung nicht gegeben. An physiologischen und anatomischen Kenntnissen mangelt es häufig ebenso wie an pädagogischem und didaktischem Wissen und Können, geschweige denn an praktischen Erfahrungen im Umgang mit psychisch und physisch belasteten Menschen. Immer wieder zu beobachten ist, dass Lehrer, die selbst gerade das Noviziat beendet haben, sich bereits nach kurzer Praxis berufen und befähigt fühlen, Yogalehrer auszubilden. Dies ist eine für die Qualität des Yogaangebots bedenkliche Entwicklung, aber letztlich Folge der seit mehr als zwei Dekaden zunehmenden Kommerzialisierung des Yoga.

Die Ökonomisierung des Yoga äußert sich außerdem in dem Trend vieler Yogaschulen, ihr System als Markenzeichen (Symbol ® von engl.: *registered trade mark* = eingetragene Waren- oder Dienstleistungsmarke) registrieren und auf einem solchen System geschulte Lehrer nur im Rahmen von Franchise-Verträgen unterrichten zu lassen. Systeme wie Bikram Yoga (markengeschützte Serie von 26 Yoga-Übungen in auf bis zu 40 °C aufgeheizten Räumen), Kundalini-Yoga nach Yogi Bhajan, TriYoga® sind Beispiele dafür. Nach einer Studie im Auftrag des amerikanischen *Yoga Journal* beträgt das Volumen des Yogamarkts in den USA ca. 10 Mrd. USD inklusive Zubehör, Bekleidung, Reisen und Medien (Barnes et al. 2008). Die Yogabranche ist damit zu einem wichtigen Faktor im sekundären Gesundheitsmarkt aufgestiegen. Eine ähnliche Entwicklung ist auch in Deutschland zu beobachten. Valide Zahlen liegen unseres Wissens allerdings nicht vor.

Standen in früheren Jahrhunderten spirituelle Aspekte im Vordergrund, hat sich seit Beginn des 20. Jahrhunderts kontinuierlich der Fokus der Yogapraxis auf Gesundheit und Fitness verlagert. Der Verbesserung der psychischen und physischen Leistungsfähigkeit gilt das Interesse von Besuchern entsprechender Yogakurse. Dies entspricht einem Zeitgeist, der Fitness als Statussymbol betrachtet. Immer neue Yogavarianten fördern das körperliche Auspowern und empfehlen sich damit mehr als Leistungssport denn als meditatives Verfahren.

Yoga wird auf *Asana* und *Pranayama* reduziert, die übrigen Aspekte des achtgliedrigen Yogasystems nach Patanjali finden, wenn überhaupt, nur untergeordnete Beachtung. Wettbewerb und Leistung halten Einzug in die Welt des Yoga („Ist der Mattennachbar besser als ich?") und treiben das Ego der Teilnehmer eher an als es zu beruhigen. Daher wurde aus der Yogapraxis ein intensives Bodyworkout, was in vielen Fällen den Körper in einen enormen Spannungs- bzw. Dehnungszustand zwingt, um die Posen auszuführen. Insbesondere **Anfänger** der Yogapraxis bringen häufig nicht die erforderliche Kondition und Beweglichkeit mit und glauben, dass sämtliche *Asanas* einfach

4.6 Evaluation

auszuüben sind. Die Verletzungsgefahr steigt, wenn die Ausführung der Übungen mit Übereifer und Ehrgeiz angegangen wird und zu Überanstrengung führt, da die Bewegungsabläufe noch nicht ausreichend beherrscht werden. Aber auch sportliche Menschen neigen dazu, sich beim Yoga zu überfordern. Ein Training ist jedoch viel effizienter, wenn sich die Teilnehmer leicht unterfordert fühlen, also nicht an den Rand ihrer Leistungsfähigkeit kommen.

- Krankheitsbedingte Einschränkungen,
- körperliche Schwächen oder
- mangelndes Körperbewusstsein

können ebenfalls Risikofaktoren darstellen.

- Bewegungsmangel,
- Haltungsschwächen bzw. -schäden,
- muskuläre Dysbalancen,
- fehlende Koordination, Kraft, Ausdauer und Flexibilität

sind häufig zu beobachtende Bedingungen, mit denen Schüler umzugehen lernen müssen. Hier kommt es besonders darauf an, die Stellungen und Bewegungsabläufe mit **großer Achtsamkeit** auszuführen. Die positiven Auswirkungen von Yoga werden gerade durch die integrativen Wechselwirkungen von *Asanas*, richtigem Atem und Meditation erzielt. Laut Patanjalis Yoga Sutram dient die Asanapraxis nicht nur der Vorbereitung zur Meditation, sondern die Ausführung der Posen ist bereits ein Akt der Meditation. Durch Innenschau und Achtsamkeit werden ein Körperbewusstsein und die Wahrnehmung der Einheit von Geist und Körper erst möglich. Der Unterricht sollte innere Ruhe und Entspannung anstreben, deshalb suchen viele Menschen gerade einen Yogakurs auf.

> **Merke**
> Die Übungen in Demut auszuführen und die Grenzen des Körpers wahrzunehmen und zu respektieren, sind die Erfolgsfaktoren für die dem Yoga zugeschriebenen vielfältigen positiven Wirkungen.

Hier ist der **Yogalehrer** gefordert: Seine Erfahrung und Führung durch den Unterricht sind ausschlaggebend für den Erfolg des Unterrichts und beeinflussen damit die Gesundheit der Kursteilnehmer. Dabei sollte sich das Lehrerverhalten nicht nach den eigenen Vorstellungen oder denjenigen bestimmter Schulen orientieren, sondern eher an der Konstitution, den Zielsetzungen und Entfaltungswünschen ausgerichtet sein, mit denen die Menschen in den Unterricht kommen. Auch die Klassengröße spielt dabei eine Rolle, ob der Lehrer die Teilnehmer im Auge behalten und situationsadäquat individuelle Anweisungen, Tipps und Hilfestellungen geben kann. Neurophysiologisch sind

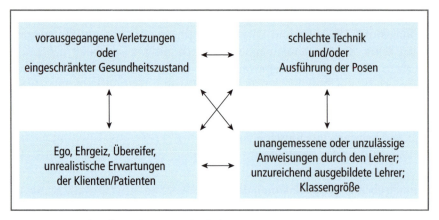

Abb. 4-10 Ursachen für Verletzungen durch die Yogapraxis.

Gruppengrößen über 12 Personen für einen einzelnen Trainer kaum mehr steuerbar. Falsch unterrichteter und praktizierter Yoga kann zu gesundheitlichen Schäden führen. In ▸ Abbildung 4-10 sind die vier wesentlichen Ursachenkomplexe für mögliche Verletzungen zusammenfassend dargestellt.

Eine amerikanische Untersuchung aus dem Jahr 2007 beschäftigte sich mit dem Thema Verletzungen durch Yoga und deren Prävention (Fishman et al. 2009). Mehr als 33 Tsd. Yogalehrer und Therapeuten in 34 Ländern wurden eingeladen, einen 22 Punkte umfassenden Fragebogen im Internet auszufüllen. 1336 Antworten (Antwortrate 4 %) vornehmlich aus den USA (81 %), Kanada (12 %), Australien (1 %) und Großbritannien (1 %) konnten ausgewertet werden. Aus den anderen 30 Ländern (u. a. Deutschland) lagen die Antworten unter 5 pro Land.

Der Umfrage zufolge besteht aus angelsächsischer Sicht die Motivation, ein Yogastudio aufzusuchen, im Wesentlichen darin, die Fitness und allgemeine Gesundheit zu verbessern (53 %), gefolgt von spirituellen Motiven (18 %) und als Hilfsmittel bei der Lösung körperlicher (16 %) und psychischer (10 %) Beschwerden. Eine andere Quelle nennt als Motivationsgründe: Flexibilität (78 %), Allgemeinbefinden (62 %), Entspannung (60 %), Verbesserung des allgemeinen Gesundheitszustands (59 %) und physische Fitness (55 %; vgl. www.yogajournal.com 2013).

Die angloamerikanische Fitnessorientierung des Yoga scheint ein Grund für Verletzungsrisiken zu sein. Da insbesondere jüngere Studiobesucher zunehmend powerorientierte Yogastile präferieren, ergeben sich, wie bei allen anderen Sportarten, auch hier Verletzungsgefahren. Als Bereiche mit den **häufigsten Verletzungen** durch Yoga werden von den Umfrageteilnehmern genannt:

4.6 Evaluation

- Lendenwirbelbereich inklusive Iliosakralgelenk und Ischias,
- Schultern,
- Knie,
- Nacken,
- hintere Oberschenkelmuskulatur und
- Gelenke.

Die Studienteilnehmer mussten nicht nur vorgegebene Antworten ankreuzen, sondern zu verschiedenen Fragen auch selbst schriftliche Angaben machen. Aufgrund der Heterogenität der Angaben war den Antworten häufig nicht eindeutig zu entnehmen, ob die Verletzungen von Yoga herrührten oder andere Ursachen hatten. Die Ergebnisse sollten jedoch für Lehrer und Schüler hilfreich dabei sein, die Körperbereiche mit den größten Verletzungsrisiken im Auge zu behalten. Die an der Fragebogenaktion Teilnehmenden wurden auch danach befragt, welche Verletzungen sie mit welchen *Asanas* in Verbindung bringen. In ▸ Tabelle 4-8 sind die Verletzungsbereiche und die damit assoziierten Yogastellungen einander gegenübergestellt. Das von Broad (2012) besonders betonte Schlaganfallrisiko wurde von den Befragten als sehr gering eingestuft. Als die wesentlichen Ursachen für Verletzungen durch Yogaübungen wurden genannt (Abb. 4-10):

- das Ego,
- eigener Ehrgeiz und Übereifer,
- schlechte Technik oder Ausführung der Haltungen,
- unzulängliche und ungenaue Anweisungen durch die Lehrer,
- zu schnell ausgeführte Übungen und
- Druck vom Lehrer bzw. der Gruppe.

Tab. 4-8 Yoga-Verletzungen und die assoziierten Asanas (nach: Fishmann et al. 2009, eigene Übersetzung)

Verletzungsbereich*	Häufig assoziierte Übungen
Nacken oder Halswirbelsäule	• *Sirsasana* (Kopfstand) • *Sarvangasana* (Schulterstand) • *Halasana* (Pflugstellung)
Schultern oder Rotatorenmanschette	• *Chaturanga Dandasana* (schiefe Ebene, Brett oder Stockhaltung) • *Adho Mukha Svanasana* (herabschauender Hund) • *Vasisthasana* (seitliche Brettpose) • *Urdhva Dhanurasana* (aufwärtsschauender Bogen)
Lendenwirbelbereich inklusive Iliosakralgelenk und Ischias	• Vorwärtsbeugen im Sitzen und Stehen • Drehungen • Rückwärtsbeugen

Tab. 4-8 *Fortsetzung*

Verletzungsbereich*	Häufig assoziierte Übungen
Knie (insbesondere Meniskus)	• *Virabhadrasana* (Kriegerpose) I und II • *Utthita Trikonasana* (ausgestrecktes Dreieck) • *Padmasana* (Lotussitz) • *Eka Pada Rajakapotasana* (einbeinige Königstaubenpose) • *Virasana* (Heldenpose)
Hand oder Handgelenk	• *Adho Mukha Svanasana* (herabschauender Hund) • *Chaturanga Dandasana* (schiefe Ebene, Brett oder Stockhaltung) • *Adho Mukha Vrksasana* (Handstand) • *Bakasana* (Krähe) • *Vasisthasana* (seitliche Brettpose)
hintere Oberschenkelmuskulatur	• *Paschimottanasana* (Vorwärtsbeuge im Sitzen) • *Uttanasana* (Vorwärtsbeuge im Stehen) • *Parsvottanasana* (intensive Flankenstreckpose)
Hüften	• *Utthita Trikonasana* (ausgestrecktes Dreieck) • *Virabhadrasana* (Kriegerpose) • *Eka Pada Rajakapotasana* (einbeinige Königstaubenpose) • Drehungen
Bein (inklusive Fußgelenk oder Fuß)	• *Virabhadrasana* (Kriegerpose) • Gleichgewichtsposen • Sprünge • *Virasana* (Heldenstellung) • *Padmasana* (Lotussitz)
Leistenverletzungen (Überbelastung, Zerrung oder ein Riss der Muskeln an der Innenseite des Oberschenkels [Adduktoren])	• *Hanumanasana* (Spagat) • *Utthita Trikonasana* (ausgestrecktes Dreieck) und andere Stehposen mit weit gespreizten Beinen • Sätze nach vorn • *Baddha Konasana* (Vorwärtsbeuge im Schmetterling) • *Upavishta Konasana* (Vorwärtsbeuge im Sitzen mit gespreizten Beinen)

* in der Reihenfolge der Nennungen

Die Autoren der Untersuchung fordern von der Yogaszene mehr Unabhängigkeit, Offenheit und Transparenz, indem sie feststellen: *„Lehrer, Therapeuten und Schüler zeigen häufig eine starke Ergebenheit gegenüber dem vertretenen Stil, ihrer Peer-Group, ihren eigenen Lehrern und Gurus. Dies hindert sie daran,*

4.6 Evaluation

unbestreitbar aufgetretene Verletzungen zu berichten bzw. sich selbst gegenüber einzugestehen. Dies ist eher der Weg der Selbsttäuschung und Verschleierung von Schäden als deren Prävention" (Fishman 2009, S. 52 f.; eigene Übersetzung). Um Schaden von Menschen und der Yogadisziplin abzuwenden, appellieren sie an die Yogagemeinde, *„den Mut und die Bereitschaft aufzubringen, die wenigen unvermeidbaren Verletzungen frei zuzugeben und aktiv zu untersuchen"* (Fishman 2009; eigene Übersetzung).

Eine systematische Besprechung von international publizierten Fallberichten über unerwünschte Nebenwirkungen von Yoga (n = 76) fand heraus, dass im Wesentlichen das muskuloskelettale, das Nerven- und das Sehsystem betroffen sind (Cramer et al. 2013b). Zu den **Verletzungen auslösenden Yogaübungen bzw. -stilen** gehören

- Kopf- und Schulterstand,
- Variationen des Lotussitzes,
- kraftvolle Atemtechniken (*Kapalabathi*) sowie
- Bikram-Yoga und Ashtanga Vinyasa-Yoga, ein physisch stark herausfordernder Yogastil.

Yogainduzierte **unerwünschte Nebenwirkungen** sind u. a.
- Frakturen,
- Kreuzbandriss,
- Schädigungen der Gelenke und des Bindegewebes,
- Bandscheibenvorfall,
- Glaukom,
- periphere Neuropathie,
- Schlaganfall und
- vorübergehende Kopfschmerzen.

Nicht nur Yoganovizen sind Verletzungsgefahren ausgesetzt, sondern auch Yogalehrer selbst.

> **Merke**
> Extreme Haltungen und Umkehrposen sollten nach Ansicht der Autoren nur mit größter Vorsicht von erfahrenen Übenden ausgeführt werden. Yoga ist kein Wettkampfsport. Lehrer sollten sich oder ihre Schüler nicht bis an ihre Leistungsgrenzen treiben.

Verletzungsrisiken sind nicht nur im Bereich der *Asanas* gegeben. Auf **psychisch labile Menschen** können Körperstellungen, *Pranayama* und Meditation negativ wirken (z. B. Depersonalisation, Derealisation, Dissoziationen und Orientierungslosigkeit, Halluzinationen).

In diesem Zusammenhang ist auch die durch Yoga auslösbare **Kundalini-Erfahrung** zu nennen, die von betroffenen Personen mit einer Art subtilen, energetischen Strom, der vom Beckenboden (Wurzelchakra) entlang der Wirbelsäule zur Schädeldecke (Kronenchakra) aufsteigt, assoziiert wird. Das Gefühl der Einheit und Verbundenheit mit der unmittelbaren Umwelt oder dem gesamten Kosmos, tiefe innere Stille und meditative Zustände, Lichterfahrungen, ekstatische Gefühle u. a. werden als damit einhergehende spirituelle Erfahrungen genannt. Mit der Kundalini-Erfahrung treten mitunter aber auch psycho-vegetative und emotionale Störungen auf, wie z. B. Unruhe, Herzrasen, Hitze- und Kältezustände, Schlafstörungen und starke Stimmungsschwankungen (Hofmann 2013; Ott 2013).

Falscher Umgang mit Krankheit, seelische Verletzungen und Verirrungen können neben persönlichen Prädispositionen den Schüler beeinträchtigen. Häufig sind seelische Probleme gar nicht bewusst, da jeder die Welt so wahrnimmt, wie er sie eben wahrnimmt, und bilden damit die jeweils eigene Wirklichkeit. Insbesondere bei Patienten mit psychotischen und Persönlichkeitsstörungen sind die meditativen und selbstreflektierenden Aspekte des Yoga möglicherweise problematisch.

Die Datenlage zu den **Kontraindikationen** ist allerdings (noch) unzureichend (Büssing et al. 2012). Neben Entspannungsverfahren wie z. B. progressive Muskelrelaxation und autogenem Training wird heute auch Meditation als „Technik" von Lehrern vermittelt. Dabei wird vielfach übersehen, dass Risiken seelischer Verletzungen bestehen können. Vor dem Hintergrund einer Vielzahl von Indikationen hängt es von der Fachkompetenz des Übungsleiters ab, welches Verfahren zum Einsatz kommt. Die Kenntnis von nur einem Entspannungsverfahren ist nicht ausreichend. Für Hilbrecht ist Meditation *„keine Technik für kurze Ausflüge in die Seele. Sie baut Fähigkeiten für den Alltag auf und endet nicht mit den Übungen. Dem Sportler steht sein trainierter Körper auch im Alltag zur Verfügung, in vergleichbarer Weise macht sich das meditierende Gehirn im Alltag bemerkbar. Meditation ist keine ‚Auszeit', kein kurzes Abschalten von den Alltagssorgen, sondern sie verlangt nach einem Lebensstil"* (Hilbrecht 2010, S. 149).

Aufgrund geringer eigener Übungspraxis fehlt bei Yogalehrern mitunter das Wissen um **psychische Zustände** und zur Psychohygiene. Voraussetzungen für den fachgerechten Einsatz von Entspannungsverfahren sind jedoch eine gründliche medizinische und psychologische Diagnostik sowie Kenntnisse über Kontraindikationen (Petermann u. Vaitl 2009). In alten asiatischen Traditionen (Yoga, Zen, Tai Chi usw.) waren lange Lehrjahre erforderlich, bis der Novize von einem Meditationsmeister für reif genug befunden wurde, um die Lehrerlaubnis von ihm zu erhalten. Die enge Lehrer-Schüler-Beziehung ist heute so nicht mehr gegeben. Insofern sind Begriffe wie „Yoga*lehrer*" oder gar „Yoga*therapeut*" irreführend und werden häufig dem Anspruch nicht gerecht.

Ungeachtet der hohen Zahl weltweit Yogaübender sind bislang verhältnismäßig wenige Verletzungsfälle berichtet worden. Daher kann Patienten mit

4.6 Evaluation

physischen und mentalen Leiden eine angemessen angepasste Yogapraxis unter Leitung eines erfahrenen und medizinisch ausgebildeten Trainers empfohlen werden (Cramer et al. 2013b).

In Deutschland lassen die gesetzlichen Krankenkassen Anbieter von Yoga ohne eine adäquate berufliche Grundausbildung für Präventionskurse nicht mehr zu. Im Präventionsleitfaden werden Grundberufe aus medizinischen, psychologischen, pädagogischen und Heilberufen als Zulassungsvoraussetzung gefordert (GKV Spitzenverband 2010, S. 36, 43, 46, 48, 50, 54, 55, 58, 60). Die Anbieter müssen über pädagogische, methodische und didaktische Kompetenzen sowie einschlägige Berufserfahrung verfügen. Zudem hat die Kursgestaltung den Kriterien einer Evidenz-basierten Medizin zu entsprechen. Eine präventiv, therapeutisch oder rehabilitativ ausgerichtete Yogapraxis muss auf die Bedürfnisse und gesundheitlichen Notwendigkeiten der Menschen ausgerichtet sein. Es sind Grundregeln des Trainings von Lehrern und Schülern einzuhalten. Vor der Aufnahme eines Klienten ist eine umfassende Anamnese durchzuführen, um dessen Motivation sowie körperlichen und psychischen Zustand zu erfassen und zu besprechen.

In homogenen Gruppen sind Übungen entsprechend dem Leistungsvermögen und dem Kenntnisstand der Gruppenmitglieder auszuwählen. Der Trainer muss umfangreiche Kenntnisse und Erfahrungen über die Varianten einzelner Übungen besitzen, um diese situationsadäquat individuell anpassen zu können. Die Ausführung der Übungen darf für die Teilnehmer fordernd, aber nicht anstrengend sein, der Atem soll dabei ruhig fließen. Die Stellungen sind langsam und mit Achtsamkeit auszuführen. Die Beobachtung des subjektiven Empfindens bei der Ausführung von Haltungen steht im Vordergrund, um ein neues Körperbewusstsein zu entwickeln. Viele Menschen müssen erst wieder lernen, sich selbst zu spüren.

> **Merke**
> Die Asanapraxis ist ein meditativer Vorgang!

Indem die Schüler den Dreiklang von Körperübung, Atem und achtsamer Ausgerichtetheit erlernen, kann die allostatische Last oder Überlast, mit der sie in die Kurse kommen, allmählich abgebaut und eine Entspannungsreaktion ausgelöst werden. Ganz im Sinne des Embodiment-Konzepts lohnt sich bei Menschen mit Fehlhaltungen eine bessere Körperhaltung doppelt, indem sie zum einen die körperlichen Beschwerden verringert und zum anderen die mentale Einstellung verbessert. Auf diese Weise kann Yoga sein ganzes Potenzial entfalten und psychische und physische Heilungsprozesse anstoßen. Die Vorteile des Yoga überwiegen die möglichen physischen Risiken, solange die Übungen moderat und mit Vorsicht entsprechend der individuellen Voraussetzungen ausgeübt und von kompetenten Trainern angeleitet werden. Die

Vorteile liegen in mehr Kraft, Ausdauer, Balance, Flexibilität, Gelassenheit, verkörperter Selbstwahrnehmung, der Reduzierung psychischer Störungen wie Depression oder Angst, verbessertem Umgang mit Schmerz, gesteigertem Wohlbefinden und mehr Lebensqualität.

5 Beschreibung der Körperübungen (*Asanas*)

Die dritte Stufe des Yoga im System des Patanjali ist *Asana* (Stellung, Haltung). Die Yoga Sutras (II.46–48) definieren *Asana* und die Wirkung der Körperübungen (▶ Kap. 4.1 u. Kap. 4.3). So heißt es in PYS II.46 (nach Desikachar 1997, S. 89) „*Asana sollen gleichermaßen die Qualitäten Stabilität und Leichtigkeit haben*" oder „*Ein Asana soll stabil und angenehm sein*" (PYS II.46 nach Iyengar 1995, S. 194).

Zur Ausübung der Asanapraxis gehören ein guter Wille, hohe Aufmerksamkeit und Freude. Die Körperübungen bewirken Standhaftigkeit, Ausdauer, Gesundheit und Leichtigkeit. Darüber hinaus wirken die *Asanas*

- positiv auf die Flexibilität des Bewegungsapparates,
- bauen Müdigkeit ab,
- steigern die Vitalität,
- beruhigen die Nerven,
- fördern Ausgeglichenheit.

Das Üben von *Asanas* entwickelt eine Heilwirkung auf das Nervensystem. Die Energie kann ungehindert im Körper fließen. Zusätzlich sorgt die Asanapraxis für eine gleichmäßige Verteilung dieser Energie beim Praktizieren von *Pranayama* (▶ Kap. 4.3). Die wahre Bedeutung der *Asanas* liegt in der Art, wie sie die Gedanken schulen und disziplinieren. Durch die *Asanas* soll der Körper zu einer geeigneten Hülle für den Geist herangebildet werden. Die *Asanas* sind neben den anderen Gliedern des Yogapfades ein Instrument zur Erlangung des Zustands des vollkommenen Gleichgewichts von Körper, Gedanken und Geist. Die Haltungen müssen so ausgeführt werden, dass äußere Festigkeit und innere Gelassenheit im Einklang sind. Es sollen keine Muskelverspannungen während des Übens auftreten.

Alle Glieder des Yogapfades nach Patanjali sind in die Übungspraxis einzubeziehen. Hierzu gehört die in Verbindung mit den *Asanas* jeweils richtig ausgeführte Atmung *(Pranayama)* ebenso wie die Konzentration *(Dharana)* auf die korrekte Ausführung der Übungen. Gelingt die intensive Konzentration dauerhaft, gelangt man von der objektbezogenen zur ungerichteten Aufmerksamkeit *(Dhyana)*. Schließlich entsteht ein intensiver meditativer Zustand von vollkommener „*Festigkeit des Körpers, Stetigkeit der Intelligenz und Güte des Geistes*" (Iyengar 1995, S. 194). In einem solchen Zustand erfolgen die *Asanas* ohne Bemühen in Leichtigkeit. „*Die Vollendung eines Asana ist erreicht, wenn es mühelos ausgeführt wird und man über das unendliche Sein meditiert*" (PYS II.47 nach Iyengar 1995, S. 196). Es entsteht jener Zustand, in dem die seelisch-geistigen Vorgänge zur Ruhe kommen (PYS I.2).

Bei der Asanapraxis gelten folgende **Regeln** (Lysebeth 1982, S. 114):

- *Asanas* sind keine Kraftübungen. Sie wirken durch sich selber und nicht durch Gewalt.
- Ein langsamer Bewegungsablauf ist für die Wirkung des Yoga wesentlich.
- Nur die zur Ausführung der Übung erforderlichen Muskeln werden angespannt und alle anderen entspannt.
- Die Aufmerksamkeit sollte auf die Körperpartie gerichtet sein, auf welche die *Asana* abzielt.
- Auch die Rückkehr zur Ausgangsstellung sollte langsam erfolgen.
- Zwischen zwei verschiedenen Stellungen erfolgt eine kurze Pause, dabei sollten sämtliche Muskeln, auch jene des Gesichts, entspannt werden.
- Zum Abschluss der Übungen einige Minuten entspannen.

Die nachfolgend beschriebenen Übungen sind in Anlehnung an Mehta et al. (1991), Iyengar (1993), Sivananda Yoga Zentrum (1993) und Trökes (2000) zusammengestellt.

5.1 *Asanas* im Sitzen

1. Schneidersitz (*Sukhasana*)

Schneidersitz

Für Ungeübte ist es vorteilhaft, ein Sitzkissen zu verwenden. Damit das Becken und die Wirbelsäule aufgerichtet werden können, sollten beim Sitzen die Knie tiefer als die Hüftgelenke ausgerichtet sein. Andernfalls wird das Becken durch die Oberschenkel nach hinten gekippt.

Auf den Boden oder den vorderen Rand des Kissens mit überkreuzten Beinen setzen, die Füße unterstützen die Knie. Rücken und Brustkorb aufrichten, die Schultern nach hinten unten absen-

5.1 Asanas im Sitzen

ken. Den Kopf nach hinten oben ausrichten. Die Beine regelmäßig wechseln, damit der Körper sich nicht an nur eine Sitzposition gewöhnt.

Wirkung: Durch die aufrechte Haltung der Wirbelsäule wird der Körper in einen ruhigen Zustand versetzt,
- der den Stoffwechsel verlangsamt,
- die Konzentration erhöht,
- die Körperhaltung verbessert,
- auf *Pranayama* und Meditation vorbereitet.

2. (Halber) Lotussitz *(Ardha Padmasana)*

Der Lotus symbolisiert die spirituelle Entwicklung des Menschen. Im Yoga verkörpert der Lotus *(Padmasana)* die klassische Haltung für Meditation und *Pranayama*.

Halber Lotussitz: Auf den Boden oder auf ein Kissen setzen, das Rückgrat aufrecht. Eine Ferse an den Damm legen. Das andere Knie beugen, den Fuß nach innen drehen, so dass die Fußsohle nach oben zeigt. Den anderen Fuß auf den Oberschenkel oder in die Leiste ablegen. Beide Knie berühren möglichst den Boden. Oberkörper, Schultern und Kopf wie unter 1. (S. 200) ausrichten.

Voller Lotussitz: Der zweite Fuß wird hierzu in die andere Leiste gelegt, so dass die Unterschenkel überkreuzt sind.

Voller Lotussitz

> **Praxistipp**
> Die Übung ist eher für fortgeschrittene Praktizierende geeignet. Menschen, die es nicht gewohnt sind, auf dem Boden zu sitzen, werden bei dieser Stellung voraussichtlich Knieschmerzen bekommen. Daher nur mit Vorsicht üben, zur Unterstützung Kissen unter den Knien benutzen oder eine andere Sitzhaltung einnehmen!

Zum Aufwärmen und Öffnen der Hüften vorab den Schmetterling üben.

Wirkung: Siehe unter 1., S. 201

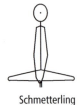
Schmetterling

3. Schmetterling *(Baddha konasana)*

Baddha = festgehalten, gebunden; *Kona* = Winkel

Aufrecht (mit gerader Wirbelsäule) auf dem Boden sitzen. Die Knie zur Seite beugen, Fersen in Richtung Schambein ziehen, die Fußsohlen gegeneinander legen. Fußgelenke umfassen und Füße nahe zum Beckenboden ziehen. Oberschenkel und Wade werden komprimiert. Oberschenkel nach außen öffnen, mit den Knien leicht wippen.

Wirkung:
- Öffnet die Hüften,
- stärkt die Blasenfunktion,
- lindert Menstruationsbeschwerden,
- korrigiert die Statik der Wirbelsäule,
- harmonisiert das Nervensystem,
- wertvolle Hilfe während der Schwangerschaft.

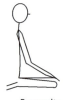
Fersensitz

4. Fersensitz *(Vajrasana)*

Auf die Fersen, ein Sitzkissen oder eine Meditationsbank setzen, die Füße liegen parallel nebeneinander, Oberschenkel weisen gerade nach vorn. Oberkörper, Schultern und Kopf wie unter 1. (S. 200) ausrichten.

Wirkung:
- Flexibilisiert die Beinmuskulatur und die Gelenke,
- verbessert die Statik der Wirbelsäule,
- stärkt die Rückenmuskulatur,
- beruhigt das vegetative Nervensystem,
- unterstützt die Atemfunktion durch das aufrechte Sitzen.

5.1 Asanas im Sitzen

5. Kamel *(Ustrasana)*

Sich aus dem Fersensitz in den Kniestand erheben.

Variante 1: Knie sind leicht auseinander, die Oberschenkel befinden sich im rechten Winkel zum Boden, die Zehen sind aufgestellt. Hände an die Hüften legen oder am Gesäß abstützen, Gesäß anspannen und Hüften und Rumpf nach oben strecken.

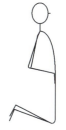
Kamel – Variante 1

Variante 2: Die Hüften und oberen Abschnitte der Oberschenkel nach vorn schieben. Ausatmen und Oberkörper zurückbeugen: Steiß- und Kreuzbein einschließlich Lendenbereich nach vorn bringen, die Brustwirbelsäule nach innen wölben, die Schulterblätter nahe zueinander bringen. Den Bauch in Richtung Brustkorb strecken und das Brustbein und die Schlüsselbeine nach hinten nehmen. Den Hals strecken, ohne ihn zu überdehnen.

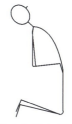
Kamel – Variante 2

Variante 3: Die Hände von den Hüften lösen, die Arme nach unten strecken und mit den Händen die Fersen fassen. Den Kopf in den Nacken legen und zur Decke schauen.

Die Position 15–20 Sek. halten, die Beugung intensivieren. Den Atem nicht anhalten, sondern Yogavollatmung durchführen.

Variante 4: Wie Variante 3, aber mit gestreckten Füßen und Handflächen auf den Fußsohlen.

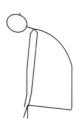
Kamel – Variante 3

Wirkung:
- Macht die Schultern und die ganze Wirbelsäule beweglich,
- stärkt die paravertebrale Muskulatur (große Rückenstrecker),
- öffnet den Brustkorb und verbessert dadurch die Atmung,
- verbessert die Herzfunktion und die Durchblutung des Gehirns,
- fördert das endokrine (Hormon-)System,
- stärkt das Nervensystem,
- stimuliert die Funktion der Bauchorgane,
- reduziert mental-emotionale Erregung,
- verbessert die Stimmung.

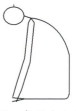
Kamel – Variante 4

Kontraindikation: Menschen mit Problemen an der Halswirbelsäule legen den Kopf nicht in den Nacken, sondern blicken geradeaus.

6. Kuhkopfsitz *(Gomukhasana)*

Go = Kuh; *Mukha* = Gesicht

Variante 1: Auf den vorderen Rand eines Kissens setzen. Den rechten Fuß an die linke Gesäßhälfte heranziehen, das rechte Knie liegt in der Mittellinie des Körpers auf dem Boden. Das linke Bein über das Rechte legen, so dass sich die Knie übereinander befinden und der linke Fuß am rechten Oberschenkel bzw. an der rechten Gesäßhälfte liegt. Oberkörper, Schultern und Kopf wie unter *Sukhasana* (Schneidersitz) ausrichten.

Variante 2: Ohne Sitzkissen, die Handflächen auf den Boden stellen und das Gesäß anheben. Das rechte Knie nach hinten beugen und auf den rechten Fuß setzen. Das linke Bein heben und den linken Oberschenkel über den rechten legen. Versuchen, die Füße so nah wie möglich zueinander zu bringen.

Variante 3: Auf dem Boden sitzend das rechte Knie nach hinten beugen und an die linke Gesäßhälfte heranziehen. Den linken Fuß über dem rechten Knie auf dem Boden abstellen. Mit den Händen den Oberkörper zu dem aufgestellten Knie heranziehen.

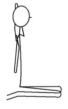

Kuhkopfsitz – Variante 4

Variante 4: Sitzhaltung gemäß Varianten 1–3, zusätzlich den rechten Arm über den Kopf heben, den Arm beugen und die Hand zwischen den Schulterblättern ablegen. Den linken gebeugten Arm nach hinten senken, den Unterarm hinter dem Rücken hochheben und den linken Handrücken zwischen die Schulterblätter legen. Die Hände fassen sich. Beine und Arme wechseln und Übung wiederholen.

Wirkung:
- Öffnet den Brustkorb,
- dehnt die Schulter- und Brustmuskulatur,
- verbessert die Atmung,
- stärkt die Rückenmuskulatur und richtet die Wirbelsäule auf,
- macht die Beine beweglich.

5.1 Asanas im Sitzen

7. Die Babypose *(Balasana oder Yoga-Mudra)*

Variante 1: Auf dem Boden kniend nach vorn beugen, die Stirn am Boden ablegen, die Arme seitlich neben den Körper auf den Boden ablegen, Rücken so natürlich wie möglich halten.

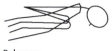
Babypose

Variante 2: Auf dem Boden kniend nach vorn gebeugt, die Stirn auf die aufeinander gelegten Hände ablegen.

Variante 3: Auf dem Boden kniend nach vorn gebeugt, die Stirn auf den Boden legen, die Arme weit nach vorn strecken.

Variante 4: (Kaninchen): Auf den Fersen sitzen, mit dem Oberkörper vorbeugen, die Stirn auf die übereinandergelegten Hände oder Fäuste auflegen.

Wirkung:
- Entspannung der Rückenmuskulatur,
- Gegenpose zu rückwärtsbeugenden und Brustkorb öffnenden *Asanas*,
- Beruhigung des Nervensystems,
- Durchblutung der Beckenorgane,
- Anregung des Lymphflusses in der Bauchregion,
- Anregung der Verdauung,
- Steigerung der Energieversorgung der unteren drei Chakras (Wurzel-, Sakral-, Solarplexus),
- Unterstützung der Sammlung auf sich selbst,
- Stärkung der Selbstakzeptanz und der Selbstachtung.

8. Der halbe Drehsitz *(Ardha Matsyendrasana)*

Ardha = halb; *matsya* = Fisch; *indra* = Herrscher

Übung im Sitzen. Drehung des Rumpfes gegen das fixierte Becken. Eine der wenigen Übungen, bei der die Wirbelsäule in eine Seit-Dreh-Bewegung (Spirale) geführt wird. Ausgangspunkt ist ein stabiler und aufrechter Sitz. Die Qualitäten „Struktur" und „fließende Bewegung" kommen in dieser Position zusammen.

Variante 1: Mit geschlossenen Beinen auf die Fersen setzen. Den Oberkörper nach links drehen, mit der linken Hand hinter den Fersen abstützen, mit der rechten Hand am linken Knie die Drehung der Wirbelsäule unterstützen. In der Drehung die Wirbelsäule aufrecht und die Schultern gerade halten. Der Kopf dreht mit, über die linke Schulter schauen. Gleichmäßig atmen. Bei jedem

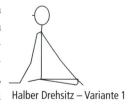
Halber Drehsitz – Variante 1

Einatmen aus der Wirbelsäule nach oben wachsen und bei jedem Ausatmen den Oberkörper ein wenig weiter drehen. Übung zur rechten Seite wiederholen.

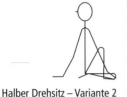

Halber Drehsitz – Variante 2

Variante 2: Das rechte Bein so beugen, dass der rechte Fuß an der linken Gesäßhälfte liegt und das rechte Knie sich vor der Mitte des Körpers befindet. Das linke Bein beugen und den linken Fuß außen neben das rechte Knie stellen, auf beiden Sitzhöckern sitzen.

Beide Hände um das linke Knie legen, mit der Kraft der Arme aufrichten und den Brustkorb anheben. Den linken Arm in die Senkrechte heben, gleichzeitig den Rumpf nach links drehen. Mit der linken Hand hinter sich greifen und sie direkt hinter dem Gesäß aufstellen.

Den rechten Arm an der Außenseite des linken Beines vorbeiführen. Mit der rechten Hand die Innenkante des linken Fußes oder Knöchels oder um das rechte Knie greifen. Alternativ den rechten Ellenbogen beugen und den Arm an die Außenseite des linken Oberschenkels legen.

Den Kopf in Richtung der linken Schulter drehen und nach links blicken.

Mit jedem Einatmen aus dem Becken und der Wirbelsäule heraus nach oben wachsen. Mit jedem Ausatmen entspannen und die Drehung noch verstärken. Einige Atemzüge in der Pose verharren. Danach wieder nach vorn in die Ausgangsstellung zurückkehren (erst Kopf, dann Oberkörper) und Stirn auf Knie ablegen, Rücken entspannen.

Beine wechseln und die Haltung zur rechten Seite wiederholen.

Variante 3: Wie Variante 2, aber das rechte Bein ist gestreckt.

Wirkung:
- Entwickelt die Flexibilität der Beine und der Hüften,
- massiert die Bauchorgane und stärkt den unteren Rücken,
- wirkt heilsam auf die Verdauung,
- stärkt die Gebärmutter und hilft bei Menstruationsbeschwerden,
- macht die Wirbelsäule geschmeidig,
- verhindert eine Verwachsung des fünften Lendenwirbels mit dem Sakrum,
- lockert die Schultern,
- vertieft die Atmung, vor allem in den Flanken,
- stärkt die Herzfunktion,
- beruhigt, harmonisiert und mindert Stress und Erschöpfung,
- verbessert den Schlaf,

- lindert Verwirrung, fördert geistige Klarheit,
- stärkt das innere Gleichgewicht.

9. Die Vorbeuge (Vorwärtsbeuge) oder Kopf-Knie-Stellung (Pashchimottan-Asana)

Pashchima = Westen

Vorbeuge

Variante 1: Mit geradem Rücken aufrecht auf beiden Sitzhöckern sitzen, die Beine ausgestreckt (Strecksitz) oder leicht angewinkelt, die Zehen zeigen zur Decke. Einatmend die Arme über die Seiten nach oben strecken (Oberarme an den Ohren) und die Wirbelsäule lang ziehen. Den Bauch etwas einziehen und ausatmend den Oberkörper aus dem Becken (den Hüften) heraus nach vorn senken, der Rücken bleibt dabei gestreckt (nicht aus der Mitte der Wirbelsäule herausbeugen!). Zehen, Fußgelenke oder Schienbeine umfassen, Schultern locker halten, tief atmen, in die Dehnung spüren und entspannen. Der Unterbauch bleibt immer in Kontakt mit den Oberschenkeln.

Variante 2: Besonders bewegliche Teilnehmer können versuchen, sich so weit in die Haltung hineinzuziehen, dass sie mit dem Kinn oder der Stirn die Knie bzw. Schienbeine berühren. Dazu den Teil der Beine oder Füße festhalten, der ohne die Knie zu beugen bequem erreichbar ist.

Variante 3: Mit Übung können die Zeigefinger um die großen Zehen gelegt und gleichzeitig die Ellenbogen am Boden aufgestellt werden.

Variante 4: Wie Variante 1, aber die Arme werden über die Füße hinaus gestreckt.

Variante 5: Wie Variante 1, aber die Handflächen auf die Fußsohlen und die Finger unter die Fersen legen. Damit wird der Zug auf die Kniekehlen verstärkt.

Variante 6: Wie Variante 2, aber die Ellenbogen auf dem Boden aufstellen und die Finger um die Fußgewölbe verschränken.

Variante 7: Wie Variante 2, aber die Ellenbogen auf dem Boden aufstellen, den linken Arm über die Füße hinaus strecken und mit der rechten Hand das linke Handgelenk umfassen. Die Stellung halten, danach die Hände wechseln und Haltung wiederholen.

Variante 8: Wie Variante 1, aber die Handflächen auf dem Rücken aneinander legen (Gebetshaltung). Mit Hilfe der Bauch- und Rückenmuskeln nach vorn beugen.

Variante 9: Wie Variante 1, aber mit gegrätschten Beinen.

Variante 10: Wie Variante 8, dabei aus dem Becken zuerst zum linken Bein drehen und vorbeugen. Danach Seite wechseln.

Wirkung: Energetisch sehr wirksame *Asana*, die alle Chakras (feinstoffliche Energie- und Bewusstseinszentren entlang der Wirbelsäule) aktiviert.
- Regt die Bauchorgane (z. B. Nieren, Leber, Bauchspeicheldrüse) an und
- beeinflusst positiv die Verdauung (reduziert die Gasansammlung und stressbedingte Darmkrämpfe),
- Oberschenkelbeuger und Wadenmuskeln werden flexibel, die Wirbelsäule elastisch,
- Dehnung von Wadenmuskeln, Bizeps (Beinbeuger), Gesäßmuskeln, Rückenstrecker,
- entwickelt Geduld, Ausdauer und Gleichmut.

10. Die halbe Vorbeuge oder halbe Kopf-Knie-Stellung (*Janu Shirshasana*)

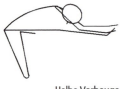

Halbe Vorbeuge

Janu = Knie; *Shirsha* = Kopf

Mit geradem Rücken aufrecht auf beiden Sitzhöckern sitzen, Beine ausgestreckt (Strecksitz), die Zehen zeigen zur Decke. Das rechte Bein beugen und die Ferse an den Damm anlegen, die Fußsohle an die Innenseite des linken Oberschenkels drücken. Einatmend die Arme über die Seiten nach oben strecken (Oberarme an den Ohren) und die Wirbelsäule lang ziehen. Den Bauch etwas einziehen und ausatmend den Oberkörper aus dem Becken (den Hüften) heraus nach vorn senken, der Rücken bleibt dabei gestreckt (nicht aus der Mitte der Wirbelsäule herausbeugen!).

Den vorderen Fuß mit beiden Händen fassen, den Kopf so weit wie möglich nach vorn zum ausgestreckten Bein bringen (Stirn in Richtung Knie oder Schienbein). Tief atmen, in die Dehnung spüren und entspannen.

Wirkung: Siehe unter 9., S. 208

11. Seitenbeuge (sitzend)

Auf den Fersen sitzend einen Arm weit zur Seite ausstrecken und mit der Hand am Boden abstützen. Den anderen Arm nach oben strecken (Oberarm am Ohr). In Seitenbeuge hinein spüren, dabei bewusst atmen. Die Seite wechseln und die Übung wiederholen.

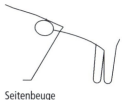
Seitenbeuge

5.2 Asanas im Vierfüßerstand

12. Die Katze *(Cakravakasana)*

Übung zur Flexibilisierung der Wirbelsäule.

Ausgangsstellung ist der Vierfüßerstand. Die Hände direkt unter die Schultergelenke und die Knie unter die Hüftgelenke stellen.

Phase 1: Mit Ausatmen einen Katzenbuckel beschreiben, indem die Wirbelsäule in einem harmonisch geschwungenen C-Bogen nach oben gewölbt wird.

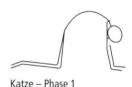
Katze – Phase 1

Phase 2: Einatmend das Steißbein heben und Becken kippen, die Wirbelsäule in eine gerade (neutrale) Position bringen. Nacken und Kopf bilden Verlängerung des Rückens.

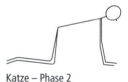
Katze – Phase 2

Variante 1: Einatmend den unteren Rücken etwas ins Hohlkreuz sinken lassen und die Wirbelsäule in einem harmonisch geschwungenen C nach unten wölben.

Die Bewegungen mehrmals im Atemfluss wiederholen und anschließend in der gestreckten Babypose (s. 7., S. 205) entspannen.

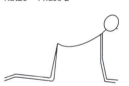
Katze – Variante 1

Variante 2: Diagonale Katze – dazu das rechte Bein und den linken Arm parallel zum Boden heben. Fußsohle senkrecht halten. Den linken Oberarm auf Höhe des Ohres strecken. Ausgestrecktes Bein, Rücken, Nacken, Kopf und gestreckter Arm bilden möglichst eine Linie. Visualisieren, dass am Fuß des ausgestreckten Beines und am Handgelenk des ausgestreckten Arms gezogen würde. Pose 10–20 Sek. halten. Zurück in die Ausgangsstellung, den Vierfüßerstand. Arme und Beine wechseln und Haltung wiederholen.

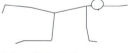
Katze – Variante 2

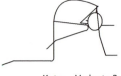

Katze – Variante 3

Variante 3: Diagonale Katze, wie Variante 2, aber das Knie des gestreckten Beines wird anschließend Richtung Brustkorb gezogen, die ausgestreckte Hand führt zum angezogenen Knie, die Wirbelsäule wird nach oben gewölbt, die Stirn in Richtung Knie bewegt. Mehrmals wiederholen, fließende Bewegungen.

Wirkung:
- Flexibilisiert die Wirbelsäule,
- stärkt und entspannt die Rückenmuskulatur,
- stabilisierte den Rumpf,
- verbessert die Ernährung der Bandscheiben und verhindert das Aneinanderreiben der Wirbelkörper (vergrößert die Zwischenwirbelräume),
- beugt einem Bandscheibenvorfall vor,
- hellt die Stimmung auf und verbessert die Konzentration,
- fördert Koordination und Gleichgewichtssinn (Variante 2 und 3).

13. Die schiefe Ebene oder Stockhaltung
(Caturanga Dandasana)

Catur = vier; *Anga* = Glied, Körperteil; *Danda* = Stock, Stab

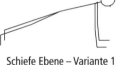

Schiefe Ebene – Variante 1

Variante 1: Auf den Händen abgestützt wird die Gesäßmuskulatur angespannt. Beine, Oberkörper und Kopf bilden eine gerade Linie. Die Fersen ziehen nach hinten. Die Schulterblätter bewegen sich zueinander. Mehrere Atemzüge in der Pose verharren.

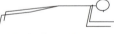

Schiefe Ebene – Variante 2

Variante 2: Wie Variante 1, aber auf den Unterarmen abgestützt.

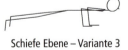

Schiefe Ebene – Variante 3

Variante 3: In der Bauchlage befinden sich die Arme neben dem Rumpf. Die Füße ca. 30 cm auseinander aufstellen und die Beine vom Rumpf weg strecken. Die Ellenbogen beugen und die Handflächen mit gespreizten Fingern neben dem Brustkorb auf den Boden setzen. Die Ellenbogen näher zueinander bewegen. Die Zehen aufsetzen und die Fußsohlen senkrecht halten, Knie strecken, den Kopf anheben. Tief einatmen, beim Ausatmen Beine und Oberkörper parallel zum Boden etwa 10 cm anheben. Die Hüften nicht höher als die Beine und den Oberkörper heben. 15–20 Sek. halten, geradeaus schauen und gleichmäßig atmen. Die Kraft der Arme und Beine hält den Körper parallel zum Boden. Ausatmend den Körper zum Boden senken.

5.2 Asanas im Vierfüßerstand

Variante 4: Schiefe Ebene rücklings aus dem Strecksitz. Dazu die Hände hinter dem Rücken aufstellen, die Finger zeigen nach vorn. Die Gesäßmuskulatur anspannen und das Gesäß vom Boden abheben. Kopf, Oberkörper (Brust, Bauch) und Beine bilden eine Linie. Die Zehen sind gestreckt. Mehrere Atemzüge in dieser Position verharren.

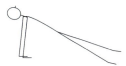
Schiefe Ebene – Variante 4

Variante 5: Wie Variante 4, aber mit gegrätschten Beinen.

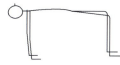
Schiefe Ebene – Variante 5

Variante 6: Schiefe Ebene rücklings aus dem Sitzen mit gebeugten Beinen. Die Hände hinter dem Rücken aufstellen, Finger zeigen nach vorn. Mit dem Einatmen das Gesäß anheben. Brust, Bauch und Oberschenkel bilden eine Linie. Mit dem Kopf zur Decke schauen.

Schiefe Ebene – Variante 6

Wirkung: Ganzkörperübung.
- Stabilisiert den Rumpf,
- trainiert die gesamte Körpermuskulatur,
- verbessert die Statik der Wirbelsäule,
- stärkt den Beckenboden,
- gegen Müdigkeit, aktiviert,
- lindert Restless-legs-Syndrom,
- beugt Osteoporose vor,
- gibt das Gefühl von Kraft und Selbstwirksamkeit,
- verbessert Aufmerksamkeit.

Kontraindikation: Karpaltunnelsyndrom

14. Der Hund mit dem Gesicht nach unten
(Adho Mukha Svanasana)

Adho = nach unten; *Mukha* = Gesicht; *Svana* = der Hund

Die Ausgangsstellung ist der Vierfüßerstand. Die Knie sind unter den Hüftgelenken und die Handgelenke unter den Schultergelenken.

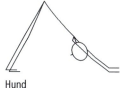
Hund

Einatmend die Finger spreizen und die Mittelfinger gerade nach vorn ausrichten, die Handwurzeln drücken fest gegen den Boden, die Ellenbogenbeugen nach vorn drehen.

Ausatmend die Zehen aufstellen, das Gewicht von den Knien auf die Fußballen verlagern und den Rumpf nach hinten oben schieben bis der Unterbauch die Oberschenkel berührt.

Die Fersen ziehen in Richtung Boden, die Kniekehlen sind durchgedrückt, die Wadenmuskulatur wird gedehnt. Die Sitzhöcker streben weit nach oben und hinten (in Richtung Decke).

Die Arme sind gestreckt und werden aus den Gelenken heraus nach oben gedrückt. Der Kopf wird in der Verlängerung der Wirbelsäule gehalten (Ohren zwischen den Oberarmen), die Schultern werden von den Ohren weggeschoben und in die Breite gespannt.

Die Stellung halten, ruhig und tief atmen. Mit jedem Einatmen das Becken/die Sitzhöcker weiter nach hinten und oben in Richtung Decke ausdehnen, mit jedem Ausatmen den Brustkorb in Richtung Kinn bewegen.

Zum Verlassen der Haltung auf die Zehenspitzen stellen, die Knie langsam zum Boden absenken und die Fußrücken auflegen. Im Fersensitz entspannen und nachspüren.

Wirkung:
- Hilfreich für Frauen während der Schwangerschaft: Dekompression der Bauchorgane, der Aorta und der unteren Hohlvene, der Druck auf den Beckenboden wird gemindert,
- wirkt der Organsenkung entgegen, da die Übung Aspekte der Umkehrhaltung in sich birgt,
- anregend für die Verdauung,
- dehnt und kräftigt die gesamte Muskulatur,
- verbessert die Stimmung, verhilft zu Lebensfreude,
- entwickelt eine höhere Atemkapazität.

5.3 *Asanas* in der Bauchlage

15. Die Kobra *(Bhujangasana)*

Bhujang = Schlange (Kobra)
Rückbeuge aus der Bauchlage

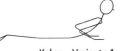

Kobra – Variante 1

Variante 1: Bauchlage. Stirn am Boden und Hände unter den Schultern ablegen, Ellenbogen liegen am Oberkörper an. Ausatmend die Beckenbodenmuskulatur kontrahieren. Die Beine und das Becken fest gegen den Boden drücken. Einatmend Kopf und Brustkorb anheben, ohne sich dabei mit Händen und Armen vom Boden wegzudrücken. Schultern nach hinten unten außen absenken. Das Brustbein nach vorn oben bewegen, es entsteht eine Weite im Brustraum. Der Nacken bleibt lang und die Kehle frei. Der Blick ist gerade nach vorn gerichtet.

5.3 Asanas in der Bauchlage

Mit dem Ausatmen das Brustbein nach innen und unten zurückziehen und die Stirn am Boden ablegen. Im Atemrhythmus die Übung mehrmals wiederholen.

Entspannen in der Bauchlage, ein Bein angezogen, Kopf auf übereinandergelegten Händen in entgegen gesetzte Richtung abgelegt.

Variante 2: Bauchlage. Stirn am Boden. Arme nach hinten nehmen und Hände fassen. Während des Einatmens Kopf und Brustkorb anheben, Arme ziehen nach hinten, Pose halten, tief atmen.

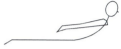
Kobra – Variante 2

Variante 3 (Sphinx): Bauchlage. Ellenbogen am Boden aufstellen, Füße gestreckt, Schulterblätter zusammenziehen. Mehrere Atemzüge halten, ruhig atmen.

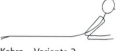
Kobra – Variante 3

Variante 4 (Das Boot): Bauchlage, Stirn oder Kinn auf dem Boden. Die Arme schulterbreit parallel zueinander nach vorn strecken. Gleichzeitig mit den Beinen Oberkörper, Arme und Kopf heben. Pose mehrere Atemzüge halten. Ruhig und gleichmäßig atmen, zurück in Ausgangsstellung.

Kobra – Variante 4

Wirkung:
- Verleiht der Wirbelsäule Flexibilität,
- verbessert die Statik des Thorax (Brustkorbs),
- stärkt die wichtige Muskulatur, die die Wirbelsäule umgibt,
- verbessert die Blutzufuhr zum Rückenmark, die von der Blutzirkulation in der Muskulatur, welche die Wirbel umgibt, abhängt,
- beeinflusst durch die abwechselnde Kompression und Dehnung des Bauchs die Peristaltik günstig,
- verbessert die Blutzufuhr der Nieren, durch den steigenden Druck innerhalb der Bauchhöhle,
- aktiviert und energetisiert,
- befreit von Angst,
- stärkt das Selbstbewusstsein.

16. Die Heuschrecke *(Shalabhasana)*

Shalabha = Heuschrecke
Rückbeuge in der Bauchlage

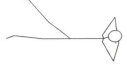
Heuschrecke – Variante 1

Variante 1 (Halbe Heuschrecke oder *Ardha Shalabhasana*): Auf dem Bauch liegend die Hände übereinander und die Stirn auf die Handrücken legen. Die Beine sind dicht aneinander gelegt. Den Beckenboden kontrahieren/die Gesäßmuskeln anspannen, die Leisten sind fest mit dem Boden verbunden.

Das rechte Bein aus dem Hüftgelenk heraus gestreckt anheben und einige Atemzüge lang in der Luft halten.

Die rechte Hüfte kann sich vom Boden lösen, sollte aber parallel zum Boden ausgerichtet sein (die Hüfte soll sich nicht vom Boden wegdrehen). Nacken und Schultern bleiben entspannt.

Das gestreckte Bein langsam wieder ablegen und den Beckenboden entspannen, einige tiefe Atemzüge in den unteren Rücken strömen lassen.

Danach die Haltung mit dem linken Bein wiederholen.

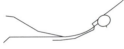
Heuschrecke – Variante 2

Variante 2: Bauchlage, gleichzeitig mit dem rechten (linken) Bein den linken (rechten) Arm, den Oberkörper und den Kopf heben. Den ausgestreckten linken (rechten) Arm weit nach vorn oben dehnen, dabei den Nacken lang lassen und den Blick nach vorn unten richten. Mit dem rechten (linken) Arm abstützen.

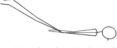
Heuschrecke – Variante 3

Variante 3: Bauchlage, die Stirn oder das Kinn auf dem Boden ablegen. Die Arme neben dem Körper nach hinten ausstrecken, die Handflächen dabei nach unten gedreht auf den Boden legen. Die Rückenmuskulatur kraftvoll kontrahieren und die Beine weit aus den Hüften dehnen. Während des Einatmens die Handflächen fest gegen den Boden drücken und beide Beine gestreckt heben.

Einige Atemzüge in der Haltung verweilen, Nacken und Schultern sind entspannt. Langsam wieder aus der Stellung herauskommen, entspannen und nachspüren.

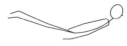
Heuschrecke – Variante 4

Variante 4: Wie Variante 3, aber gleichzeitig zusammen mit den Beinen Oberkörper, Kopf und Arme heben, die Handflächen zeigen nach oben. Der Nacken bleibt lang. Mit jedem Einatmen das Brustbein nach vorn oben heben.

5.4 Asanas in der Rückenlage

Variante 5: Bauchlage, aber beim Einatmen auf die Seite oder den Rücken drehen. Die Arme vor dem Körper ausstrecken, die Ellenbogen nah zusammenhalten, die Hände zu Fäusten ballen und die Daumen zwischen die Oberschenkel drücken. Mit dem nächsten Ausatmen wieder nach vorn rollen und auf den Armen zu liegen kommen. Der Kopf ruht auf dem Kinn.

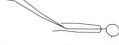
Heuschrecke – Variante 5

Tief atmen, Kraft sammeln und nach dem nächsten Einatmen den Atem anhalten und beide Beine mit einem Ruck zugleich hoch schwingen. Die Stellung einige Atemzüge halten und die Beine wieder kontrolliert zum Boden bringen.

Diese Haltung kann auch mit nur einem Bein ausgeführt werden.

Als Ausgleichshaltung in die Babypose (s. 7., S. 205) gehen und in den unteren Lendenwirbelbereich atmen.

Wirkung: Siehe Kobra (15., S 213)
- Stärkt die Beckengegend mit dem Parasympathikus,
- fördert die Nieren- und Herzfunktion,
- steigert die Blutzufuhr im unteren Teil der Wirbelsäule,
- kräftigt den Rücken und die Gesäßmuskulatur, korrigiert die Stellung der Wirbelsäule besonders in der unteren Partie der Lenden.
- stärkt Hals und Nacken,
- aktiviert, entwickelt Mut, Kraft und Durchsetzungsvermögen.

5.4 *Asanas* in der Rückenlage

17. Bauchmuskelübungen *(Yoga-Crunches)*

Variante 1: Rückenlage, die Füße hinter dem Gesäß aufgestellt. Die Lendenwirbelsäule in den Boden drücken. Kopf, Schultern und oberen Rücken etwas anheben. Die Arme nach vorn an Knien vorbei ausrichten. Pose halten, dabei tief atmen.

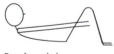
Bauchmuskel

Variante 2: Wie Variante 1, aber den Kopf mit den Händen stützen.

Variante 3: Übung für die schräge Bauchmuskulatur. Wie Variante 1, aber beide Arme am linken Bein vorbei führen. Den Oberkörper wieder ablegen, danach die Arme am rechten Bein vorbeiführen. Übung im Atemrhythmus durchführen.

Variante 4: Salamander 1: Ausgangsstellung ist die Rückenlage, die Füße sind hinter dem Gesäß aufgestellt. Die Lendenwirbelsäule in den Boden drücken, dabei die Bauchmuskel einsetzen. Zehen und Fußrücken anheben, die Fersen in den Boden drücken.

Variante 5: Salamander 2: Die Ausgangsstellung ist die Rückenlage, die Füße sind hinter dem Gesäß aufgestellt. Mit den Füßen abwechselnd gegen den Boden drücken und gleichzeitig den Rücken nach hinten schieben.

Wirkung:
- Stärkt die gerade, quere und seitliche Bauchmuskulatur sowie die Beckenbodenmuskulatur,
- unterstützt die Rumpfstabilisation und die Kontrolle der Position im Lumbalbereich (Lendenwirbelsäule),
- aktiviert, energetisiert und erwärmt den Körper,
- fördert die psychische Stabilität (Zentriertheit, Gelassenheit).

18. Bein heben

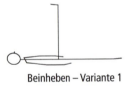
Beinheben – Variante 1

Variante 1: Rückenlage, linkes Bein am Boden ausstrecken, rechtes Bein anheben (90°), dabei das Knie durchstrecken. Angehobenes Bein langsam wieder senken, dabei ruhige Bauchatmung, Seite wechseln und Übung wiederholen.

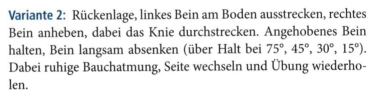
Beinheben – Variante 2

Variante 2: Rückenlage, linkes Bein am Boden ausstrecken, rechtes Bein anheben, dabei das Knie durchstrecken. Angehobenes Bein halten, Bein langsam absenken (über Halt bei 75°, 45°, 30°, 15°). Dabei ruhige Bauchatmung, Seite wechseln und Übung wiederholen.

Variante 3: Wie Variante 1, gestrecktes angehobenes Bein mehrere Atemzüge halten.

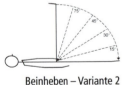
Beinheben – Variante 4

Variante 4: Rückenlage, linkes Bein am Boden ausstrecken, rechtes Bein anheben, dabei das Knie durchstrecken. Mit den Händen den Fuß (alternativ Wade) fassen und Bein zum Rumpf (Richtung Gesicht) ziehen. Pose halten, anschließend Beine wechseln und Übung wiederholen. Als Hilfsmittel einen Gurt oder ein Handtuch um den Fuß des angehobenen Beines legen.

5.4 Asanas in der Rückenlage

Wirkung:
- Verbessert die Statik der Wirbelsäule durch Dehnung der hinteren Beinmuskulatur,
- unterstützt die physiologische Beckenstellung,
- stärkt Bauch- und Hüftmuskulatur,
- beugt einem Bandscheibenvorfall vor,
- gegen Gasansammlung im Darm und bei Verstopfung,
- harmonisiert das vegetative Nervensystem, fördert Stressresistenz,
- erhöht innere Zentrierung, Gelassenheit und Kognition.

19. Knie zum Brustkorb *(Supta Pavana-muktasana)*

Supta = hinlegen; *Pavan* = Wind; *Mukta* = befreien, entlasten

Variante 1: Rechtes Knie mit den Händen zum Brustkorb ziehen, linkes Bein gestreckt am Boden halten. Ein paar Atemzüge halten, dann die Beine wechseln.

Variante 2: Päckchen. Beide Knie mit den Händen zum Brustkorb ziehen (30 Sek. halten).

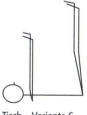
Knie Brust – Variante 2

Variante 3: Päckchen. Hände auf den Knien ablegen, mit den Knien kleine Kreise beschreiben (links/rechts).

Variante 4: Päckchen. Beine anziehen und Knie mit Händen umfassen, vor und zurück schaukeln, evtl. auch nach links und rechts rollen, dabei in den Rücken spüren.

Variante 5: Päckchen. Beine anziehen und Knie mit Händen umfassen, den Kopf links/rechts drehen.

Variante 6: Tisch in der Rückenlage. Beide Beine und beide Arme nach oben in Richtung Decke strecken, Hände und Füße anwinkeln. Die Position ein paar Atemzüge halten.

Tisch – Variante 6

Wirkung: Siehe 18. (auf dieser Seite)
- Entspannt und massiert die Rückenmuskulatur,
- bringt die untere Lendenwirbelsäule in physiologische Stellung,
- dehnt die Leisten,
- lockert die Nackenmuskulatur,
- beruhigt.

20. Kreuzstreckung

Übereinander geschlagene Knie zum Brustkorb bewegen, mit beiden Händen um die Knie fassen, ein paar Atemzüge halten. Seitenwechsel.

Wirkung:
- Macht Beine, Hüften und Lendenwirbelsäule beweglich,
- lindernd und präventiv bei Ischiasbeschwerden,
- entspannt den Rücken,
- stimuliert die Nieren und Nebennieren,
- wirkt stressreduzierend.

21. Die (Schulter-)Brücke
(*Setu Bandhasana* oder *Dvi Pada Pitham*)

Setu = Brücke; *Setu-Bandha* = Erbauen einer Brücke

Rückbeuge aus der Rückenlage. Knie angewinkelt, Füße etwa 30 cm vor dem Gesäß hüftgelenkbreit aufgestellt. Der Nacken ist entspannt. Arme liegen entlang des Körpers.

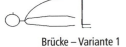
Brücke – Variante 1

Variante 1: Beim Einatmen das Becken und den Rücken anheben, die Arme drücken gegen den Boden. Ausatmend den Rücken Wirbel für Wirbel zum Boden ablegen. Übung mehrmals im Atemrhythmus wiederholen.

Variante 2: Beim Einatmen das Becken und den Rücken anheben, die Arme drücken gegen den Boden. Die Hände fassen und Schulterblätter zusammenführen. Die Hüften noch weiter in Richtung Decke ausrichten, der Beckenboden ist kraftvoll kontrahiert. Das Brustbein zieht in Richtung Decke. Diese Haltung mit der Yogavollatmung (S. 244 f.) unterstützen. Einige Atemzüge die Stellung halten. Ausatmend den Rücken wieder Wirbel für Wirbel zum Boden ablegen.

Zur Entspannung mit den Händen die Knie in Richtung Brustkorb ziehen und mit den Knien sanfte Kreise beschreiben. Dadurch werden die unteren Lendenwirbel massiert.

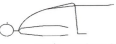
Brücke – Variante 3

Variante 3: Wie Variante 1, aber mit nach oben parallel zum Boden gestrecktem Bein (links, rechts). Diese Pose mehrere Atemzüge halten.

5.4 Asanas in der Rückenlage

Wirkung:
- Stärkt und flexibilisiert gleichzeitig die Wirbelsäule, den Brustkorb und die Schultern,
- tonisiert die Nacken-, Rücken- und Bauchmuskulatur,
- beugt Bandscheibenvorfall vor,
- unterstützt die Atemfunktion,
- verbessert die Verdauung und venöse Blutzirkulation des Körpers,
- stärkt Selbstbewusstsein und Selbstvertrauen,
- aktiviert und beseitigt Müdigkeit und wirkt Antriebs- und Lustlosigkeit entgegen.

22. Krokodil (*Jatara Parivartanasana*)

Jatara = Magen, Bauch; *Parivartana* = drehen, herumrollen
 Ausgangsstellung: Rückenlage, dabei Arme in T-Haltung bringen.

Variante 1: Rechtes Bein strecken, linkes Bein anwinkeln und den linken Fuß auf dem rechten Knie abstellen. Angewinkeltes Knie nach rechts drehen, dabei wird die linke Hüfte angehoben. Rechte Hand auf linkem Knie ablegen. Kopf dreht in die entgegengesetzte Richtung nach links, Blick zur linken Hand. Beide Schulterblätter bleiben am Boden liegen.

Krokodil – Variante 1

In dieser Haltung einige Zeit verharren, tief atmen. Zurück in die Ausgangsstellung drehen, Beine Wechseln und Pose zur anderen Seite wiederholen.

Variante 2: Wie Variante 1, aber rechtes Bein nach oben (90°) strecken. Rechtes Bein und rechte Hüfte nach links kippen, dabei den Kopf bequem nach rechts drehen. Pose mehrere Atemzüge halten. Seite und Beine wechseln.

Krokodil – Variante 2

Variante 3: Beide Beine anwinkeln, die Knie möglichst nahe zum Brustkorb bringen. Beide Knie nach links am Boden ablegen (Knie möglichst nahe zu den Achselhöhlen). Der Kopf dreht in die entgegengesetzte Richtung nach rechts, der Blick geht zur rechten Hand. Beide Schulterblätter bleiben am Boden liegen. Pose mehrere Atemzüge lang halten. Übung zur anderen Seite wiederholen.

Krokodil – Variante 3

Variante 4: Füße hinter Gesäß abstellen, Füße und Beine zusammenhalten. Beide Knie nach rechts auf dem Boden ablegen, dabei dreht der Kopf in die Gegenrichtung. Danach Richtung wechseln.

Variante 5: Wie Variante 4, aber mit hüftbreit geöffneten Beinen.

Wirkung:
- Flexibilisiert und korrigiert die Statik der Wirbelsäule,
- verbessert die Ernährung der Bandscheiben,
- verhindert das Aneinanderreiben der Wirbelkörper (vergrößert die Zwischenwirbelräume),
- dehnt und entspannt Rückenmuskulatur, Brustkorb, Hüften und Lendenwirbelsäulenbereich,
- beugt einem Bandscheibenvorfall vor,
- förderlich bei Skoliose,
- hellt die Stimmung auf und verbessert die Konzentration,
- fördert Koordination, gleicht die Tätigkeit der linken und rechten Gehirnhälfte aus,
- reduziert psychische Erregung,
- stärkt Entspannungsfähigkeit.

5.5 *Asanas* im Stehen

23. Übungen für Schulter, Hals und Nacken

Die folgenden Übungen können auch im Sitzen durchgeführt werden.

Variante 1: Isometrische Hals- und Nackenmuskelübungen: Mit der Hand jeweils ca. 10–20 Sek. gegen den Kopf drücken und mit dem Kopf gleichzeitig dagegen drücken. Die linke Hand an linke Schläfe, danach rechte Hand an rechte Schläfe. Beide Hände gegen Stirn drücken und mit Kopf dagegen halten. Die Hände von hinten gegen den Hinterkopf drücken, mit dem Kopf dagegen halten. Den Kopf 45° seitlich nach links bzw. rechts drehen, mit linker bzw. rechter Hand seitlich gegen die Stirn drücken, mit dem Kopf dagegen halten.

Variante 2: Schulterübung: Schultern hochziehen, dabei Fäuste machen und 5 Sek. anspannen, locker lassen und nachspüren, 2-mal wiederholen.

Variante 3: Schulter kreisen nach vorn und nach hinten, jeweils 8-mal.

Variante 4: Schulterblätter nach hinten zusammenziehen, fest anspannen. 10–20 Sek. halten, locker lassen, nachspüren.

Variante 5: Kopf nach links bzw. nach rechts zur Seite drehen. Jeweils 10–20 Sek. halten.

Variante 6: Halsdehnung zur Seite nach links und rechts. Jeweils 10–20 Sek. halten.

Variante 7: Nackendehnung: Kopf nach unten senken, das Kinn zeigt Richtung Brustbein. 10–20 Sek. halten.

Variante 8: Halbkreise mit gesenktem Kopf von links nach rechts und umgekehrt beschreiben.

Wirkung:
- Dehnung, Streckung und Entspannung der Hals-Nacken-Schulter- und Gesichtsmuskulatur,
- Stärkung der Muskulatur durch die isometrischen Hals-Nacken-Übungen,
- fördert die Beweglichkeit der Schultern und Arme,
- korrigiert die Kopfhaltung und damit die Statik des ganzen Körpers,
- verbesserte Impulsleitung vom und zum Gehirn,
- wirkt positiv auf das mental-emotionale Gleichgewicht.

24. Der aufrechte Stand *(Tadasana* oder *Samasthiti)*

Tada = Berg; *Asana* = Stellung; *Sama* = gerade, aufrecht, unbewegt; *Sthiti* = stillstehend, Standhaftigkeit

Variante 1: In dieser Grundhaltung fest und verankert wie ein Berg stehen. Ausgangsstellung für alle Standhaltungen.

Aufrecht mit geschlossenen Füßen stehen, Fersen und große Fußzehen berühren sich, alle Zehen sind flach auf dem Boden ausgestreckt. Das Gewicht gleichmäßig auf die Fußballen und Fersen verteilen. Die Knie durchdrücken und die Kniescheiben hochziehen. Die Beckenbodenmuskeln kontrahieren. Das Steißbein nach

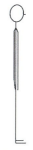

Aufrechter Stand

unten vorn und den oberen Kreuzbeinrand nach hinten unten ausrichten.

Die Wirbelsäule strecken, das Brustbein anheben und die Schultern entspannt nach hinten unten absenken, den Nacken gerade halten. Die Arme hängen neben dem Körper, Handflächen zeigen zum Körper.

Mehrere Atemzüge in der Stellung (mit geschlossenen Augen) verweilen. Der Körper steht ruhig und regungslos im Gleichgewicht. Spüren wie die vielfältigen Muskelkontraktionen den Körper im Gleichgewicht halten.

Variante 2: Wie Variante 1, aber mit nach hinten geführten Armen und gefalteten Händen.

Wirkung:
- Lehrt die Kunst des fehlerlosen Stehens,
- gleicht Fehlhaltungen aus,
- verbessert die Atemfunktion,
- stärkt den Gleichgewichtssinn und das Nervensystem,
- fördert die verkörperte Selbstwahrnehmung,
- vermindert die psychische Erregung,
- stärkt die Entspannungsfähigkeit.

25. Der Baum *(Vrikshasana)*

Vrksa = Baum
Ausgangsstellung: Wie 24. (*Tadasana/Samasthiti*, S. 221 f.)

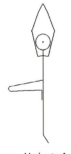

Baum – Variante 1

Variante 1: Während des Einatmens die Arme zur Seite nehmen. Das rechte Knie beugen und den rechten Fuß am linken Oberschenkel abstellen, die Ferse am Ansatz des Oberschenkels (Damm) positionieren, dabei weisen die Fußzehen nach unten.

Das Gleichgewicht auf dem linken Bein finden. Ausatmend die Handflächen gegeneinander legen (Gebetshaltung) und die Arme ausgestreckt über den Kopf führen, Oberarme gestreckt an den Ohren, Schultern bleiben unten. Einige Sekunden in der Stellung verharren, tief atmen.

Die Arme senken und die Hände lösen, das rechte Bein wieder ausstrecken und in *Tadasana* (s. 24., S. 221 f.) zurückkehren. Übung mit dem anderen Bein wiederholen.

5.5 Asanas im Stehen

Variante 2: Wie Variante 1, aber rechtes Bein nach hinten führen, rechtes Fußgelenk mit rechter Hand fassen, Ferse in Richtung Gesäß ziehen, Knie berühren sich. Den linken Arm nach oben in Richtung Decke strecken, 30–60 Sek. halten, dabei tief atmen. Die Seite wechseln und die Übung wiederholen.

Variante 3: Mit beiden Händen das linke Knie umfassen und es zur Brust heranziehen. Die Wirbelsäule aufrichten.

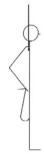

Baum – Variante 2

Wirkung: Die Baumhaltung ist eine ganzheitliche Übung, die
- eine gesteigerte Konzentration hervorruft und
- zu einem verinnerlichten Zustand führt,
- *Dharana* (Konzentration) und *Dhyana* (Meditation) vorbereitet,
- Gleichgewichtssinn und Koordination trainiert,
- die Statik der Wirbelsäule und damit die Körperhaltung verbessert,
- Bein- und Hüftmuskulatur flexibilisiert,
- den Energiefluss im Körper verbessert,
- die Psyche stabilisiert.

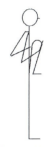

Baum – Variante 3

26. Spine-Twist im Stehen

Ausgangstellung: Wie 24. (*Tadasana/Samasthiti*, S. 221 f.)

Einatmend die Arme in die Seitenhalte heben. Während des Ausatmens den Rumpf nach links drehen, Gesäßmuskulatur anspannen, Oberschenkel fest aneinander drücken, der Kopf dreht mit. Pose halten, tief atmen. Haltung nach rechts gedreht wiederholen.

Wirkung:
- Verbessert die Atemfunktion,
- flexibilisiert die gesamte Wirbelsäule,
- korrigiert Skoliose,
- fördert Achtsamkeit.

27. Die Stockhaltung *(Urdhva Hastasana)*

Ausgangstellung: Wie 24. *(Tadasana/Samasthiti, S. 221 f.)*

Die Arme über den Kopf heben und strecken, die Finger ineinander verschränken und die Handflächen nach oben ausdrehen.

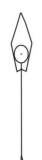

Stock – Variante 1

Variante 1: Die Fersen anheben, auf die Fußzehen stellen, die Fersen bleiben zusammen, die Knie berühren sich. Die Gesäßmuskulatur ist leicht angespannt. Einige Sekunden halten und Fersen wieder am Boden absetzen. Übung mehrmals wiederholen.

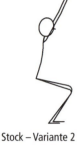

Stock – Variante 2

Variante 2: Stuhlpose *(Utkatasana)*: Utkata = kraftvoll, mächtig

Stehen in der Stockhaltung, die Arme nach oben gestreckt, die Füße stehen parallel zueinander und sind hüftbreit auseinander. In die halbe Hocke gehen, dazu den gesamten Oberkörper aus den Hüftgelenken leicht nach vorn beugen und strecken (gerader Rücken, kein Hohlkreuz!). Die gebeugten Beine bilden zusammen mit dem gestreckten Rumpf und den gespannten Armen eine dynamische Zickzacklinie. Arme und Fersen werden entgegengesetzt gestreckt, die Hüften/das Gesäß gehen wie zum Sitzen nach unten. Die Pose kurz halten, danach in die Ausgangstellung zurückkehren. Die Übung mehrmals wiederholen.

Wirkung:
- Streckt und dehnt den ganzen Körper,
- macht die Knie-, Hüft- und Schultergelenke geschmeidig,
- stärkt die Bein- und Rückenmuskulatur,
- verbessert Atmung, Verdauung und Gleichgewichtssinn,
- steigert die venöse und lymphatische Zirkulation im ganzen Körper,
- stabilisiert Psyche und Körper.

28. Das Dreieck *(Utthita Trikonasana)*

Utthita = ausgebreitet, ausgestreckt; *Trikona* = Dreieck (*tri* = drei; *kona* = Winkel)

Die Beine in eine große seitliche Grätschhaltung stellen, dabei die Beine durchdrücken. Die Beckenbodenmuskulatur kontrahieren. Die Arme seitwärts auf Schulterhöhe anheben, parallel zum Boden, Handflächen zeigen nach unten.

Variante 1: Die Füße stehen parallel zueinander, den Oberkörper leicht nach rechts beugen, die rechte Hand auf rechten Oberschenkel stützen, den linken Arm zum linken Ohr führen. In die linke seitliche Dehnung spüren und atmen. Pose mehrere Atemzüge halten, Seite wechseln.

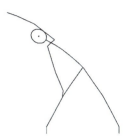

Dreieck – Variante 1

Variante 2: Den rechten Fuß um 90° nach außen drehen. Den linken Fuß um ca. 30° einwärts drehen. Die Außenkante der linken Ferse drückt fest an den Boden. Das linke Bein ist von der Innenseite her gestreckt und das Knie durchgedrückt. Das Becken zeigt gerade nach vorn.

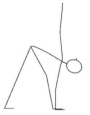

Dreieck – Variante 2

Ausatmend den Rumpf seitlich nach rechts beugen (rechte Hüfte sinkt nach rechts unten, während die linke Hüfte hochkommt). Das Fußgelenk oder Schienbein fassen oder die Hand außen neben dem Fuß auf den Boden stellen. Die rechte Kniescheibe ist hochgezogen.

Das Brustbein nach oben drehen, den linken Arm weit nach hinten nehmen und in Richtung Decke strecken. In Richtung der linken Hand schauen, dabei den Kopf nur soweit drehen, wie es im Nacken angenehm ist.

Die Rückseite der Beine, die Rückseite der Brust und die Hüften sollten eine Linie bilden.

Eine halbe bis eine Minute in der Haltung verharren, dabei mit jedem Einatmen die Wirbelsäule strecken und mit jedem Ausatmen den Rumpf etwas mehr absenken. Der Atem ist tief und regelmäßig.

Die Haltung verlassen, indem der linke Arm weit nach oben gedehnt wird (als würde jemand am Arm ziehen). Beide Arme bleiben seitlich ausgestreckt. Die Füße wieder in die Ausgangsstellung bringen. Danach den linken Fuß 90° auswärts und den rechten Fuß 30° einwärts drehen. Diese Haltung über das linke Bein wiederholen.

Wirkung:
- Regt den Appetit an und unterstützt die Verdauung,
- die Leber wird massiert und der Gallenfluss angeregt,
- die Muskeln im Rumpf und Rücken werden beweglich,
- Musculus obliquus (schräge Bauchmuskeln), Musculus transversus abdominis (querverlaufender Bauchmuskel), Musculus latissimus (breite Rückenmuskeln) und Trizeps (Armstrecker) werden gedehnt,
- durch das Atmen in die Flanken wird das Atemvolumen vergrößert.

29. Der Halbmond im Stehen *(Ardha Candrasana)*

Ardha = halb; *Candra* = Mond

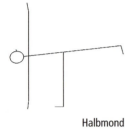

Halbmond

Ausgehend von 28. (*Trikonasana*, Dreieck, S. 225) das rechte Knie beugen, den linken Fuß etwas zum rechten Fuß hinbewegen. Die Fingerkuppen der rechten Hand ca. 30 cm vor dem rechten Bein auf dem Boden aufsetzen – entweder in einer Linie mit dem Bein oder ein wenig seitlich versetzt. Das linke Bein heben und gestreckt lassen, rechtes Knie strecken. Rechten Arm gerade, den linken Arm als Verlängerung in die Luft nach oben strecken.

Die untere Bauchpartie nach oben drehen, die linke Hüfte anheben und zurücknehmen, sie soll sich genau über der rechten Hüfte befinden. Den Rumpf vom Schambein in Richtung Kopf lang strecken. Das linke Bein und die innere Ferse vom Rumpf weg strecken. Linkes Bein und Körperseite in einer Linie halten, die Zehen nach vorn ausrichten. Fußsohle und Zehen dehnen. Den Kopf drehen und nach oben zur Decke schauen. Gleichmäßig atmen und 20–30 Sek. in der Pose verharren.

Ausatmen, rechtes Knie beugen und linkes Bein senken. In *Trikonasana* (S. 225) zurückkehren. Einatmen, hochkommen und zur Mitte drehen. Die Übung zur anderen Seite wiederholen.

Wirkung:
- Dehnung der Leiste,
- Öffnung der Hüften schafft optimalen Ausgleich für die üblichen Sitzhaltungen des Alltags,
- Stärkung der Beingelenke und der Beckenmuskulatur,
- die Rumpfmuskulatur wird elastischer,
- das körperliche und psychische Gleichgewicht werden gefördert.

5.5 Asanas im Stehen

30. Stehende Vorwärtsbeuge *(Uttanasana II)*
Uttana = Streckung

Variante 1: Vorwärtsbeuge mit gebeugten Knien. Aus 24. *(Tadasana/Samasthiti*, S. 221 f.) beim Einatmen die Arme über den Kopf heben, ausatmend Rumpf und Arme weit gestreckt nach unten senken, dabei sind die Knie gebeugt, die Hände oder Fingerspitzen neben den Füßen abstellen. Den Kopf Richtung Knie oder Schienbeine bewegen, den Oberkörper entspannen.

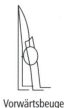
Vorwärtsbeuge

Variante 2: Wie Variante 1, aber mit durchgestreckten Knien. Der Rumpf wird kräftig nach unten gestreckt. Die Stirn Richtung Schienbeine ziehen.

Wirkung:
- Fördert die Entspannung durch ein lösendes Ausdehnen des gesamten Körpers,
- zieht den Körper passiv in die Länge,
- die Ausatmung wird verlängert,
- nervale und mentale Beruhigung treten ein.

Kontraindikation:
- Bandscheibenvorfall,
- Schwangere im letzten Drittel der Schwangerschaft.

31. Ausfallschritt

Variante 1: Die Hände sind am Boden, der linke Fuß steht zwischen den Händen, das Knie ist direkt oberhalb des Fußgelenkes. Das rechte Bein nach hinten aufstellen, das Knie ist am Boden gebeugt. Die Hüfte senken. Die Pose halten, dabei tief ein- und ausatmen. Beine wechseln und Übung wiederholen.

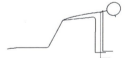
Ausfallschritt – Variante 1

Variante 2: Wie Variante 1, aber den Körper aufrichten und die Hände auf dem vorderen Knie abstützen. Beine wechseln und Übung wiederholen.

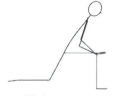
Ausfallschritt – Variante 2

Wirkung:
- Leistendehnung (Musculus psoas), Öffnung der Hüften schafft optimalen Ausgleich für die üblichen Sitzhaltungen des Alltags,
- korrigiert die Haltung der Wirbelsäule,
- aktiviert und energetisiert,
- unterstützt die Kognition.

32. Der Halbmond im Ausfallschritt *(Anjaneyasana)*

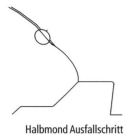

Halbmond Ausfallschritt

Variante 1: Ausfallschritt (s. 31., S. 227), linkes Knie über den Fuß hinaus beugen und die Hüften tief nach unten sinken lassen. Das rechte Bein nach hinten strecken, die Zehen aufsetzen und den Oberschenkel nach unten drücken. Einatmend mit gefalteten Händen die Arme und den Kopf nach hinten beugen und strecken. Die Gesäßmuskulatur zum Schutz der Lendenwirbel anspannen. Das Gewicht auf drei Punkten balancieren: hinteres Knie, Zehen des hinteren Fußes, vorderer Fuß. Tief ein- und ausatmen. Mit jedem Ausatmen mehr zurückbeugen.

Beine wechseln und Übung wiederholen.

Variante 2: Hinteres Knie am Boden aufstellen.

Wirkung: Siehe 31. (S. 227)
- Stärkt Gleichgewichtssinn (Variante 1)

33. Die Waage oder die dritte Heldenhaltung *(Virabhadrasana III)*

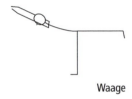

Waage

Aus dem Stand den Oberkörper nach vorn beugen, die Arme zum besseren Austarieren zur Seite strecken. Das rechte Bein nach hinten ausstrecken, wenn der Stand sicher ist, die Arme nach vorn nehmen und strecken. Rumpf, Arme und rechtes Bein in einer geraden (schrägen) Linie halten. Die Gesäßmuskulatur anspannen. Das hintere Bein auf Hüfthöhe ausstrecken. Die rechte Hüfte bleibt unten, beide Gesäßbacken sind auf gleicher Höhe. Gleichmäßig und ruhig atmen. Aus der Pose herauskommen und Bein wechseln.

Wirkung:
- Kombiniert Kraft, Dynamik und Balance,
- stärkt die gesamte Rumpfmuskulatur, einschließlich Rücken- und Bauchmuskulatur,
- Anregung und Durchblutung der Verdauungsorgane,
- durch die Armdehnung Weitung des Brustkorbs und der Flanken,
- fördert Konzentration, Ausdauer und Willenskraft,
- Körper und Geist sind in ständiger Zusammenarbeit, dadurch wird ein ganzheitliches Gleichgewicht trainiert.

Kontraindikation:
- Herz- und Kreislaufprobleme,
- Hypertonie,
- Gleichgewichtsstörungen.

5.5 Asanas im Stehen

34. Der Tisch (im Stehen) *(Ardha Uttanasana)*

Variante 1: Ausgangsstellung ist *Tadasana* (s. 24., S. 221 f.), Knie durchgedrückt. Mit dem Einatmen die Arme über den Kopf heben und die Gesäßmuskulatur anspannen. Ausatmend den Oberkörper mit geradem Rücken nach vorn beugen, bis er sich parallel zum Boden befindet. Arme sind nach vorn gestreckt und befinden sich auf der Höhe der Ohren, die Gesäß- und Bauchmuskulatur sind angespannt. Diese Pose 15–20 Sek. halten.

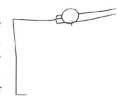
Tisch – Variante 1

Variante 2: Wie Variante 1, aber mit gegrätschten Beinen und zur Seite gestreckten Armen.

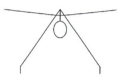
Tisch – Variante 2

Wirkung:
- Stärkt die Rückenmuskulatur,
- korrigiert die Haltung des Rückens,
- beugt der Absenkung der Bauchorgane vor,
- hat positiven Einfluss auf die Herzfunktionen,
- stabilisiert Körper und Psyche.

35. Der Krieger *(Virabhadrasana I)*

Vira = mutiger Held; *Virabhadra* = Name eines mächtigen Helden

Aus *Tadasana* (s. 24., S. 221 f.) einatmend in die Grätsche gehen, Füße im Abstand von 1,25–1,40 m aufsetzen, die Fußaußenkanten stehen parallel zu Matte. Arme zur Seite strecken. Oberarme im Schultergelenk drehen, so dass die Handflächen zur Decke zeigen. Arme nach oben nehmen und die Handflächen aufeinanderlegen. Die Arme strecken, wobei die Oberarme an den Ohren liegen.

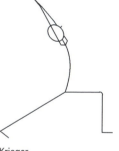
Krieger

Rechten Fuß 45° nach innen drehen, linken Fuß 90° ausdrehen. Den Rumpf ebenfalls drehen, so dass er in die gleiche Richtung wie das linke Bein zeigt. Die Beine sind durchgestreckt.

Die Körperhälften parallel halten, linke Hüfte leicht zurücknehmen. Schambein, Nabel, Brustbein und Nasenrücken sind zentriert und zeigen geradeaus (nach links).

Ausatmen und linkes Bein zum rechten Winkel beugen, das Schienbein befindet sich senkrecht über dem Fuß, der Oberschenkel ist parallel zum Boden. Das Knie zeigt geradeaus nach vorn. Der rechte (hintere) Fuß bleibt fest am Boden. Steiß- und Kreuzbein senkrecht halten.

Den ganzen Rumpf lang strecken, Brustkorb anheben, den Kopf in den Nacken bringen und nach oben zur Decke schauen. Den Hals nicht überdehnen oder den Nacken übertrieben zusammendrücken. Die Pose 20–30 Sek. halten, gleichmäßig atmen.

Einatmen, linkes Knie wieder strecken, hochkommen und zur Mitte drehen. Übung zur rechten Seite wiederholen.

Wirkung:
- Kräftigung der Bein- und Rückenmuskulatur,
- die Haltung arbeitet dem Rundrücken entgegen,
- begünstigt den Stoffwechsel der Bandscheiben,
- der Kreislauf wird aktiviert,
- intensive Dehnung der Atemräume und des gesamten Brustkorbs, was die Atmung vertieft,
- Steifheit in den Schultern, im Rücken und Nacken wird behoben,
- fördert den Gleichgewichtssinn,
- angestaute Energie wird abgebaut,
- Selbstvertrauen und -sicherheit werden entwickelt,
- verleiht innere Vitalität und stärkt die Willenskraft.

Kontraindikation:
- Herz- und Kreislaufprobleme,
- Hypertonie,
- Gleichgewichtsstörungen,
- bei Schilddrüsenüberfunktion darf der Kopf nicht nach hinten genommen werden.

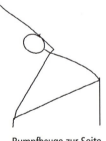

Rumpfbeuge zur Seite

36. Rumpfbeuge zur Seite im Kniestand *(Parighasana)*

Parigha = Portal, Schranke

In den Kniestand gehen, der Oberschenkel steht senkrecht zum Boden. Knie und Füße befinden sich nebeneinander und in einer Linie. Die Hüften nach unten drücken, den Rumpf hochstrecken, den Brustkorb öffnen und die Schultern zurücknehmen.

Ausatmen, rechtes Bein nach rechts strecken, gleichzeitig beide Arme zur Seite strecken. Rechtes Knie durchstrecken, den Oberschenkel im Hüftgelenk nach außen drehen, Bein und Hüfte bilden eine Linie.

Ausatmen und den Rumpf seitwärts über das rechte Bein neigen. Rechten Arm strecken, die Hand auf das Schienbein legen. Den linken Arm am Ohr nach oben strecken. Körpervorderseite nach oben drehen, linke Seite zurücknehmen, so dass der Rumpf nach vorn ausgerichtet ist.

5.7 Sonnengruß oder Sonnengebet *(Surya Namaskar)*

Wirkung:
- Macht die Wirbelsäule und Hüftgelenke flexibel,
- vergrößert die Zwischenwirbelräume und verbessert die Ernährung des Knorpels der Bandscheiben,
- stärkt Bauch- und Rückenmuskulatur,
- verbessert die Atemkapazität,
- massiert die Bauchorgane,
- begünstigt mentale Offenheit.

5.6 Aufwärmübungen

37. Gehen auf der Stelle oder Yoga-Jumping

Variante 1 „Yoga-Walking": Gehen oder Laufen auf der Stelle verbunden mit bewusstem, rhythmischem Atem. Arme bewegen sich entgegengesetzt zu den Beinen.

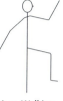
Yoga-Walking

Variante 2 „Yoga-Jumping": Einatmend die Arme über den Kopf heben und zur Decke strecken, ausatmend die Hände über dem Brustkorb kreuzen, leicht in die Knie gehen. Ausatmend in den Hampelmann und einatmend zurück in die Ausgangsstellung springen (Arme über Kreuz vor dem Brustkorb). Tempo variieren.

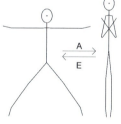
Yoga-Jumping

Wirkung:
- Fördert die Koordination,
- wärmt den gesamten Körper und lockert für weitere Übungen.

5.7 Sonnengruß oder Sonnengebet *(Surya Namaskar)*

Surya = Sonne; *Namaskrya* = Gebet, Begrüßung

Der Sonnengruß ist einer der bekanntesten Bewegungsabläufe im Hatha-Yoga. Er besteht aus 12 *Asanas* (Standhaltungen, Vor- und Rückwärtsbeugen), die harmonisch miteinander verbunden werden. Die Zahl 12 symbolisiert die zwölf Doppelstunden des Tages und die zwölf Monate des Jahres. Der zyklische Ablauf des Sonnengrußes wird auch als Rad des Lebens bezeichnet, das den aus traditionell indischer Sicht nie endenden Kreislauf der Wiedergeburten darstellt.

Den Sonnengruß zeichnet aus, dass er dem Übenden die Wechselwirkung zwischen seinem Körper und den Vorgängen in seinem Geist bewusst machen kann. Wird *Surya Namaskar* mit Bewusstheit und Konzentration praktiziert, wird der Übende in die Lage versetzt, die Verbindung zur Sonne, zur Schöpfung und zu sich selbst zu erleben. Die acht Glieder des Yogapfades nach Patanjali finden in den fließenden Bewegungen des Sonnengrußes ihren Ausdruck.

Wirkung:
- Anregung von Atem, Kreislauf und Verdauung,
- belebend, daher gut als Aufwärmübung zur Vorbereitung auf die *Asanas* geeignet sowie am Morgen nach dem Aufstehen,
- intensive Dehnung der Vorder- und der Rückseite des Körpers,
- Mobilisierung fast aller Gelenke (Wirbel-, Hüft- und Schultergelenke),
- Kräftigung der stabilisierenden Muskeln,
- das Sonnengeflecht wird angeregt,
- in den 12 Bewegungen werden alle Chakras angesprochen,
- harmonisiert das Selbstvertrauen und beeinflusst es positiv.

Kontraindikation:
- Akute Rückenprobleme wie Bandscheibenvorfall oder Hexenschuss,
- chronische Rückenprobleme (degenerative Veränderungen, Versteifung der Wirbelsäule),
- Entzündungen im Bauchraum,
- Eingeweidebrüche (Hernien),
- nach Operationen oder
- im fortgeschrittenen Stadium der Schwangerschaft.

Da der Sonnengruß den Körper mit Energie auflädt, empfiehlt es sich, ihn in den frühen Morgenstunden durchzuführen. Das innere Erwachen des Geistes wird dadurch gefördert. Der Sonnengruß wird mit ruhigen, flüssigen Bewegungen in 4–12 Runden durchgeführt. Die Bewegungen können in langsamem bis schnellem Tempo erfolgen. Daher eignet sich der Sonnengruß auch als Aufwärmübung. Jede Bewegung oder Haltung wird mit bewusstem Ein- oder Ausatmen praktiziert. Das rhythmische Ein- und Ausatmen intensiviert die harmonisierende Wirkung des Übungszyklus.

> **Merke**
> Der Sonnengruß sollte nur barfuß auf einer rutschfesten Unterlage geübt werden.

5.7 Sonnengruß oder Sonnengebet (Surya Namaskar)

Es haben sich unterschiedliche Varianten des Sonnengrußes herausgebildet. Nachfolgend wird eine weitverbreitete Form dargestellt. Daran schließt sich eine modifizierte, auf die Bedürfnisse von vielen Teilnehmern ausgerichtete Übungsform an.

38. Sonnengruß – klassische Variante

I. Ausgangsstellung *(Tadasana und Pranamasana)*

Die Ausgangsstellung ist *Tadasana*, der aufrechte Stand. Die Arme befinden sich am Körper. Mit dem Einatmen die Arme zur Seite nehmen und beim Ausatmen die Handflächen vor dem Brustkorb aneinanderlegen in die Gebets- *(Pranamasana)* oder Grußhaltung *(Namaste)* kommen. Die Unterarme in der Waagerechten halten, Ellenbogen leicht nach vorn heben und mit dem Brustbein zu den Daumen streben.

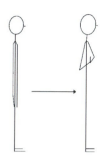

Sonnengruß – Ausgangshaltung

II. Streckhaltung *(Urdhva Hastasana)*

Einatmend die Finger beider Hände ineinander verschränken und die Zeigefinger gestreckt aneinanderlegen. Mit dem Einatmen die Arme über den Kopf in die Streckhaltung schwingen. Sich in der Brustwirbelsäule strecken, so dass eine leichte Rückwärtsbeuge entsteht. Die Gesäßmuskulatur leicht anspannen, den Kopf nicht in den Nacken legen. Darauf achten, dass das Becken in der Linie der Beine bleibt und nicht nach vorn ausweicht.

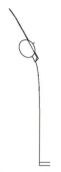

Sonnengruß – Streckhaltung

III. Oberkörperbeuge *(Uttanasana)*

Ausatmend die Arme weit nach vorn strecken und mit geradem Oberkörper in die Kopf-Knie-Stellung kommen, Hände oder Fingerspitzen neben den Füßen aufsetzen.

Variante: Hände auf den Knien und dem Oberkörper abstützen.

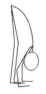

Sonnengruß – Oberkörperbeuge

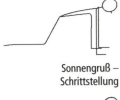

Sonnengruß – Schrittstellung

IV. Schrittstellung

Einatmend das linke Knie nach hinten auf den Boden abstellen, das vordere rechte Bein ist angewinkelt, Oberschenkel parallel zum Boden, der vordere Unterschenkel steht senkrecht. Die Hände sind am Boden aufgestellt. Der Blick ist nach vorn gerichtet.

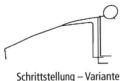

Schrittstellung – Variante

Variante: Linkes Bein ist gestreckt, die linke Ferse zieht nach hinten, die Kniekehle ist durchgedrückt. Konzentration auf die Streckung vom Oberschenkel über die Vorderseite des Körpers bis hinauf zum Stirnzentrum.

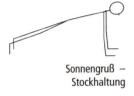

Sonnengruß – Stockhaltung

V. Stockhaltung (Chaturanga Dandasana)

Den Atem anhaltend nun auch das rechte Bein nach hinten nehmen und die Stockhaltung einnehmen. Die Hände sind unter den Schultern aufgestellt. Auf den Zehenspitzen stehend die Füße zusammenstellen. Die Fersen ziehen nach hinten, die Gesäßmuskulatur ist angespannt. So bildet der Körper eine gerade Linie.

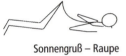

Sonnengruß – Raupe

VI. Raupe (Ashtanga-Namaskara)

Ausatmend nacheinander Knie, Brust und Stirn/Kinn auf dem Boden ablegen. Die Hände liegen unter den Schultern, die Ellenbogen sind am Oberköper angelegt.

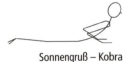

Sonnengruß – Kobra

VII. Kobra (Bhujangasana)

Einatmen, den Kopf anheben, die Schulterblätter leicht nach hinten ziehen und in die kleine oder große Kobra kommen

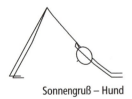

Sonnengruß – Hund

VIII. Hund (Adho Mukha Shvanasana)

Den Kopf senken, den Beckenboden entspannen, die Zehen aufstellen. Ausatmend das Becken mit den Sitzbeinen weit nach hinten und oben schieben, in die Hundhaltung kommen. Die Fersen ziehen in Richtung Boden, die Handballen und die Finger drücken kraftvoll gegen den Boden. Die Schultern ziehen weg von den Ohren. Der Kopf wird locker zwischen den Oberarmen gehalten.

5.7 Sonnengruß oder Sonnengebet (Surya Namaskar)

IX. Schrittstellung

Einatmend den linken Fuß nach vorn zwischen die Hände stellen, das vordere linke Bein ist angewinkelt, Oberschenkel parallel zum Boden, der vordere Unterschenkel steht senkrecht. Das rechte Knie ist auf der Matte abgestellt.

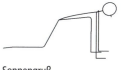

Sonnengruß – Schrittstellung

Variante: Das rechte Bein ist gestreckt, die rechte Ferse zieht nach hinten, die Kniekehle ist durchgedrückt. Konzentration auf die Streckung vom Oberschenkel über die Vorderseite des Körpers bis hinauf zum Stirnzentrum.

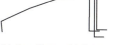

Schrittstellung – Variante

X. Oberkörperbeuge *(Uttanasana)*

Ausatmend mit dem rechten hinteren Bein vom Boden abdrücken und den rechten Fuß nach vorn zwischen die Hände ziehen. Das Becken anheben, Rücken und Nacken entspannen und den Kopf sinken lassen.

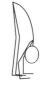

Sonnengruß – Oberkörperbeuge

XI. Über Stuhlhaltung *(Utkatasana)* in Rückwärtsbeuge *(Hasta Utthanasana)*

Stuhlhaltung: Mit dem Einatmen die Knie beugen, die Arme nach vorn nehmen, die Oberarme an die Ohren führen und aus der Kraft der Beine mit geradem Rücken hoch in den Stand kommen. Die Arme sind Richtung Decke gestreckt.

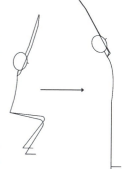

Rückwärtsbeuge: Im Stand die Beckenmuskulatur anspannen, die Arme über den Kopf strecken, den Kopf und den Oberkörper nach hinten beugen, dabei das Brustbein weit nach vorn oben ausrichten und in eine Rückwärtsbeuge kommen. Von den Zehenspitzen bis in die Fingerspitzen die gesamte Vorderseite des Körpers dehnen.

Stuhlhaltung → Rückwärtsbeuge

XII. Ausgangsstellung *(Tadasana)*

Die Arme ausatmend in einem weiten Kreis über die Seiten nach unten führen, den Beckenboden entspannen, die Köperhaltung korrigieren.

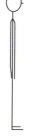

> **Merke**
> Beim zweiten Durchlauf der Übung in Haltung IV (Schrittstellung) das rechte Bein nach hinten führen und in Haltung IX (Schrittstellung) das rechte Bein nach vorn schwingen.

Sonnengruß – Ausgangsstellung

39. Sonnengruß – für den Rücken (mit individueller Anpassung an die gesundheitlichen Beschwerden der Teilnehmer)

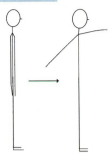

Sonnengruß Rücken – Ausgangsstellung

I. Ausgangsstellung (Tadasana)
Aufrechter Stand, die Arme sind am Körper. Mit Einatmen die Arme in die Seitenhalte heben.

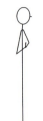

Sonnengruß Rücken – Gebetshaltung

II. Gebetshaltung (Pranamasana)
Mit dem Ausatmen die Handflächen vor dem Brustkorb in die Gebetshaltung aneinanderlegen. Die Unterarme sind in der Waagerechten, die Ellenbogen leicht nach vorn heben und mit dem Brustbein zu den Daumen streben.

III. Streckhaltung (Urdhva Hastasana)
Während des Einatmens die Arme über den Kopf in die Streckhaltung nehmen. Sich in der Brustwirbelsäule strecken, so dass eine leichte Rückwärtsbeuge entsteht. Die Gesäßmuskulatur leicht anspannen. Den Kopf nicht in den Nacken legen. Darauf achten, dass das Becken in einer Linie mit den Beinen bleibt und nicht nach vorn ausweicht.

Sonnengruß Rücken – Streckhaltung

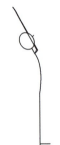

IV. Oberkörperbeuge (Uttanasana)
Ausatmend die Arme weit nach vorn strecken und mit geradem Oberkörper in die Kopf-Knie-Stellung kommen, dabei die Hände oder Fingerspitzen neben den Füßen aufsetzen.

Sonnengruß Rücken – Oberkörperbeuge

Variante: Die Hände auf die Knie und den Oberkörper abstützen bzw. die Knie beugen.

5.7 Sonnengruß oder Sonnengebet (Surya Namaskar)

V. Schrittstellung
Einatmend das linke Knie nach hinten auf den Boden abstellen. Das vordere rechte Bein ist angewinkelt, der Oberschenkel parallel zum Boden, der vordere Unterschenkel steht senkrecht. Die Hände sind am Boden aufgestellt.

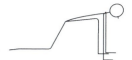

Sonnengruß Rücken – Schrittstellung

VI. Babypose, gestreckt *(Yoga-Mudra)*
Ausatmend das rechte Bein nach hinten führen und über den Vierfüßerstand in die gestreckte Babypose gehen.

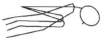

Sonnengruß Rücken – Babypose

VII. Katze *(Chakravakasana)*
Sich einatmend nach vorn schieben und in die Position Katze mit geradem Rücken kommen.

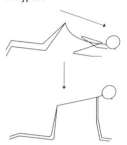

Sonnengruß Rücken – Katze

VIII. Hund *(Adho Mukha Shvanasana)* oder Katzenbuckel
Den Kopf senken, den Beckenboden entspannen, die Zehen aufstellen, ausatmend das Becken mit den Sitzbeinen weit nach hinten und oben in die Hundhaltung schieben. Die Fersen ziehen in Richtung Boden, die Handballen und die Finger drücken kraftvoll gegen den Boden. Die Schultern ziehen weg von den Ohren. Der Kopf wird locker zwischen den Oberarmen gehalten.

Variante: In die Katzenbuckelstellung gehen.

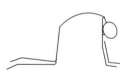

Sonnengruß Rücken – Hund

Sonnengruß Rücken – Katzenbuckel

IX. Schrittstellung
Einatmend den linken Fuß nach vorn zwischen die Hände stellen, das vordere linke Bein ist angewinkelt, der Oberschenkel parallel zum Boden, der vordere Unterschenkel steht senkrecht. Das rechte Knie ist auf der Matte abgestellt.

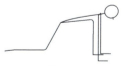

Sonnengruß Rücken – Schrittstellung

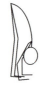
Sonnengruß Rücken – Oberkörperbeuge

X. Oberkörperbeuge *(Uttanasana)*

Ausatmend mit dem rechten hinteren Bein vom Boden abdrücken und den rechten Fuß nach vorn zwischen die Hände ziehen. Das Becken anheben, Rücken und Nacken entspannen und den Kopf sinken lassen.

Variante: Hände auf die Knie und Oberkörper abstützen bzw. Knie beugen.

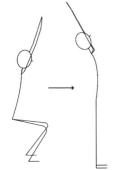
Stuhlhaltung → Streckhaltung

XI. Über Stuhlhaltung *(Utkatasana)* in Streckhaltung *(Urdhva Hastasana)*

Stuhlhaltung: Während des Einatmens die Knie beugen, Arme nach vorn nehmen bis die Oberarme an den Ohren sind und aus der Kraft der Beine mit geradem Rücken hoch in den Stand kommen. Die Arme Richtung Decke strecken.

Streckhaltung: Im Stand die Beckenmuskulatur anspannen, das Brustbein weit nach vorn oben ausrichten und in eine leichte Rückwärtsbeuge kommen. Sich zur Decke strecken.

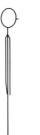
Sonnengruß Rücken – Ausgangsstellung

XII. Ausgangsstellung *(Tadasana)*

Die Arme ausatmend in einem weiten Kreis über die Seiten nach unten führen, den Beckenboden entspannen, die Köperhaltung korrigieren.

> **Merke**
> Beim zweiten Durchlauf der Übung in Haltung V (Schrittstellung) das rechte Bein nach hinten führen und in Haltung IX (Schrittstellung) das rechte Bein nach vorn schwingen.

5.8 Entspannungshaltungen

Die physische Entspannung bereitet die psychische Entspannung vor, die ihrerseits wieder eine Vertiefung der physischen Entspannung zur Folge hat. Der Zustand der Entspannung ist der Berührungspunkt zwischen körperlichem Yoga und geistigem Yoga. Entspannungshaltungen sollen ohne Anstrengung eingenommen werden. Sie fördern die Relaxation der verspannten Muskulatur und das Loslassen der mental-emotionalen Spannungen und Blockaden im Energiefluss.

40. Totenstellung *(Savasana)*

Variante 1: Auf dem Rücken liegend die Knie beugen und die Fußsohlen auf dem Boden aufstellen, Knie zusammen oder auseinander oder eine Knierolle (Decke) unter die Knie legen.

Totenstellung – Variante 1

Variante 2: Auf dem Rücken liegen, Beine sind ca. 50 cm auseinander, die Füße fallen zur Seite. Die Arme liegen neben dem Oberkörper mit den Handflächen nach oben. Oberschenkel, Knie und Zehen sind nach außen gerichtet. Auf die Körpersymmetrie achten, damit sich alle Körperteile gleichmäßig entspannen können! Die Augen schließen und tief und langsam aus dem Bauch atmen (die Bauchdecke hebt sich mit jedem Einatmen und senkt sich beim Ausatmen).

Totenstellung – Variante 2

Wirkung:
- Der Entspannungsimpuls (Relaxation Response) wird ausgelöst: Stresshormone werden abgebaut, Glückshormone (Endorphine) ausgeschüttet,
- Parasympathikus wird aktiviert, Sympathikus reduziert
- der Kreislauf kommt zur Ruhe, die Arterienwände entspannen sich
- Spannungen werden abgebaut, innere Ruhe und Ausgeglichenheit stellen sich ein.

41. Bauchentspannungspose

Variante 1: Auf dem Bauch liegen, die Stirn auf den Hände ablegen. Die großen Zehen berühren sich, die Fersen fallen auseinander.

Variante 2: Krokodilentspannung in der Bauchlage: linkes Bein gestreckt, rechtes Knie angezogen, rechte Hand unter linke Wange, linken Arm neben den Körper legen.

Wirkung: Siehe „Totenstellung" *(Shavasana,* 40., S. 239*)*.

6 Beschreibung der Atemübungen (Pranayama)

6.1 Grundlagen

Richtiges Atmen ist eine Voraussetzung für eine stabile Gesundheit. Der Atem spiegelt mit großer Genauigkeit unsere körperliche und geistige Verfassung wider und passt sich ihr dauernd an. Daher wird der Atem auch als Spiegel der Seele bezeichnet. Sein Rhythmus kennzeichnet Spannung und Lösung, Nehmen und Geben. Das bringt auch Eugen Herrigel (1884–1955) zum Ausdruck, wenn er schreibt: *„Das Einatmen (…) bindet und verbindet, im Festhalten des Atems geschieht alles Rechte, und das Ausatmen löst und vollendet, indem es alle Beschränkung überwindet"* (Herrigel 1959, S. 31).

Das aktuelle Befinden wie auch über längere Zeit ausgebildete Spannungsmuster sind am Atem erkennbar. Im Atem spiegeln sich Ruhe und Ausgeglichenheit, Unruhe und emotionale Spannungen wider, was sich sogar beim Sprechen in der Stimme äußert (z. B. „Bauchstimme" vs. „Kopfstimme"). In einer Reihe von Redewendungen, die sich auf Emotionen beziehen, spielt der Atem eine zentrale Rolle. Das zeigen Formulierungen wie:

- „vor Wut schnauben",
- „in Atem halten",
- „den Atem nehmen",
- „etwas schnürt mir die Luft ab",
- „um Atem ringen",
- „atemlos",
- „atemberaubend",
- „erleichtert aufatmen",
- „ruhig durchatmen",
- „es atmet mich".

Viele Menschen atmen falsch bzw. sie können die Möglichkeiten einer gesunden Atmung nicht ausreichend ausschöpfen. Bewegungsmangel, falsche Körperhaltung, Schwäche der Atemmuskulatur und psychische Faktoren wie Stress, Angst oder innere Unruhe beeinflussen den Atemprozess und tragen zur Ausbildung und Verfestigung falscher Atemmuster bei. Hierzu gehören:

- eine zu flache Atmung,
- die Verkürzung der Ein- und/oder Ausatmungsphase,

- das Atemanhalten,
- die ungenügende Ausnutzung der Atemräume.

Der Rhythmus des natürlichen Atems ist dreigliedrig: Ein **Atemzyklus** beginnt mit der Einatmung, die ohne Unterbrechung in einer Art fließender Umkehr in die Ausatmung übergeht. Nach der Ausatmung entsteht ganz natürlich eine Pause, ein Moment der Ruhe. Nur in dieser Pause nach der Ausatmung sind alle Atemmuskeln völlig gelöst und auch das Atemzentrum ruht so lange, bis der Zustand von Blut und Gewebe eine neue Einatmung erforderlich machen. Dort, wo der Moment der Atemruhe fehlt, bekommt der Atem etwas Getriebenes. Der Mensch ruht nicht mehr in seinem Atem.

Pranayama bildet die vierte Stufe im achtstufigen Yoga des Patanjali und kann als Bindeglied zwischen der äußeren Übung des Yoga (*Asana*) und der inneren Übung (Meditation) betrachtet werden. Der Atem verbindet Körper und Geist.

Pranayama wird in den verschiedenen Kommentaren des Yoga Sutram als Atemkontrolle, Atemregelung, Atemlenkung oder auch Atemachtsamkeit bezeichnet (PYS II.49). Der Begriff beinhaltet die Wörter *Prana* (= Hauch, Atem, Leben, Elan, [Lebens-]Energie oder Stärke) und *Ayama* (= Streckung, Dehnung, Ausweitung, Länge, Breite, Regulierung Zähmung oder Kontrolle). „*Prana ist nicht Atem (...) Er ist die Summe aller kosmischen Kräfte, die Kraft, die jedem Körper innewohnt, und seine sichtbarste Manifestation ist die Atembewegung in den Lungen. Im Einatmen wird diese durch den prana verursacht, und das suchen wir im pranayama zu beherrschen*" (Vivekananda 1990, S. 223). Nach dem Menschenbild des Yoga kommt die Lebensenergie durch den Atem in den Körper, wo sie sich in vielen feinstofflichen Kanälen bewegt und damit die vitalen Funktionen des Körpers steuert.

Mohan beschreibt *Prana* wie folgt: „*Prana ist nicht Luft. Wir können nicht mehr Prana von außen erwerben, indem wir ihn in unseren Körper einatmen. Prana kann nicht mittels der Sinne wahrgenommen werden, denn er ist der Grund, weshalb die Sinne überhaupt funktionieren. (...) Wir erfahren das Funktionieren von Geist, Körper und den Sinnen als eine Folge des Vorhandenseins von Prana. Prana ist selbst im tiefsten Schlaf noch gegenwärtig, in dem es kein bewusstes Erfahren gibt, und er ist der Grund, warum unser Körper weiter funktioniert, während wir schlafen. (...) Prana bringt seine Existenz allein durch die Funktion von Körper und Geist zum Ausdruck*" (Mohan 2007, S. 166 f.).

Inhaltlich geht es bei *Pranayama* um die Beherrschung, das Innehalten, die Unterbrechung des Rhythmus von Ein- und Ausatmen. Die Atemregelung besteht aus den Vorgängen des Ausatmens, Einatmens und Atemanhaltens. Vivekananda kommentiert den Vers PYS II.50 wie folgt: „*Dieser Atemrhythmus ist wiederum nach Ort und Zeit verschieden. Ort bedeutet hier das Festhalten des prana in einem bestimmten Teil des Körpers, Zeit, wie lange der prana an einer bestimmten Stelle festzuhalten ist*" (Vivekananda 1990, S. 223 f.). Das Einatmen

6.1 Grundlagen

aktiviert den Organismus, das Ausatmen führt verbrauchte Luft und Giftstoffe ab und das Anhalten des Atems verteilt die Energie im ganzen Körper.

Vier Arten von *Pranayama* können unterschieden werden:
1. *„die Pause am Ende des Ausatmens;*
2. *die Pause am Ende des Einatmens;*
3. *die Dauer und Länge des Ausatmens, die die Dauer und Feinheit der Leere während der Pausen enthüllt;*
4. *die Leere während der Pause, in der man jegliches Interesse an Maßen und gemessenen Dingen verliert"* (PYS II.50–51 nach Deshpande 1985, S. 131).

> **Merke**
> Der Atem bzw. das Atmen ist die einzige körperliche Funktion, die sowohl automatisch abläuft, d.h. unbewusst und unwillkürlich, als auch bewusst und willentlich reguliert bzw. beeinflusst werden kann.

Mit Hilfe der Yogaatmung kann in unterschiedlichen Anforderungs- und Stresssituationen der emotionale und körperliche Zustand **gut reguliert** werden, z. B.
- in Drucksituationen,
- bei auftretender Müdigkeit,
- in Vorbereitung auf öffentliche Auftritte,
- bei wichtigen Verhandlungen oder
- in Momenten, die die volle Leistungsfähigkeit erfordern.

Die **Atemübungen**
- beeinflussen und optimieren das Erregungsniveau durch die Veränderung des Atemrhythmus,
- verbessern Konzentrations- und Denkprozesse durch verstärkte Sauerstoffaufnahme,
- haben Einfluss auf das Sprechverhalten und
- lenken von aktuellen Problemen ab bzw. ermöglichen es, sich kurzfristig von ihnen zu distanzieren.

Eine gleichmäßige, vertiefte Atmung wirkt positiv auf das Herz-Kreislauf-System in Form der sogenannten respiratorischen Sinusarrhythmie: Beim Einatmen schlägt das Herz etwas schneller, beim Ausatmen verlangsamt es sich.

> **Merke**
> Der Zeitaufwand für Atemübungen ist gering. Atemübungen können bei jeder Gelegenheit im Stehen, Sitzen und Liegen durchgeführt werden.

6.2 Die Übungen

1. Bauch- oder Zwerchfellatmung (untere Atmung)

Die Luft wird beim Einatmen eingesogen, während der kuppelförmige Zwerchfellmuskel nach unten auf den Bauch presst und die Bauchdecke leicht nach außen wölbt. Schultern und Brust heben sich nicht. Die Ausatmung erfolgt langsam und gleichmäßig, der Bauch wird dabei eingezogen.

Wirkung:
- Beruhigt Körper und Geist,
- zentriert und führt den Menschen zu seiner Mitte,
- stärkt das Zwerchfell,
- massiert die im Bauchraum befindlichen Organe und unterstützt sie damit in ihrer Funktion.

2. Rippenatmung (mittlere Atmung)

Um die Rippenatmung richtig durchzuführen, muss zuerst die Lunge völlig entleert und gleichzeitig die Bauchmuskulatur angespannt werden. Beim Einatmen bleibt die Bauchmuskulatur angespannt, die Rippen dehnen sich nach außen und füllen auf diese Weise die unteren Lungen. Es ist ein Atemfehler, wenn die Rippen vorn nach unten expandieren. Deshalb sollte auf die seitliche Ausdehnung der Rippen geachtet werden. Nach einer tiefen Einatmung wird die Luft langsam und vollständig ausgeatmet. Das Luftvolumen ist geringer als bei der Bauchatmung.

3. Schlüsselbein- oder Brustatmung (obere Atmung)

Die Schlüsselbein- bzw. Brustatmung funktioniert wie die Rippenatmung, nur wird bei der Einatmung der obere Brustraum ausgedehnt. Die Schlüsselbeine und das Brustbein werden leicht angehoben, dadurch vergrößert sich das Atemvolumen. Die Schultern und Arme bleiben entspannt. Beim langsamen und vollständigen Ausatmen senken sich Schlüsselbeine und Brustbein wieder.

4. Vollständige Yogaatmung oder Yogavollatmung

Die vollständige Yogaatmung bzw. Yogavollatmung besteht aus den Grundatemformen Bauch-, Rippen- und Schlüsselbein-(Brust-)atmung. Sie integriert die Grundatemformen zu einem einzigen umfassenden und rhythmischen Bewegungsablauf.

Beim Einatmen weitet sich zuerst der Bauchraum danach der untere Brustraum und schließlich der obere Brustraum aus (Atmung bis in die Lungen-

6.2 Die Übungen

spitzen). In der letzten Phase der Einatmung wird die Schlüsselbeinregion leicht angehoben.

Beim Ausatmen senken sich nacheinander oberer Brustkorb, Rippen und Bauch. In der letzten Phase der Ausatmung kann die Bauchmuskulatur eingesetzt werden.

Es ist wichtig, dass dieser vollständige Atemfluss in einem langsamen, gleichmäßigen, flüssigen und kontinuierlichen Rhythmus vollzogen wird.

Wirkung:
- Hilft, die Lungenkapazität zu erhöhen und die Atmung zu kontrollieren,
- stärkt die Atemhilfsmuskeln,
- verhindert paradoxe Atmung,
- steigert die innere Ruhe,
- wandelt die emotionale Unausgeglichenheit in Frieden und Stärke um.

5. Vier-Phasen-Vollatmung

Bei der Vier-Phasen-Vollatmung erfolgen Ausatmung und Einatmung wie bei der Yogavollatmung. Während des Einatmens wird bis 4 gezählt, die Luft angehalten und bis 4 gezählt, beim Ausatmen bis 4 gezählt, ohne Atmen bis 4 gezählt und wieder von vorn begonnen. Es sind aber auch andere Atemrhythmen denkbar, z. B. 4–2–8–2: 4 Takte einatmen, 2 Takte Atem anhalten, 8 Takte ausatmen und 2 Takte den Atem anhalten, dann wieder von vorn beginnen.

Wirkung:
- Aktiviert das Sonnengeflecht,
- hilft gegen Müdigkeit und Niedergeschlagenheit,
- führt zu innerer Freude und Kraft,
- unterstützt das Herz-Kreislauf-System.

6. Die Nasenwechselatmung *(Anuloma Viloma)*

Die Nasenwechselatmung stellt den gleichmäßigen Atemfluss her und harmonisiert die Pranabewegung im Körper.

Als Ausgangstellung eine aufrechte Sitzhaltung einnehmen, z. B. Schneidersitz oder den halben Lotussitz. Rückgrat, Nacken und Kopf bilden eine Linie.

Die rechte Hand heben, die Finger in *Vishnu-Mudra*: Zeige- und Mittelfinger der rechten Hand zur Handfläche beugen, Ringfinger und kleinen Finger strecken. Die Hand zur Nase führen. Der rechte Daumen schließt das rechte Nasenloch, Ringfinger und kleiner Finger schließen das linke Nasenloch. Angriffspunkt ist direkt unterhalb der knöchernen Nase, dort, wo der Nasenknorpel beginnt.

Atemsequenz:
Eine Runde Nasenwechselatmung besteht aus sechs Schritten. Im Folgenden darauf achten, dass der Kopf gerade bleibt und der rechte Arm nicht am Brustkorb anliegt.

Rechtes Nasenloch mit dem Daumen schließen und durch das linke Nasenloch einatmen. Beide Nasenlöcher schließen, den Atem anhalten. Durch das rechte Nasenloch ausatmen, dabei das linke Nasenloch mit Ringfinger und kleinem Finger geschlossen halten. Durch das rechte Nasenloch einatmen, das linke bleibt geschlossen. Beide Nasenlöcher schließen, Atem anhalten. Durch das linke Nasenloch ausatmen, rechtes Nasenloch ist mit dem Daumen geschlossen. 10–20 Runden durchführen.

Wirkung:
- Öffnet die Nasendurchgänge,
- hilft, die Lungenkapazität zu erhöhen und die Atmung zu kontrollieren,
- ist hilfreich bei Allergien, Heuschnupfen und Asthma,
- reinigt die *Nadis* (Energiekanäle),
- harmonisiert den Energiefluss,
- gleicht die linke und rechte Gehirnhälfte aus,
- fördert die Konzentrationsfähigkeit,
- bereitet den Geist auf die Meditation vor.

7. Psychohygiene- bzw. Rundatmung

Bei der Psychohygieneatmung ist das Ausatmen länger als das Einatmen und geht in eine kurze Leerphase *(Kumbhaka)* über, bevor das nächste Einatmen von selbst erfolgt. Rundatmung besteht aus Zwerchfellatmung. Dabei wird nicht nur in den Bauchraum geatmet, sondern auch in die Flanken und den unteren Rückenbereich. 10–20 Runden durchführen.

Indikationen:
- Nervöse Reaktionen,
- Angst, Ärger, Wut, Hektik, kleine Schockzustände,
- Verkrampfungen (z. B. bei Prüfungen oder schwierigen Gesprächen),
- Resonanzdämpfung der Affekte,
- präventiv, um in schwierigen Situationen normal reagieren zu können.

7 Entspannungsverfahren

7.1 Allgemeines

Physische und psychische Belastungen, Stress, Spannungen, Erregungen und Emotionen haben im Leben des Menschen ihre Bedeutung bzw. werden als biologisch notwendig angesehen. Entscheidend sind die Dosis (Dauer, Stärke und Form) von Stress und die Art und Weise, wie mit Stress umgegangen wird, wie er bewältigt wird. Es bedarf immer wieder des Ausgleichs zwischen Anspannung und Entspannung, zwischen der *Vita Activa* und der *Vita Contemplativa*. Störungen im dynamischen Wechsel zwischen Spannung und Entspannung beeinträchtigen das biopsychosoziale Gleichgewicht und führen langfristig zu Krankheiten.

Psychische Belastungen bzw. bereits die Vorstellung von belastenden Situationen und Problemen, Emotionen und Affekten (Furcht, Angst, Ärger, Wut, Aufregung) können eine Spannungszunahme verursachen und das vegetative Nervensystem beeinträchtigen. Ist die Spannung nicht mehr opportun bzw. ist die Kampf-Flucht-Reaktion nicht mehr erforderlich, baut sich im Normalfall die Spannung wieder ab. Doch die vielfältigen Reize und Belastungssituationen der modernen Welt führen häufig zu dauerhaften psychischen und physischen Anforderungen, die zu permanent gesteigerten Stresshormonausschüttungen und anhaltender Alarmbereitschaft führen. Durch Stress und Ängste ausgelöste Spannungszustände werden zum Normalfall, zur persönlichen Grundnorm. Es entsteht ein individuell negativ erhöhter Grundtonus mit entsprechenden organischen funktionellen Reaktionen und veränderten muskulären Zuständen.

- Vegetative Dystonie (z. B. Nervosität, Unruhe, Reizbarkeit, Herzbeschwerden, Krämpfe im Magen),
- Organneurosen,
- sympathikotone Verhaltensweisen,
- verkrampfte, schlecht koordinierte Bewegungen,
- gespannte Haltungen und
- Einschränkungen in der Beweglichkeit

können **Erscheinungsformen chronischer Spannungszustände** sein.

Entspannung wirkt regenerativ und kompensatorisch im Ausgleich von physischen und psychischen Belastungen. Entspannung kann *„als ein Zustand physischer und psychischer Gelöstheit auftreten und sich in körperlichen Empfindungen der Wärme, Schwere oder auch Leichtigkeit und den physischen Zuständen der Gelassenheit, Behaglichkeit, des Wohlbefindens insgesamt äußern und* *führt meist zu positiven Verhaltensweisen. (...) Im Entspannungszustand wird der enge Zusammenhang zwischen Körper und Geist offenbar. (...) Entspannung ist sowohl das Lösen eines angespannten Zustandes als auch das Umschalten auf Ruhe. Sie ist ein angenehmes körperliches und geistiges Gefühl der Ruhe und Erholung; sie ist eine äußerlich zeitliche und innerlich seelische Pause. Entspannung ist Regeneration"* (Müller 1987, S. 14 f.). Die Hauptwirkung der Anwendung von Entspannungsverfahren besteht in der Auslösung der Entspannungsantwort (*Relaxation Response*) als physiologische angelegte Gegenregulation zur Stressantwort (Kampf-oder-Flucht-Reaktion).

Entspannungsverfahren können dabei helfen, die mit Emotionen (Gefühlen, Affekten, Stimmungen) verbundenen physiologischen Reaktionen zu beeinflussen. Sie

- dienen der Stressbewältigung und Reizabschirmung,
- eignen sich als Ein- und Durchschlafhilfe und
- beeinflussen die Körperwahrnehmung positiv.

Sie sind fester Bestandteil der Schmerzpsychotherapie. Schmerz wirkt als Stressor und ruft die unterschiedlichsten vegetativen, emotionalen und kognitiven Stressreaktionen hervor. Der Einsatz von Entspannungsverfahren zielt auf die muskuläre und vegetative Stabilisierung. Es findet ein Umschalten vom sympathischen zum parasympathischen Nervensystem statt. Zur Ablenkung vom Schmerz, zur Verbesserung der Emotionsregulation bzw. des internalen Copings und damit der Selbstwirksamkeitswahrnehmung stehen die in ▶ Tabelle 7-1 dargestellten Interventionen zur Verfügung (ohne Anspruch auf Vollständigkeit). Dabei können aktive bzw. bewegungsorientierte und passive, stille bzw. nicht bewegungsorientierte Selbstregulationsverfahren unterschieden werden. Bei den aktiven Meditationsformen stehen die Bewegungen des Körpers im Vordergrund, während die stillen Methoden den Akzent auf das Verharren im Sitzen oder Liegen legen.

Historisch betrachtet wurden die verschiedenen Verfahren aus Sicht der jeweiligen Vorstellungen und Meinungen über Krankheitsursache und Krankheitsbehandlung entwickelt und häufig stark voneinander abgegrenzt (z. B. progressieve Muskelrelaxation vs. autogenes Training). Aufgrund der Forschungsergebnisse der letzten Jahrzehnte werden heute die Gemeinsamkeiten hervorgehoben und in der Praxis der Gesundheitsförderung Elemente der unterschiedlichen Verfahren kombiniert. *„Die Forschung der vergangenen Jahrzehnte hat entschieden dazu beigetragen, die verschiedenen Verfahren zu entmythologisieren und sie aus ihrer Fixierung auf Schulen gebundene Denkweisen herauszulösen. Der kritische Empirismus, mit dem ihre Erforschung vorangetrieben wurde, hat eher die Gemeinsamkeiten, die zwischen den einzelnen Entspannungsverfahren bestehen, zutage gefördert als ihre Besonderheit und Einzigartigkeit, auf die in manchem älteren Lehrbuch noch gepocht wird. Da in der jüngeren Vergangenheit die Forschungsaktivitäten vorwiegend im klinisch-psychologi-*

7.1 Allgemeines

Tab. 7-1 Aktive und passive Entspannungsmethoden (nach Ott 2009, S. 132 ff.; Stück 2008 S. 58)

Selbstregulationsmethoden	
Aktiv, bewegungsorientiert	Passiv (still), nicht-bewegungsorientiert
• progressive Muskelrelaxation • Körper- und Dehnübungen (ohne Atemachtsamkeit) • Hatha-Yoga (mit Achtsamkeit) • Gehmeditation des Zen • dynamische Meditation (Osho) • Tai Chi • Qi Gong • Massagen • euthyme Therapie (Genuss, Spaß, Freude, Entspannung) • kreatives Gestalten • Tanz (z. B. Sufi-Tanz, Biodanza)	• autogenes Training • Meditation • Atemübungen • Vipassana • Zen • Body-Scan • christliche Exerzitien • Herzensgebet der Ostkirchen • Fantasiereisen • kognitive Interventionen • Minischlaf zu Entspannungsmusik

schen Bereich angesiedelt waren und von dort die Erklärungsansätze und Anwendungsrichtlinien stammen, sind Entspannungsverfahren immer mehr zu akzeptierten Methoden der Psychologie geworden" (Petermann u. Vaitl 2009, S. 2).

Eine Reihe von modernen Verfahren wurde eigens für die Anwendung im klinischen Bereich entwickelt, z. B.:
- die Oberstufe des autogenen Trainings (▶ Kap. 7.3),
- die *Relaxation Response* nach Benson (1976),
- die klinisch standardisierte Meditation (*Clinically Standardized Meditation*, CSM) nach Carrington (1997) und
- die achtsamkeitsbasierte Stressbewältigung nach Kabat-Zinn (1998).

Trotz aller Heterogenität der Entspannungsmethoden liegen die Gemeinsamkeiten im Erwerb und in der Verbesserung von Eigenkompetenz, Selbstwirksamkeit und Selbstkontrolle (= Selbstregulationsmethoden). Entspannungsverfahren schulen die Aufmerksamkeit und Konzentration auf bestimmte Objekte oder auf das innere Erleben. Sie beruhigen und steigern das Wohlbefinden. Neben Spannungsausgleich und emotionsregulierender Funktion trägt ein systematisches Entspannungstraining insgesamt zu einer verbesserten Spannungsregulation bei. Durch systematisches Üben werden stets drei Bereiche gemeinsam gefördert:
- die psychische und körperliche Entspannungsfähigkeit,
- nach innen gerichtete psychische Prozesse (Konzentrieren, Vorstellen, Fühlen, Erleben usw.) und
- die Körperwahrnehmung.

Der Vorteil von Entspannungstrainings besteht in der Erzeugung eines Entspannungszustands (verstanden als entspannter Wachzustand), der durch Innengerichtetheit (auf sich selbst gerichtet, nach außen abgeschirmt) und entspannte Konzentration (frei fließend, nicht willentlich gesteuert) gekennzeichnet ist.

Neurobiologische Untersuchungsverfahren (z. B. Elektroenzephalogramm, EEG oder bildgebende Verfahren wie die funktionale Magnetresonanztomografie, fMRT) ermöglichen es heute, neuromuskuläre, kardiovaskuläre und zentralnervöse Veränderungen aufgrund der durch die unterschiedlichen Methoden ausgelösten Entspannungsreaktionen zu beobachten. Die Atmung wird in Entspannungszuständen langsamer und tiefer. Mit der Reduzierung der Atemfrequenz geht parallel die Steigerung der Atemtiefe einher. Entspannungsverfahren bewirken eine relativ stabile Gesamtsituation des Kreislaufverhaltens (Herzfrequenz, Blutdruck). Schließlich wird das subjektive physische und emotionale Wohlbefinden der Übenden gesteigert, was wiederum motivationsfördernd auf den Behandlungserfolg übergeordneter Therapien wirken kann (Petermann u. Vaitl 2009, S. 6 f.).

Durch die Anwendung von Entspannungsverfahren kommt es
- zur Ausbalancierung von Emotionen (kurzfristige Senkung des Erregungsniveaus, Entspannungsreaktion),
- zur Verminderung der Erregungsbereitschaft (langfristig),
- zur Verbesserung der allgemeinen Befindlichkeit und
- zum Abbau von Muskelverspannungen (▶ Kap. 4.6).

Entspannungsmethoden bewirken zumeist Zustände, in denen Normalisierungen wichtiger Körperfunktionen in Verbindung mit Aktivitätsverringerungen festzustellen sind. Entspannungsverfahren werden ambulant und stationär in der Behandlung, Rehabilitation und Prävention vieler psychischer und physischer Störungen und Erkrankungen angewandt. Sie werden in der Regel als Zusatzmaßnahme indiziert und sollen die Patienten dazu anregen, ihre Selbstheilungskräfte zu mobilisieren. Damit wird die Selbstverantwortung des Einzelnen hinsichtlich seines Heilungsprozesses betont. Der Einsatz einer spezifischen Selbstregulationsmethode kann in Abhängigkeit des Ausgangserregungszustandes einer Person gewählt werden. Hier ist die Qualifikation des Therapeuten gefordert.

Anwendungsbereiche von Entspannungsverfahren sind nach Petermann u. Vaitl (2009, S. 5):
- psychische Störungen
    - stressbedingte Störungsformen,
    - Angststörungen,
    - aggressives Verhalten,
    - leichte bis mittelgradige depressive Störungen,
    - Belastungs- und Anpassungsstörungen,

7.1 Allgemeines

- Sprechstörungen,
- Aufmerksamkeitsdefizit-/Hyperaktivitätsstörungen (ADHS) und
- Störungen infolge eines Substanzmissbrauchs sowie
- physische Erkrankungen
  - Bluthochdruck,
  - koronare Herzerkrankungen,
  - periphere Durchblutungsstörungen (z. B. Raynaud-Syndrom),
  - Asthma bronchiale,
  - gastrointestinale Störungen,
  - Kopfschmerzen vom Migräne- und Spannungstyp,
  - akute und chronische Schmerzzustände,
  - Schlafstörungen,
  - sexuelle Funktionsstörungen,
  - somatoforme Störungen,
  - Fibromyalgie und
  - rheumatische Erkrankungen.

Ein Entspannungstraining im Rahmen des Stressmanagements hat folgende Ziele:
- Verbesserung der Belastbarkeit, Erreichung einer optimalen Belastungs-/Erholungsdynamik,
- bewusster Umgang mit den eigenen Energiereserven, indem der individuelle Einsatz, die Anstrengungsbereitschaft, das Aktivierungsniveau und die Leistungsbereitschaft aufgabenbezogen dosiert werden können,
- bessere Vorbereitung auf wiederkehrende Leistungsanforderungen bzw. Stresssituationen zur Erreichung eines optimalen Aktivierungsniveaus (z. B. als mentales Training im Sport oder in der Prüfungsvorbereitung),
- bei der Bewältigung von Stresssituationen (Copingstrategien): Spannungsausgleich in Stresssituationen (z. B. Abschwächen des Erregungsniveaus, Beseitigung von Schlafstörungen),
- im Umgang mit Stresssituationen: Abschwächung psychosomatischer Symptome (z. B. bei Kopf- und Rückenschmerzen).

Für die Wirkung von Entspannungs- bzw. Selbstregulationsverfahren sind die Regelmäßigkeit bei der Ausübung von Selbstregulationsmethoden und die Qualität bei der Ausführung der Übungen von großer Bedeutung. Die Übungen sollten immer mit einer hohen Achtsamkeit bzw. passiven Konzentration (Position des neutralen Beobachters) ausgeführt werden.

Begleiterscheinungen von Entspannungsübungen können sein (Diezemann 2012, S. 305):
- Zuckungen am Körper, Schwere oder Leichtigkeit,
- erhöhter Speichelfluss,
- innere Unruhe,

- ängstigende Bilder und Gedanken,
- verzerrte Körperwahrnehmungen,
- Schweißausbrüche,
- Hitzewallungen, warme Haut, Kribbelgefühle,
- Schwindelgefühle oder
- stärkere Wahrnehmung von Schmerzen.

Entspannungsreaktionen stellen i. d. R. ein **positives Zeichen** für die Wirksamkeit der angewandten Entspannungstechnik dar.

Nachfolgend werden vier Entspannungsverfahren im Überblick vorgestellt:
- progressive Muskelrelaxation,
- autogenes Training,
- Meditation und
- Body-Scan.

7.2 Progressive Muskelrelaxation (PMR)

Eine häufig angewandte Entspannungstechnik ist die sogenannte progressive Muskelrelaxation (PMR). Die Methode wurde von dem amerikanischen Physiologen Edmund Jacobson (1888–1983) in den 30er Jahren des letzten Jahrhunderts entwickelt (Jacobson 1938). Progressiv heißt sie, weil sie abschnittsweise (engl.: *progressive*) verschiedene Muskelgruppen einbezieht. Dabei werden einzelne Muskeln kurz angespannt (kontrahiert) und anschließend bewusst wieder gelockert (dekontrahiert). Die PMR wird vorzugsweise in der Rückenlage praktiziert, sie kann aber auch im Sitzen durchgeführt werden.

Die PMR basiert auf der Annahme, dass sich zentralnervöse, mentale Prozesse und periphere, muskuläre Veränderungen wechselseitig beeinflussen. Das Ziel des Trainings liegt darin, die Muskelspannung des Bewegungsapparats willentlich zu beeinflussen. Der Praktizierende soll lernen, einen Entspannungszustand selbst herbeizuführen, indem er erkennt, welche Muskeln verspannt (kontrahiert) sind. Mit dieser Erkenntnis kann sich der Übende gezielt entspannen.

Bis heute hat die PMR zahlreiche Veränderungen und Variationen erfahren. Methodenvielfalt und inkonsistente Befunde erschweren die Evaluation der Wirksamkeit der progressiven Muskelrelaxation. Interessant ist auch, dass noch keine systematischen Studien vorliegen, welche die Originalversion von Jacobson mit modifizierten Techniken verglichen haben (Hamm 2009, S. 154 ff.). Dennoch ist für eine Reihe von Störungsbildern die Effektivität der Methode belegt. Die PMR hilft nicht nur, muskuläre Verspannungen zu lösen. Der Übende lernt, seinen Körper besser wahrzunehmen. Zugleich wirkt die Methode beruhigend auf Herz und Kreislauf. Der Blutdruck sinkt, die Praktizierenden werden ausgeglichener und weniger nervös. In Stresssituationen sind sie weniger ängstlich oder aggressiv. Schlafstörungen lassen nach. Als besonders effektive therapeutische Maßnahme erweist sich die PMR bei der Behandlung von Patienten mit Spannungskopfschmerz. Auch bei der Behandlung rheumatischer Beschwerden und Phantomschmerzen konnte die PMR erfolgreich eingesetzt werden. Unklar ist das Bild bei chronischen Rückenschmerzen. Auch wenn der Wirkmechanismus noch nicht vollständig geklärt ist, erweist sich die PMR in Kombination mit einer medikamentösen Therapie als eines der effektivsten Verfahren zur Behandlung der essenziellen Hypertonie (Hamm 2009). Die PMR unterstützt den Einstieg in andere Methoden. Sie ist ein Bestandteil der Verhaltenstherapie und kann konventionelle bewegungstherapeutische Verfahren gezielt ergänzen.

7.2.1 Die Übungen

Setzen Sie sich bequem, aber aufrecht hin. Überanstrengen Sie sich nicht. Ihre Muskeln sollen nicht verkrampfen oder wehtun. Nicht die aufgewendete Kraft ist für den Erfolg ausschlaggebend, sondern die Regelmäßigkeit des Übens: am besten täglich ca. 20 Min.

Spannen Sie die Muskeln des Körpers gezielt in einer bestimmten Reihenfolge kräftig an und lockern Sie die Muskeln danach wieder. Zuerst die Hände, dann die Unterarme und Oberarme, den Nacken, den Rücken und so weiter, bis Sie schließlich bei den Füßen angelangt sind. Dabei richten Sie Ihre Aufmerksamkeit auf das, was Sie empfinden. Sie merken deutlich, wie es sich anfühlt, wenn Ihre Muskeln sich entspannen und ganz locker werden.

Wichtig dafür ist das kräftige Anspannen vorweg. Es ermüdet den Muskel. Er entspannt deshalb besonders stark. Dadurch können Sie diesen Entspannungseffekt ungewöhnlich deutlich spüren. Das Anspannen fördert außerdem die Durchblutung der jeweiligen Muskeln. Viele nehmen das während der Entspannung als angenehm warm, schwer oder prickelnd wahr.

Schließen Sie die Augen. Atmen Sie ein paar Mal tief und entspannt ein und aus und lassen Sie Ihren Körper locker werden. Denken Sie an nichts Bestimmtes. Nehmen Sie die Muskeln Ihres Körpers wahr und entspannen Sie sie, so gut es geht. Genießen Sie das wohlige Gefühl der Entspannung.

Im Folgenden steht **S** für Spannung und **E** für Entspannung.

Hände und Arme

S Gehen Sie jetzt mit Ihrer Aufmerksamkeit zu Ihrer rechten Faust (bei Linkshändern: linke Faust). Ballen Sie die Faust und beobachten Sie die Spannung. Halten Sie die Faust geballt und fühlen Sie die Spannung in der Faust und im Unterarm (etwa 5 Sek. lang).

E Und nun entspannen Sie. Lassen Sie die Finger der rechten Hand locker werden und nehmen Sie den Unterschied wahr (10–30 Sek. lang).
S Wiederholen Sie mit der linken Faust. Ballen Sie die linke Faust, während der Körper sich entspannt. Fühlen Sie die Spannung.
E Entspannen Sie. Genießen Sie den Unterschied.
S Ballen Sie jetzt beide Fäuste und beobachten Sie Ihre Empfindungen.
E Nun entspannen Sie; strecken Sie die Finger und fühlen Sie die Entspannung. Lassen Sie Hände und Unterarme immer lockerer werden. Ihre Hände sind jetzt warm und schwer. Wenn Sie sich ganz auf die Fingerspitzen Ihrer rechten Hand konzentrieren, werden Sie dort ganz leicht Ihren Puls fühlen können.

Oberarme

S Nun beugen Sie beide Ellenbogen und spannen Sie den Bizeps. Beobachten Sie, wie sich die Spannung anfühlt.
E Die Arme wieder strecken, entspannen und auf den Unterschied achten. Nun breitet sich die Entspannung aus.
S Nun strecken Sie die Arme aus, drücken Sie so auf die Unterlage, dass Sie die Spannung in den Trizepsmuskeln an der Rückseite der Oberarme deutlich spüren; fühlen Sie die Spannung.
E Wieder entspannen. Dazu die Arme bequem auf die Unterlage legen. Lassen Sie die Entspannung sich weiter ausbreiten. Die Arme fühlen sich angenehm schwer an, während Sie entspannen.
Jetzt konzentrieren Sie sich ganz auf die Entspannung in beiden Armen. Lassen Sie die Arme ganz bequem liegen und entspannen Sie sie immer weiter. Selbst wenn Sie glauben, Ihre Arme seien nun völlig entspannt, versuchen Sie, ein immer tieferes Gefühl der Entspannung zu erreichen.

Stirn und Augen, Kiefer und Lippen

S Ziehen Sie die Augenbrauen nach oben, so dass horizontal auf der Stirn Falten entstehen, so als ob Sie sehr erstaunt wären. Halten Sie diese Spannung.
E Entspannen Sie die Stirn wieder und lassen Sie sie locker und glatt werden. Beobachten Sie, wie die Haut der Stirn immer lockerer wird, je mehr Sie sich entspannen. Die gesamte Kopfhaut wird locker und entspannt.
S Nun ziehen Sie die Augenbrauen zusammen, so dass eine senkrechte Falte zwischen den Augen entsteht und beobachten Sie die Spannung.
E Nun entspannen Sie wieder. Lassen Sie die Stirn ganz locker werden.
S Kneifen Sie jetzt die Augen fest zusammen. Fühlen Sie die Spannung.
E Und entspannen Sie wieder. Lassen Sie die Augen und Wangen locker werden und beobachten Sie die Entspannung.

S Nun drücken Sie die Zähne aufeinander. Beobachten Sie die Spannung, die dadurch in der Kiefermuskulatur entsteht.
E Entspannen Sie jetzt die Kiefermuskeln. Lassen Sie dabei die Lippen leicht offen. Genießen Sie die Entspannung.
S Nun pressen Sie die Zunge fest gegen den Gaumen. Beobachten Sie die Spannung.
E Lassen Sie die Zunge wieder locker und entspannt werden.
S Nun spitzen Sie die Lippen und pressen Sie sie zusammen.
E Entspannen Sie die Lippen. Beobachten Sie wieder den Unterschied zwischen Spannung und Entspannung.

Nehmen Sie wahr, wie Ihr ganzes Gesicht sich entspannt: an der Stirn, der Kopfhaut, an den Augen, der Kiefermuskulatur, an den Lippen, an Zunge und Hals. Fühlen Sie, wie sich die Entspannung immer weiter ausbreitet.

Hals, Nacken und Schultern

S Wenden Sie Ihre Aufmerksamkeit Ihrer Nackenmuskulatur zu. Wenn Sie liegen, drücken Sie den Hinterkopf leicht in die Unterlage. Dabei nähert sich das Kinn ein wenig dem Brustbein. Spannen Sie die Hals- und Nackenmuskeln an und nehmen Sie die Spannung wahr.
E Und entspannen Sie den Nacken. Legen Sie den Kopf wieder bequem auf die Unterlage.
S Beugen Sie jetzt den Kopf nach vorn und drücken Sie das Kinn gegen die Brust, so gut es geht. Nehmen Sie wahr, wie sich die Spannung anfühlt.
E Nun legen Sie den Kopf wieder bequem ab und beobachten Sie die Entspannung. Lassen Sie die Entspannung sich weiter ausbreiten.

Nacken und Schultern

S Jetzt ziehen Sie die Schultern hoch bis zu den Ohren. Halten Sie die Spannung.
E Lassen Sie die Schultern wieder fallen und nehmen Sie wahr, wie Nacken und Schultern sich entspannen. Verfolgen Sie, wie die Muskeln locker werden. Wenn Sie mögen, wiederholen Sie diese Übung.

Schulterblätter

S Nun ziehen Sie die Schulterblätter nach hinten unten zusammen. Nehmen Sie wahr, wie sich die Anspannung anfühlt und wo sie am deutlichsten ist.
E Lassen Sie die Schulterblätter wieder in ihre normale Lage zurücksinken und entspannen Sie sich.

Lassen Sie sich die Entspannung in den Schultern tief ausbreiten, bis in die Rückenmuskeln. Entspannen Sie Nacken und Hals, Kiefermuskeln und die gesamte Gesichtspartie. Beobachten Sie, wie eine große Entspannung sich ausbreitet und tiefer wird, tiefer, immer tiefer.

Brust und Bauch

E Atmen Sie leicht und frei ein und aus. Beobachten Sie, wie die Entspannung mit dem Ausatmen zunimmt. Während Sie ausatmen, fühlen Sie die Entspannung.

S Nun atmen Sie fest ein und füllen die Lungen; holen Sie tief Luft und halten Sie für eine kurze Zeit den Atem an. Beobachten Sie die Spannung.

E Lassen Sie die Luft von selbst wieder ausströmen. Lassen Sie den Brustkorb locker werden. Nehmen Sie die Entspannung wahr und atmen Sie frei und ruhig weiter.

Bauch

S Wenden Sie jetzt Ihre Aufmerksamkeit Ihren Bauchmuskeln zu. Ziehen Sie den Bauch fest ein und nehmen Sie die Spannung wahr.

E Entspannen Sie. Lassen Sie die Muskeln locker werden und beobachten Sie den Unterschied.

S Nun drücken Sie den Bauch heraus und spannen so Ihre Bauchmuskeln an. Nehmen Sie die Spannung wahr.

E Entspannen Sie. Lassen Sie die Muskeln locker werden und achten Sie auf den Unterschied. Atmen Sie leicht und frei und spüren Sie das angenehme Gefühl der Entspannung beim Aus- und Einatmen. Nehmen Sie wahr, wie Brust und Bauch sich mehr und mehr entspannen.

Unterer Rücken, Gesäß und Beine

S Nun konzentrieren Sie sich auf den unteren Rücken. Spannen Sie die Muskeln an, indem Sie das Brustbein heben. Fühlen Sie die Spannung vor allem im unteren Rücken.

E Entspannen Sie wieder und achten Sie auf den Unterschied zwischen Anspannung und Entspannung.

Entspannen Sie immer mehr. Entspannen Sie den unteren Rücken, den oberen Rücken. Lassen Sie die Entspannung übergehen auf den Bauch, auf Brust, Schultern, Arme, Gesicht. Alles entspannt mehr und mehr.

Gesäß und Beine

S Nun spannen Sie das Gesäß und die Oberschenkel an und spüren Sie die Spannung in den Schenkeln. Drücken Sie dazu die Fersen fest auf den Boden.

E Entspannen Sie und beobachten Sie den Unterschied.

7.2 Progressive Muskelrelaxation (PMR)

S Drücken Sie nun Füße und Zehen nach unten, weg vom Gesicht, so dass die Wadenmuskeln gespannt sind. Beobachten Sie diese Spannung.
E Nun entspannen Sie Füße und Waden.
S Spannen Sie jetzt die andere Seite der Unterschenkel an, indem Sie die Füße nach oben in Richtung Gesicht beugen und nehmen Sie die Spannung wahr.
E Und entspannen Sie sich.

Gesamter Körper

Genießen Sie jetzt die Entspannung Ihres ganzen Körpers. Gehen Sie in Gedanken Ihren Körper noch einmal durch und entspannen Sie alle Muskeln immer noch weiter. Entspannen Sie Füße, Unterschenkel, Oberschenkel, das Gesäß und die Hüften, den Bauch, den Rücken und die Brust, die Schultern und die Arme bis in die Fingerspitzen und Ihr Gesicht: die Stirn, die Augen, die Wangen, die Nase, die Kiefermuskeln und Ihre Lippen. Prüfen Sie, ob noch irgendwo eine Spannung vorhanden ist, und lösen Sie diese. Nehmen Sie die Ruhe und die völlige Entspannung wahr.

Bleiben Sie noch eine Zeit lang so entspannt. Beobachten Sie, wie Ihr Atem langsam ein- und ausströmt. Lassen Sie Ihre Augen noch geschlossen und genießen Sie die Entspannung.

Der Abschluss

Zum Schluss der Entspannungsübung nehmen Sie die Entspannung aktiv zurück. So kommt Ihr Körper wieder in Schwung:
- Zählen Sie bei geschlossenen Augen langsam bis fünf. Dann winkeln Sie beide Arme im Ellbogen an und spannen sie kurz an. Atmen Sie tief ein und öffnen Sie langsam die Augen.
- Am besten recken und strecken Sie sich noch ausgiebig. Erst dann stehen Sie langsam auf.
- Haben Sie die Übung im Liegen gemacht, können Sie zusätzlich Ihre Beine heben und in der Luft ein wenig „Rad fahren". Zum Aufstehen rollen Sie sich am besten auf die Seite, stellen ein Bein angewinkelt auf und richten sich dann auf.

PMR kurze Variante

Körperteile von den Füßen bis zum Kopf nach und nach anspannen:
- Beine heben, 5 Sek. anspannen, Spannung loslassen, Beine ablegen, nachspüren.
- Becken heben, 5 Sek. anspannen, Spannung loslassen, Becken ablegen, nachspüren.

- Brust heben, 5 Sek. anspannen, Spannung loslassen, Brust senken, nachspüren.
- Arme heben und Hände zu Fäusten ballen, 5 Sek. anspannen, Spannung loslassen, Arme ablegen.
- Gesicht 5 Sek. anspannen, Spannung loslassen, nachspüren.
- Den gesamten Körper von den Füßen bis zum Kopf anspannen, Spannung 5 Sek. halten, Spannung loslassen, nachspüren.

7.3 Autogenes Training (AT)

Das von dem Berliner Psychiater Johannes Heinrich Schultz (1884–1970) in den 1920er Jahren aus der Hypnose entwickelte autogene Training zählt zu den bekanntesten Entspannungsverfahren (Schultz 2003). Dabei hat er seine Methode aus Techniken des Yoga abgeleitet. Bei dieser Entspannungstechnik versetzt man sich selbst (also *autogen*) durch Konzentration in einen Zustand der leichten Selbsthypnose – man schaltet völlig ab. Der Übende sollte selbstständig in der Lage sein, Vorstellungen unabhängig von jeder Einflussnahme und Unterstützung von außen zu bilden. Beim AT handelt es sich um eine Form der „konzentrativen Selbstentspannung". Begleitendes Vorsprechen der Übungsformeln durch den Kursleiter ist heute jedoch ebenfalls eine praktizierte Form des AT. Durch die Konzentration auf Muskulatur, Nerven, Atmung, Herzschlag und vegetative Knotenpunkte wie das Sonnengeflecht (Solarplexus) können Verkrampfungen gelöst werden. Indikationen des autogenen Trainings im **klinischen Bereich** sind nach Vaitl (2009, S. 73):
- körperliche und psychische Erschöpfungszustände und Belastungen,
- Nervosität und innere Anspannung,
- Symptome psychophysiologischer Dysregulation,
- Leistungs- und Verhaltensschwierigkeiten,
- Belastungen durch Schmerzzustände und
- Persönlichkeitsprobleme in der Selbstbestimmung und Selbstkontrolle.

Gesunde Menschen partizipieren vom autogenen Training hinsichtlich der Selbstregulation im beruflichen Bereich, im Sport, zur Prävention vor Burnout und zur Verbesserung des Allgemeinbefindens. Das autogene Training wirkt bei **psychosomatischen Erkrankungen**, z. B.
- Hypertonie,
- Kopfschmerzen,
- koronaren Herzerkrankungen,
- Asthma bronchiale,
- somatoformen Schmerzstörungen.

7.3 Autogenes Training (AT)

Hier kann AT als Zusatztherapie bzw. als vorbereitende Maßnahme zur medizinischen Behandlung eingesetzt werden. Hinsichtlich **psychischer Störungen** wurde eine Wirkung als vorbereitende psychotherapeutische Maßnahme bei
- Angststörungen,
- leichter bis mittelschwerer Depression und
- funktionellen Schlafstörungen

festgestellt (Vaitl 2009, S. 77 f.).

Als klinische Methode betont AT die wichtige Rolle der Atmung für eine effektive Entspannung. Bei Angststörungen werden in akuten Stresssituationen langsame Atemzüge als natürliche Beruhigungsmittel eingesetzt. Die Vor- und Nachteile des autogenen Trainings sind in ▶ Tabelle 7-2 zusammengefasst.

Das AT wird in drei Übungskomplexe gegliedert:
- die Grundstufe (früher als „Unterstufe" bezeichnet): Ihre Techniken wenden sich an das vegetative Nervensystem,
- die Oberstufe (meditative Übungen): Diese Methoden bezwecken die Beeinflussung des Verhaltens durch formelhafte Vorsatzbildung (z. B. bei der Vorbereitung einer Rede: „Ich bleibe ruhig und gelassen."),
- spezielle Übungen: Ihre Methoden erschließen unbewusste Bereiche des Trainierenden.

Mit Hilfe autosuggestiv verwendeter Sätze, sogenannter „Führungsformeln", werden in der Grundstufe mehrere Stufen durchschritten:
- die konzentrativ-passiv etablierte Entspannung,
- die Regulierung der Funktionen der Blutgefäße,
- die Kontrolle der Herztätigkeit,

Tab. 7-2 Vor- und Nachteile des autogenen Trainings (nach Müller 1987)

Vorteile	Nachteile
- Wirkung ist wissenschaftlich dokumentiert - speziell abends und nachts gut anwendbar - im Sitzen und Liegen praktikabel - bei Schlafstörungen favorisierte Methode - psychotherapeutische Weiterbildungsmaßnahme	- ständige Übung und Kontinuität erforderlich - geschlossene Gruppen wünschenswert - schwerer erlernbar, da Introspektions-, Konzentrations-, Abstraktionsfähigkeit, Suggestibilität beim Lernenden erforderlich - bei schweren Neurosen und Psychosen kontrainduziert - Angst vor „Fremdbeeinflussung" hinderlich - Legitimation des Übungsleiters notwendig

- die Einführung der Atemruhe (Entspannung durch besondere Atemübungen) und
- die Übungen zur Entspannung und Regulierung der Bauchhöhlenorgane.

7.3.1 Die Übungen der Grundstufe

Legen Sie sich auf den Rücken, schließen Sie die Augen und wiederholen Sie still jeden Satz bis zu sechsmal. Stellen Sie sich dabei jeden angesprochenen Körperteil genau vor. Die Dauer der einzelnen Übungssegmente sollte anfangs 90 Sek. nicht überschreiten.

Schwereübung

Bei der Schwereübung soll sich im jeweiligen Körperteil ein Schweregefühl einstellen. Dadurch entspannt sich die Muskulatur.
- Mein rechter Arm wird ganz schwer.
- Mein linker Arm wird ganz schwer.
- Mein rechtes Bein wird ganz schwer.
- Mein linkes Bein wird ganz schwer.
- Ich bin ganz ruhig.

Wärmeübung

Durch das Wärmegefühl weiten sich die Blutgefäße im angesprochenen Körperteil, die Durchblutung wird verbessert.
- Mein rechter Arm wird ganz warm.
- Mein linker Arm wird ganz warm.
- Mein rechtes Bein wird ganz warm.
- Mein linkes Bein wird ganz warm.
- Ich bin ganz ruhig.

Herzübung

Durch die Kontrolle des Herzschlags sinken die Pulsfrequenz und der Blutdruck.
- Mein Herz schlägt ruhig und gleichmäßig.
- Ich bin ganz ruhig.

Atemübung

Durch ruhiges, gleichmäßiges Atmen lösen sich Stresszustände.
- Die Atmung fließt ruhig und gleichmäßig. Es atmet mich.
- Ich bin ganz ruhig.

Sonnengeflechtsübung

Bei der Sonnengeflechtsübung wird der Solarplexus unterhalb des Rippenbogens angesprochen. Er reguliert das vegetative Nervensystem.
- Das Sonnengeflecht wird strömend warm.
- Ich bin ganz ruhig.

Kopfübung

Die Vorstellung einer kühlen Stirn befreit von beunruhigenden Gedanken und entspannt die Gesichtsmuskulatur.
- Die Stirn wird angenehm kühl.
- Ich bin ganz ruhig.

Der Abschluss

Schließen Sie die Übungen ab, indem Sie sich selbst „wecken" und sich Zeit zum Wachwerden nehmen. Recken und strecken Sie sich, atmen Sie mehrmals kräftig durch.

7.4 Meditation

Meditation wird in vielen Religionen und Kulturen als spirituelle Praxis ausgeübt. Im Buddhismus, Hinduismus und Jainismus ist das höchste Ziel die **Erleuchtung** (*Samadhi*) oder das Erreichen des Nirwana. In christlichen, islamischen und jüdischen Traditionen ist das höchste Ziel der meditativen Praxis die unmittelbare Erfahrung des Göttlichen. In westlichen Ländern wird die Meditation auch „a-theistisch", also unabhängig von religiösen Aspekten oder spirituellen Zielen; zur Unterstützung des allgemeinen Wohlbefindens und im Rahmen der Psychotherapie praktiziert.

Meditation kann als ein **Instrument der Selbsterforschung**, Selbstregulation, Selbsterkenntnis genutzt werden. Dabei wird das eigene Bewusstsein, die Summe aller subjektiven Erfahrungen (Empfindungen, Emotionen, Gedanken, Vorstellungen, Glaubenssätzen usw.) erkundet.

> **Merke**
> Meditation dient zur Selbsterforschung, Selbsterkenntnis und Selbstregulation und hilft, sich von eingefahrenen Denkmustern und Verhaltensweisen zu lösen.

Meditation ist geistige Transformation, eine innere Wandlung, damit die Welt sich zum Positiven verändert. Mit ihr wird den Praktizierenden die Möglichkeit eröffnet, Zugang zu den eigenen Ressourcen zu finden.

Der Begriff Meditation (lat.: *meditatio*) wird abgeleitet von dem Verb *meditari* = nachdenken, nachsinnen, überlegen, das auf die indogermanische Wurzel *med* zurückgeht, was messen bedeutet.

Die vielfältigen **Meditationstechniken** unterscheiden sich nach ihrer traditionellen religiösen Herkunft sowie nach unterschiedlichen Schulen und Lehrern. Jenseits ihrer vielfältigen Ausdrucksformen beschäftigt sich Meditation mit dem Entwickeln einer Gegenwart bzw. eines Seinszustands, in dem das gegenwärtige Erleben im Vordergrund steht, frei von gewohntem Denken, vor allem von Bewertungen und von der subjektiven Bedeutung der Vergangenheit (Erinnerungen) und der Zukunft (Pläne, Ängste usw.). Ein Wesenszug, der allen Arten der Meditation gemeinsam ist, ist das Verweilen bei einer Sache. In den Yoga Sutras des Patanjali wird im zweiten Vers Yoga beschrieben als „*die Fähigkeit, sich ausschließlich auf einen Gegenstand, eine Frage oder einen anderen Inhalt auszurichten und in dieser Ausrichtung ohne Ablenkung zu verweilen*" (PYS I.2 nach Desikachar 1997). Das Entscheidende ist nicht die Sache selbst, sondern das Verweilen. Es wird eine konzentrierte Haltung und mit ihr Achtsamkeit kultiviert.

Im dritten Kapitel (III.1–55) des Yoga Sutram werden die letzten drei der acht Glieder des Yogaweges vorgestellt: Konzentration, Meditation und vollkommene Versenkung. Es wird erklärt, welche Veränderungen und Entwicklungen der Prozess der Meditation bewirken kann. Darüber hinaus wird eine Vielzahl von Meditationsgegenständen dargestellt. Bereits im ersten Kapitel wurden verschiedene Meditationsmethoden zur Beseitigung psychischer Spannungen und deren Auswirkungen auf Körper und Gesundheit erwähnt (Desikachar 1997; Iyengar 1995; Feuerstein 2008):

- Einüben einer angemessenen Lebensweise (I.33),
- Atemregulation (I.34),
- Konzentration auf ein Objekt (I.35),
- Kontemplation des inneren Lichts (I.36),
- Kontemplation der Heiligen, über Wunschlosigkeit (I.37),
- Erinnerung an Traum und Schlaferfahrung (I.38),
- Meditation über ein bestimmtes Objekt (I.39).

Das Yoga Sutram definiert *Dharana* (Konzentration, Stufe 6) wie folgt: „*Dharana ist die Fähigkeit, unseren Geist auf einen Gegenstand auszurichten*" (PYS III.1 nach Desikachar 1997) oder „*Das Bewusstsein auf einen Punkt oder eine Stelle zu fixieren ist Konzentration*" (PYS III.1 nach Iyengar 1995).

Dharana (Konzentration) zielt in besonderer Weise darauf ab, die geistige Wachheit und Aufmerksamkeit des Yogaübenden im gegenwärtigen Augenblick zu schulen. In der Alltagssprache werden die Begriffe „Konzentration",

7.4 Meditation

„Aufmerksamkeit", „Achtsamkeit" synonym verwendet. Mit Konzentration ist gemeint, dass jemand geistig gesammelt ist und seine Gedanken bzw. sein Denken intensiv auf etwas Bestimmtes ausrichtet. Im Verständnis von *Dharana* wird Meditation als Prozess des Übens verstanden.

Dhyana (Meditation, Stufe 7) wird nach Patanjali wie folgt definiert: „*Im Zustand von Dhyana sind alle Aktivitäten unseres Geistes in einem ununterbrochenen Fluss nur auf dieses eine Objekt hin ausgerichtet*" (PYS III.2 nach Desikachar 1997) oder auch „*Der stetige, ununterbrochene Strom konzentrierter Aufmerksamkeit ist Meditation*" (PYS III.2 nach Iyengar 1995).

Die Sanskritwurzel *dhya* bedeutet sinnen über, woraus das Tätigkeitswort *dhyana* gebildet wurde, was sinnen, nachsinnen, Besinnung üben, sich sinnend in einen anderen Gegenstand versenken bedeutet. Es entspricht dem lateinischen *meditatio* (s. o.).

Gelingt es uns, die Konzentration über eine längere Zeit auf einen Punkt oder Gegenstand fixiert zu halten, so befinden wir uns auf der nächst höheren Stufe des achtstufigen Yogawegs, der *Dhyana*, der Meditation. Meditation ist hier ein Zustand, in dem wir die vollkommene Kontrolle über die Bewegungen unseres Geistes haben (PYS I. 2). Meditation ist „*eine wache psychische Anstrengung im Sinne einer passiven Konzentration auf ein Objekt mit der Folge, automatisch eintretender subjektiver Ganzheitserlebnisse. Mit ‚passiv' ist die Vermeidung jedes Agierens im Denken gemeint, ‚Konzentration' wird als Halten und Sammeln (Nicht-los-lassen) der Aufmerksamkeit verstanden*" (Ebert 1986, S. 86). Der Yoga will den Zugang öffnen zu einer Geisteshaltung der Einkehr, der Innenschau, der unmittelbaren Innenerfahrung.

Die letzte, achte Stufe ist *Samadhi* (vollkommene Versenkung): „*Entwickelt sich der Prozess in dieser Weise weiter, dann ist ein Mensch so sehr mit dem einen Objekt verbunden, dass nur noch dieses Objekt in ihm aufleuchtet. In diesem Zustand erscheint es, als ob der Mensch das Empfinden für seine eigene Person verloren hat. Das ist samadhi, die vollständige Vereinigung mit dem, was verstanden werden soll*" (PYS III.3 nach Desikachar 1997).

„*Wenn der Gegenstand der Meditation allein zum Leuchten gebracht wird, (so dass er als das Subjekt erscheint) geht (dem Meditierenden das Bewusstsein) seiner eigenen Identität verloren. Das ist Samadhi*" (PYS III.3 nach Iyengar 1995). Iyengar kommentiert hierzu: „*Wenn der Strom aufmerksamen Bewusstseins mit dem Gegenstand der Meditation verschmilzt, scheint sich das subjektive Bewusstsein des Meditierenden im Objekt aufzulösen. Diese Vereinigung von Subjekt und Objekt mündet in den Samadhi ein*" (Iyengar 1995).

Der letzte Schritt des Übergangs in *Samadhi*, ist nur durch beständiges Üben der vorhergehenden Stufen des Yogapfades zu erreichen (PYS III.10).

In den letzten Jahren ist zunehmend der Begriff **Achtsamkeit** in den Blickpunkt von Öffentlichkeit und Forschung gerückt. Achtsamkeit gilt als Herzstück der Lehren des Buddha. Dieses Konzept findet sich auch in vielen anderen spirituellen Traditionen (wie z. B. Yoga).

> **Merke**
> Achtsamkeit ist eine grundlegende und angeborene Fähigkeit des menschlichen Geistes. Als Übungspraxis liegen der Aufmerksamkeitslenkung (Achtsamkeitsmeditation) Qualitäten wie Bewusstheit und Gelassenheit zugrunde.

Im Westen ist der Begriff durch die Veröffentlichungen des vietnamesischen buddhistischen Mönchs, Dichters und Friedensaktivisten Thich Nhat Hanh bekannt geworden (Thich Nhat Hanh 1993). Im klinischen Bereich wurde in den USA die *Mindfulness Based Stress Reduction* (MBSR; dt.: achtsamkeitsbasierte Stressreduktion) entwickelt, ein Übungssystem, das aus Elementen des Zen und des Yoga besteht (Kabat-Zinn 1998). Hierzu gehören Atembeobachtung, Body-Scan, Sitz- und Gehmeditationen und Yoga-Asana. Die Achtsamkeitsmeditation ist ein wirksames Mittel zur Selbsterforschung und Heilung. Auch wenn sie im Rahmen des Buddhismus gelehrt und praktiziert wird, funktioniert sie unabhängig von Glaubenssystemen und Ideologien.

Wissenschaft und Meditationspraxis haben sich noch nicht auf eine allgemeingültige Definition von Achtsamkeit einigen können. Nach Schmidt (o. J.) kann der Begriff Achtsamkeit im Sinne

- eines theoretischen Konzepts,
- einer gewissen Übungspraxis (Meditation),
- eines psychologischen Prozesses (achtsam sein) und
- einer Charaktereigenschaft

verstanden werden. „*Achtsamkeit als Übung ist die Praxis einer bewussten (intentionalen), aufmerksamen, wachen und liebevoll akzeptierenden Grundhaltung gegenüber allen Bewusstseinsinhalten in jedem Moment*" (Schmidt o. J.).

Nach Kabat-Zinn bedeutet Achtsamkeit „*im wesentlichen, auf eine bestimmte Art und Weise aufmerksam zu sein. Es ist eine Methode, mit der man tief ins eigene Innere schaut, um sich selbst und die Art unseres Bestehens zu erforschen*" (Kabat-Zinn 1998, S. 27).

Achtsamkeit bezieht sich immer auf den gegenwärtigen Augenblick. Dabei nimmt das Subjekt die Rolle des neutralen Beobachters ein. Die Aufmerksamkeit ist auf die gegenwärtige Erfahrung ausgerichtet. Es handelt sich um ein gegenwärtiges Gewahrsein, in dem Vergangenheit und Zukunft keine Rolle spielen. Die Vergangenheit ist vorbei und die Zukunft ist noch nicht existent.

Die achtsame Haltung ermöglicht ein kurzfristiges Innehalten bzw. Verlangsamung und damit die Unterbrechung des „*Autopilotenmodus*" (Kabat-Zinn 1998; vgl. ▶ Abb. 7-1). Sonst automatisch ablaufende stressbedingte Reaktionsmuster werden verhindert. Im Moment zwischen Reiz und Reaktion eröffnet sich die Freiheit, anders zu entscheiden, als es Gewohnheit oder automatische Muster nahelegen. Eine achtsame Haltung wirkt dem Empfinden entgegen, von äußeren Bedingungen bestimmt zu sein. Sie stärkt das Bewusstsein für Wahlmöglichkeiten und damit die Stressresistenz. Ähnlich argumentiert Fogel

7.4 Meditation

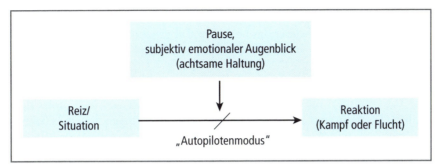

Abb. 7-1 Durch Achtsamkeit Entscheidungsfähigkeit gewinnen (nach Kabat-Zinn 1998; Fogel 2013).

(2013), wenn er von dem „*subjektiven emotionalen Augenblick verkörperter Selbstwahrnehmung*" spricht. „*Der subjektiv emotionale Augenblick ist der Platz unserer Kreativität, unserer Inspiration und unseres persönlichen Wachstums*" (Fogel 2013, S. 60). Es ist „*der Zeitraum, in dem neuronale Rerepräsentationen quer durch das gesamte neuronale Netzwerk aktiviert bleiben; ein Zustand verkörperter Selbstwahrnehmung, in dem das Individuum völlig vertieft ist, ganz und gar im Augenblick des Selbst und völlig lebendig ist*" (Fogel 2013, S. 298). Der Begriff „*Rerepräsentation*" meint in diesem Zusammenhang, „*die Fähigkeit des Gehirns, Gefühle und Emotionen zu formen*" (Fogel 2013, S. 54 u. 296).

Grundlage der Achtsamkeitsmeditation bilden sieben Faktoren bzw. innere Einstellungen des Übenden, die immer wieder überprüft und nachjustiert werden müssen (Kabat-Zinn 1998, S. 46 ff.):

1. Nicht-Beurteilen: Rolle des neutralen Beobachters einnehmen; die Dinge mit Abstand betrachten; Nicht-Identifikation.
2. Geduld: Alles hat seine Zeit; die Dinge entfalten sich, wenn der richtige Moment dafür gekommen ist.
3. Den Geist des Anfängers bewahren: Die ganze Fülle des Lebens liegt in der Erfahrung des gegenwärtigen Augenblicks, im Hier und Jetzt. Erforderlich hierfür sind: innere Einstellung der Offenheit entwickeln; sich frei machen von den Erwartungen vergangener Erfahrungen; Unvoreingenommenheit.
4. Vertrauen (in die eigene innere Weisheit): auf die eigene innere Stimme vertrauen; in jedem Augenblick die Verantwortung für das eigene Leben übernehmen.
5. Nicht-Greifen: Meditation ist aktives Nicht-Tun. Lernen zu sein wie man ist.
6. Akzeptanz (Aussöhnung): Bereitschaft, Menschen und Geschehnisse möglichst unvoreingenommen, möglichst frei von eigenen Interpretationen zu betrachten. Ein klarer, von Ängsten und vorgefassten Meinungen ungetrübter Geist erkennt die wirklichen Anforderungen einer Situation ungleich besser und ist in der Lage, entsprechend zu handeln.

7. Loslassen (Nicht-Anhaften): Die Art und Weise, wie wir etwas festhalten, lehrt uns eine Menge über das Loslassen. Dinge loszulassen bedeutet, sie zu akzeptieren. Im Schlaf lassen wir Körper und Geist los.

Yoga lehrt den Übenden, mit sich selbst achtsam umzugehen. Das Praktizieren von Yoga erfordert die **volle Aufmerksamkeit** im Hier und Jetzt. Entschlossenheit, Disziplin und Zielstrebigkeit sind Voraussetzungen für eine effektive Meditationspraxis. Es ist der gegenwärtige Augenblick, der es erlaubt, frei von automatischen Reaktionen zu sein. Die Yogapraxis erlaubt es, im gegenwärtigen Moment des Übens ganz einfach präsent zu sein. Aufmerksamkeit und Konzentration werden verbessert und ein intensiveres Bewusstsein für Körperempfindungen, Emotionen und gedankliche Prozesse geschaffen. In einem solchen Zustand werden die eigenen Ressourcen gehoben, die heute erforderlich sind, um den Anforderungen der modernen Welt gewachsen zu sein. Mit Yoga können die Selbstfürsorge und der Kontakt mit dem eigenen Erleben verbessert werden.

Objekte der Meditation sind:
- die Wiederholung von Meditationssilben oder -sätzen, sogenannte *Mantras* (z. B. OM),
- die Betrachtung von Meditationsbildern, sogenannte *Mandalas*,
- das Schauen in eine Kerzenflamme, sogenanntes *Tratak* (Lichtmeditation),
- die Beobachtung des Atems und
- die Konzentration auf innere Vorstellungsbilder.

Darüber hinaus nennen die Yoga Sutras in Kapitel III eine Reihe von Gegenständen der Meditation, u. a. Sonne, Mond, Polarstern, Bauchnabel, Kehle, Herz. Die Konzentrationsobjekte des echten Yoga sind jedoch durchweg innerlicher Art.

Neben den Körperübungen (*Asanas*) stellen im Yoga **Atemübungen und -lenkung** (*Pranayama*) einen selbstständigen Übungsbereich dar (▶ Kap. 6). Mit der Fokussierung auf die Atmung ist eine Hinwendung der Aufmerksamkeit nach innen verbunden. Damit einher geht die Sensibilisierung der Wahrnehmung von körperlichen Empfindungen und Signalen. Da der Atem in jedem Moment neu entsteht, ist die Lenkung der Aufmerksamkeit auf den Atem eine starke Hilfe, im gegenwärtigen Augenblick zu sein und alles Handeln sich von Moment zu Moment entwickeln zu lassen. Die Aufmerksamkeit auf den Atem zu lenken, bedeutet immer auch, sich zu zentrieren und zu konzentrieren, seine Mitte zu finden und bei sich zu sein.

Für die **Atmung als Meditationsobjekt** sprechen folgende Argumente:
- Als biologischer Prozess ist die Atmung ein neutrales Objekt, das keinen religiösen Bedeutungsinhalt aufweist.
- Es besteht ein enger Zusammenhang zwischen Atmung, vegetativer Erregung und Emotionen.

- Die Atmung fokussiert die Aufmerksamkeit von außen nach innen.
- Durch eine gleichmäßige, vertiefte Atmung werden innere Ruhe und Entspannung herbeigeführt.

Ein anderer Meditationsgegenstand ist das **Licht**. Dabei wird die Aufmerksamkeit durch anhaltend fixiertes Betrachten (ohne zu blinzeln) z. B. auf eine Kerzenflamme gerichtet (sog. *Tratak*). Der Abstand zwischen Betrachter und Kerze sollte ca. 1–2 m auf Augenhöhe betragen. Nach einer Weile (ca. 1–2 Min.) werden die Augen geschlossen und die Kerze erscheint vor dem geistigen Auge. Die Übung

- beruhigt den ruhelosen Geist,
- erhöht die Konzentration und
- verbessert die Sehkraft.

Sobald das innere Bild verschwindet, werden die Augen geöffnet und die Übung wiederholt. Es kann vorkommen, dass die Augen beginnen zu tränen. Dies ist das Signal, die Augen wieder zu schließen. Die Übung kann bis zu einer Stunde ausgeweitet werden. Im Laufe der Zeit kann mit einiger Übung die Zeitspanne des fixierten Blickens verlängert und die Kerze bei geschlossenen Augen immer klarer visualisiert werden.

Bei der Wahl von Meditationsmethoden spielen Persönlichkeitsmerkmale, Vorerfahrungen und Vorlieben bzw. Zielsetzungen der Praktizierenden eine Rolle. **Meditationsanfänger** machen sehr schnell die Erfahrung, dass sie sich nur eine relativ kurze Zeit auf ein gewähltes Meditationsobjekt konzentrieren können. Sie werden immer wieder durch Gedanken, Emotionen oder Empfindungen vom Meditationsgegenstand weggeführt. Manche Übenden schlafen sogar bei der Meditation ein. Daher sollte die Selbstkontrolle der Aufmerksamkeit systematisch geschult werden.

7.5 Body-Scan

Der Body-Scan ist ein Entspannungsverfahren, bei dem der Übende auf dem Rücken liegend in der Vorstellung seinen Körper von den Füßen bis zum Kopf abtastet (engl.: *to scan*). Diese Methode wurde im Westen von dem amerikanischen Arzt Jon Kabat-Zinn eingeführt (Kabat-Zinn 1998). Der Body-Scan ist aus der *Vedanta*-Meditationstechnik *Sakshi Bhav* und der buddhistischen *Vipassana*-Meditation entstanden. Zweck der Übung ist es, systematisch nacheinander in die unterschiedlichen Körperteile hineinzuspüren, indem bewusst in die Körperteile hinein- und wieder herausgeatmet wird. Bei regelmäßiger Übungspraxis können so die Aufmerksamkeit und Energie gezielt in jeden beliebigen Körperteil geführt und dadurch die inneren Heilungskräfte aktiviert werden. Die Übung hilft, die gestörte Verbindung zwischen Körper und Geist, zwischen Verstand und Gefühl wiederherzustellen. Sie eignet sich auch dazu, den Umgang mit Schmerzen zu erlernen.

7.5.1 Ablauf des Body-Scan

1. Legen Sie sich auf den Rücken; denken Sie daran, dass Sie wach bleiben wollen und nicht schläfrig werden dürfen; wenn Sie dazu neigen einzuschlafen, versuchen Sie die Übung mit offenen Augen durchzuführen; decken Sie sich zu.
2. Schließen Sie entspannt die Augen.
3. Konzentrieren Sie sich bei jedem Ein- und Ausatmen auf das Heben und Senken der Bauchdecke.
4. Richten Sie die Aufmerksamkeit auf die Zehen des linken Fußes. Atmen Sie in die Zehen und wieder aus ihnen heraus.
5. Versuchen Sie, alle Gefühle wahrzunehmen, die in den Zehen entstehen.
6. Zum Fortsetzen der Übung atmen Sie bewusst ein letztes Mal in die Zehen. Beim Ausatmen lösen Sie alle Gefühle in der Vorstellung auf. Wenden Sie sich nun nach und nach den Fußsohlen, dem -rist und dem -gelenk zu. Atmen Sie in jeden Bereich ein und aus und achten Sie auf alle aufsteigenden Empfindungen. Registrieren Sie diese und lassen Sie sie sofort wieder los.
7. Weichen Ihre Gedanken ab, holen Sie die Aufmerksamkeit wieder zurück auf den Atem und zur jeweiligen Körperregion.
8. Scannen Sie sich auf diese Art und Weise durch das linke Bein aufwärts und dann durch den ganzen Körper bis zum Scheitel. Die Aufmerksamkeit bleibt die ganze Zeit fest auf den Atem und die diversen Empfindungen in den einzelnen Körperregionen gerichtet. Atmen Sie in die einzelnen Körperregionen hinein und wieder heraus. Atmen Sie in schmerzende Bereiche. Lassen Sie los.
9. Am Ende kommen Sie langsam wieder aus der Übung heraus, indem Sie sich räkeln und strecken.

Anhang

Literatur

Anderson JG, Taylor AG (2011) The metabolic syndrome and mind-body therapies: A systematic review. J Nutr Metab, Article ID 276419, doi:10.1155/2011/276419

Antonovsky A (1979) Health, stress and coping. San Francisco: Jossey-Bass

Antonovsky A (1993) Gesundheitsforschung versus Krankheitsforschung. In: Franke A, Broda M: Psychosomatische Gesundheit. Versuch einer Abkehr vom Pathogenese-Konzept. Tübingen: dgvt, S. 3–14

Antonovsky A, Franke A (1997) Salutogenese. Zur Entmystifizierung der Gesundheit. Tübingen: dgvt

Arbeitsgemeinschaft der Spitzenverbände der Krankenkassen (2008) Gemeinsame und einheitliche Evaluationsverfahren zu § 20 SGB V der Spitzenverbände der Krankenkassen. Anwenderhandbuch Evaluation Teil 1: Evaluation des Individuellen Ansatzes (Bewegungs-, Ernährungs- und Stressreduktionskurse). Bergisch Gladbach: IKK-Bundesverband

Badura B (2011) Die erschöpfte Organisation – Wege zu einer Kultur der Achtsamkeit für Gesundheit. Fachvortrag auf der Fachtagung „Die erschöpfte Organisation. Wege zu einer Kultur der Achtsamkeit für Gesundheit" des Zentrum für wissenschaftliche Weiterbildung an der Universität Bielefeld e.V. (ZWW). www.bgm-bielefeld.de/downloads/ws111019bgm001bad_v.pdf (letzter Zugriff: 10.03.2014)

Balasubramaniam M, Telles S, Doraiswamy PM (2013) Yoga on our minds: a systematic review of yoga for neuropsychiatric disorders. Front Psychiatry 3:117. doi: 10.3389/fpsyt.2012.00117

BARMER Ersatzkasse (2008) Gesundheitsreport. Rückengesundheit – Rückhalt für Arbeit und Alltag. Wuppertal

BARMER Ersatzkasse (2009) Gesundheitsreport. Psychische Gesundheit und psychische Belastungen. Wuppertal

Barnes PM, Bloom B, Nahin RL (2008) Complementary and alternative medicine use among adults and children: United States, 2007. National health statistics reports; no 12. Hyattsville, MD: National Center for Health Statistics

Baumeister H, Munzinger M (2013) Muskuloskelettale Erkrankungen: Risikofaktor psychische Komorbidität. In: BKK Dachverband e.V. (Hrsg.) BKK Gesundheitsreport 2013. Gesundheit in Bewegung. Schwerpunkt Muskel- und Skeletterkrankungen. Berlin, S. 72–76

BDPP – Berufsverband Deutscher Psychologinnen und Psychologen (2008) Psychologie, Politik, Gesellschaft – 2008. Psychische Gesundheit am Arbeitsplatz in Deutschland. http://www.bdp-verband.org/aktuell/2008/bericht/BDP-Gesundheitsbericht-2008.pdf (letzter Zugriff: 10.03.2014)

Bechara A, Damásio AR (2005) The somatic marker hypothesis: A neural theory of economic decision. Games Econ Behav 52: 336–372

Beck U (1986) Risikogesellschaft. Auf dem Weg in eine andere Moderne. Frankfurt: Suhrkamp (Bd. 1365)

Beck U (1999) Schöne neue Arbeitswelt. Vision: Weltbürgergesellschaft. Frankfurt/New York: Campus

Becker P (2006) Gesundheit und Bedürfnisbefriedigung. Göttingen: Hogrefe

Becker P, Bös K, Woll A (1994) Ein Anforderungs-Ressourcen-Modell der körperlichen Gesundheit: Pfadanalytische Überprüfungen mit latenten Variablen. Zeitschrift für Gesundheitspsychologie 2(1): 25–48

BION (Bender Institute of Neuroimaging, Gießen) (2010) Klarer Kopf, mehr Leistungsfähigkeit und ein authentisches Leben. Meditation hilft, besser mit den Herausforderungen in Alltag und Beruf umzugehen. Pressemitteilung zum interdisziplinären Kongress „Meditation & Wissenschaft 2010" Berlin. www.meditation-wissenschaft.org/images/stories/presse2010/3_PM_Bion_Erhebung.pdf (letzter Zugriff: 05.03.2014)

Benson H (1976) The Relaxation Response. New York: Avon Books

Berres I (2012) Yoga-Verletzungen. Riskante Körperkunst. www.spiegel.de/gesundheit/ernaehrung/gefaehrliches-yoga-koerperkunst-mit-nebenwirkungen-a-811246.html (letzter Zugriff: 10.04.2014)

BKK Bundesverband (2008) BKK Gesundheitsreport 2008. Seelische Krankheiten prägen das Gesundheitsgeschehen. Essen

BKK Bundesverband (2011) BKK Gesundheitsreport 2011. Zukunft der Arbeit. Essen

BKK Dachverband e.V. (Hrsg.) (2013) BKK Gesundheitsreport 2013. Gesundheit in Bewegung. Schwerpunkt Muskel- und Skeletterkrankungen. Berlin

Blawat K (2012) Gereizt, gerissen und verspannt. Trendsport Yoga und seine Risiken. .www.sueddeutsche.de/gesundheit/trendsport-yoga-und-seine-risiken-gereizt-gerissen-und-verspannt-1.1275526 (letzter Zugriff: 10.03.2014)

Blättner B (2011) Gesundheitsbildung. In: Bundeszentrale für gesundheitliche Aufklärung - BZgA (Hrsg.) Leitbegriffe der Gesundheitsförderung und Prävention. Glossar zu Konzepten, Strategien und Methoden. Köln, S.129–132

Bley M (2006) Yoga in der Gesundheitsforschung, Schweitzer Yogaverband, Bern

Blitz G (o.J.) Der Yogaweg des Patanjali. Ein Leitfaden für Übende und Lehrende. Petersberg: Via Nova

Blümel S (2011) Systemisches Anforderungs-Ressourcen-Modell in der Gesundheitsförderung, in: Bundeszentrale für gesundheitliche Aufklärung – BZgA (Hrsg.) Leitbegriffe der Gesundheitsförderung und Prävention. Glossar zu Konzepten, Strategien und Methoden. Köln, S. 560–563

BMG Bundesministerium für Gesundheit (2012) Präventionsstrategie. www.bmg.bund.de/fileadmin/dateien/Downloads/P/praeventonsstrategie/Praeventionsstrategie_Endfassung_121213.pdf (letzter Zugriff: 10.03.2014)

Bowen S, Chawla N, Marlatt GA (2012) Achtsamkeitsbasierte Rückfallprävention bei Substanzabhängigkeit: Das MBRP-Programm. Weinheim/Basel: Beltz

Broad WJ (2012) The Science of Yoga. The Risks and the Rewards. New York, London, Toronto, Sydney, New Delhi: Simon & Schuster

Bröckling U (2007) Das unternehmerische Selbst. Soziologie einer Subjektivierungsform. Frankfurt: Suhrkamp (stw 1832)

Literatur

Bruch H, Kowalevski S (2011) Die Beschleunigungsfalle – Verbreitung, Auswirkungen und Führungsstrategien zur Vermeidung und Überwindung von organisationalem Burn-out. In: BKK Bundesverband: BKK Gesundheitsreport 2011. Zukunft der Arbeit. Essen, S. 62–65

Brühlmann T (2011) Begegnung mit dem Fremden. Zur Psychotherapie, Philosophie und Spiritualität menschlichen Wachsens. Stuttgart: Kohlhammer

Bühren A, Schoeller AE (Hrsg.) (2010) Familienfreundlicher Arbeitsplatz für Ärztinnen und Ärzte. Lebensqualität in der Berufsausübung. www.beruf-und-familie.de/system/cms/data/dl_data/55cc174ca23ff94a941a28da38644928/Familienfreundlicher_AP_fuer_AerztInnen.pdf (letzter Zugriff: 12.03.2014)

Büssing A, Bley M, Lüdtke R, Michalsen A (2010) Klinische Studien zum Einfluss des Yoga auf chronische Schmerzerkrankungen. In: Piron H, van Queckleberghe R (Hrsg.) Meditation und Yoga. Achtsamkeit, Heilung, Selbsterkenntnis. Eschborn (Ffm.)/Magdeburg: Klotz, S. 115–133

Büssing A, Michalsen A, Khalsa SBS, Telles S, Sherman KJ (2012) Effects of yoga on mental and physical health: A short summary of reviews. Evid Based Complement Alternat Med. Article ID 165410, 7 pages, doi:10.1155/2012/165410

Buffart LM, van Uffelen JGZ, Riphagen II, Brug J, van Mechelen W, Brown WJ, Chinapaw MJM (2012) Physical and psychosocial benefits of yoga in cancer patients and survivors, a systematic review and meta-analysis of randomized controlled trials. BMC Cancer; 12: 559. doi: 10.1186/1471-2407-12-559

Bundesärztekammer (BÄK), Kassenärztliche Bundesvereinigung (KBV), Arbeitsgemeinschaft der Wissenschaftlichen Medizinischen Fachgesellschaften (AWMF) (2013) Nationale VersorgungsLeitlinie Kreuzschmerz – Langfassung. Version 4. doi: 10.6101/AZQ/000149, www.kreuzschmerz.versorgungsleitlinien.de (letzter Zugriff: 10.03.2014)

Bundesrat (2013) Anrufung des Vermittlungsausschusses durch den Bundesrat: Gesetz zu Förderung der Prävention. BR-Drucksache 636/13 (Beschluss)

Bundeszentrale für gesundheitliche Aufklärung – BZgA (Hrsg.) (2011) Leitbegriffe der Gesundheitsförderung und Prävention. Glossar zu Konzepten, Strategien und Methoden. Köln: Verlag für Gesundheitsförderung

Burisch M (2010) Das Burnout-Syndrom. Theorie der inneren Erschöpfung. Berlin Heidelberg: Springer

Cannon WB (1929) Bodily changes in pain, hunger, fear and rage. New York: Appleton

Carrington P (1997) Das große Buch der Meditation. Bern: O.W. Barth

CDU, CSU und SPD (2013) Koalitionsvertrag CDU, CSU und SPD 2013. 18. Legislaturperiode. 1. Entwurf, Stand: 24.11.2013, 20:00 Uhr. gruen-digital.de/wp-content/uploads/2013/11/KoaV_2013-11-24-20-00_Gesamtentwurf.pdf (letzter Zugriff: 10.03.2014)

Chuang LH, Soares MO, Tilbrook H, Cox H, Hewitt CE, Aplin J, Semlyen A, Trewhela A, Watt I, Torgerson DJ. (2012) A pragmatic multi-centred randomized controlled trial of yoga for chronic low back pain: economic evaluation. Spine (Phila Pa 1976) 37(18): 1593–1601

Cramer H, Lange S, Klose P, Paul A, Dobos G (2012) Yoga for breast cancer patients and survivors: a systematic review and meta-analysis. BMC Cancer 12: 412. doi:10.1186/1471-2407-12-412

Cramer H, Lauche R, Haller H, Dobos G (2013) A Systematic Review and Meta-analysis of Yoga for Low Back Pain. Clin J Pain 29(5): 450–460

DAK (Hrsg.) (2002) Gesundheitsreport. Hamburg. http://epub.sub.uni-hamburg.de/epub/volltexte/2011/7870/pdf/Gesundheitsreport2002.pdf (letzter Zugriff: 10.03.2014)

DAK (Hrsg.) (2005) Gesundheitsreport. Schwerpunktthema: Psychische Erkrankungen, Angststörungen und Depressionen nehmen zu. Hamburg. www.dak.de/dak/download/Gesundheitsreport_2005-1116994.pdf (letzter Zugriff: 10.03.2014)

DAK (Hrsg.) (2009) Gesundheitsreport. Analyse der Arbeitsunfähigkeitsdaten. Schwerpunktthema Doping am Arbeitsplatz. Hamburg. www.dak.de/dak/download/Gesundheitsreport_2009-1117016.pdf (letzter Zugriff: 10.03.2014)

DAK – Unternehmen Leben (Hrsg.) (2011) Gesundheitsreport. Analyse der Arbeitsunfähigkeitsdaten. Schwerpunktthema: Wie gesund sind junge Arbeitnehmer? Hamburg. www.dak.de/dak/download/Gesundheitsreport_2011-1117028.pdf (letzter Zugriff: 10.03.2014)

DAK-Gesundheit (Hrsg.) (2013) Gesundheitsreport. Analyse der Arbeitsunfähigkeitsdaten. Update psychische Erkrankungen – Sind wir heute anders krank? Hamburg. www.dak.de/dak/download/Gesundheitsreport_2013-1146388.pdf (letzter Zugriff: 10.03.2014)

Damásio A (2010) Descartes' Irrtum: Fühlen, Denken und das menschliche Gehirn. München: List

Damásio A (1999) Ich fühle, also bin ich. München: List

Damásio A (2011) Selbst ist der Mensch. Körper, Geist und die Entstehung des menschlichen Bewusstseins. München: Siedler

Dauber H, Vollstädt W (Universität Kassel, Zentrum für Lehrerbildung – ZLB) (2003) Psychosoziale Belastungen im Lehramt. Ergebnisse der Untersuchung und Bericht der Arbeitsgruppe. Arbeitspapiere. www.uni-kassel.de/einrichtungen/fileadmin/datas/einrichtungen/zlb/Publ_-_PsychoBelastungen.pdf (letzter Zugriff: 10.03.2014)

Deshpande PY (1985) Patanjali. Die Wurzeln des Yoga. Die klassischen Lehrsprüche des Patanjali, die Grundlage aller Yoga-Systeme. Bern, München Wien: Scherz/O.W. Barth

Desikachar TKV (1997) Über Freiheit und Meditation. Das Yoga Sûtra des Patanjali. Eine Einführung. Petersberg: Via Nova

Destatis – Statistisches Bundesamt (2010a) Gesundheit. Krankheitskosten 2002, 2004, 2006 und 2008. Fachserie 12 Reihe 7.2. Wiesbaden: Statistisches Bundesamt

Destatis – Statistisches Bundesamt (2010b) Zahl der Pensionierungen von Lehrkräften bleibt hoch. Pressemitteilung Nr. 434. www.destatis.de/DE/PresseService/Presse/Pressemitteilungen/2010/11/PD10_434_742.html (letzter Zugriff: 10.03.2014)

Destatis – Statistisches Bundesamt (2011) Statistisches Jahrbuch 2011. Wiesbaden: Statistisches Bundesamt

Destatis – Statistisches Bundesamt (2012a) Statistisches Jahrbuch 2012. Wiesbaden: Statistisches Bundesamt

Destatis – Statistisches Bundesamt (2012b): Mehr Pensionäre bei Bund, Ländern und Gemeinden. Pressemitteilung Nr. 231. www.destatis.de/DE/PresseService/Presse/Pressemitteilungen/2012/07/PD12_231_742.html (letzter Zugriff: 10.03.2014)

Literatur

Destatis – Statistisches Bundesamt (2013a) Finanzen und Steuern. Versorgungsempfänger des öffentlichen Dienstes 2012. Fachserie 14 Reihe 6.1. Wiesbaden: Statistisches Bundesamt

Destatis – Statistisches Bundesamt (2013b) Statistisches Jahrbuch 2013. Deutschland und Internationales. Wiesbaden: Statistisches Bundesamt

Destatis – Statistisches Bundesamt (2013c) Preise. Verbraucherpreisindizes für Deutschland. Fachserie 17, Reihe 7. Wiesbaden: Statistisches Bundesamt

Destatis – Statistisches Bundesamt (2013d) Pensionierungen wegen Dienstunfähigkeit von Lehrkräften 2011 auf Rekordtief. Pressemitteilung Nr. 41/13, www.destatis.de/DE/PresseService/Presse/Pressemitteilungen/2013/01/PD13_041_742.html (letzter Zugriff: 10.03.2014)

Destatis – Statistisches Bundesamt (2013e) Mikrozensus. Bevölkerung und Erwerbstätigkeit. Stand und Entwicklung der Erwerbstätigkeit in Deutschland 2012. Fachserie 1 Reihe 4.1.1. Wiesbaden: Statistisches Bundesamt

Dettmer M, Dohmen F (2012) Frei schwebend in der Wolke. Der Software-Konzern IBM plant eine Radikalreform seiner Belegschaft. In: Der Spiegel. Nr. 6, 06.02.2012, S. 62 ffDeutsche Rentenversicherung Bund (2010) Statistik der Deutschen Rentenversicherung. Rentenzugang 2010. Bd. 183, Berlin

Deutsche Rentenversicherung Bund (2012) Rentenversicherung in Zeitreihen. DRV-Schriften Bd. 22, Berlin

Deutsche Rentenversicherung Bund (2013) Statistik der Deutschen Rentenversicherung. Rentenzugang 2012, Bd. 193, Berlin

Deutscher Bundestag (2013a) Gesetzentwurf der Fraktionen der CDU/CSU und FDP. Entwurf eines Gesetzes zur Förderung der Prävention. BT-Drs. 17/13080

Deutscher Bundestag (2013b) Stenografischer Bericht. 250. Sitzung, Berlin, Donnerstag, den 27. Juni 2013, Plenarprotokoll 17/250, S. 32077A

Deutscher Bundestag (2013c) Unterrichtung durch den Bundesrat. Gesetz zur Förderung der Prävention – Drucksachen 17/13080, 17/14184, 17/14205 – Anrufung des Vermittlungsausschusses. BT-Drs. 17/14791

Deutzmann H (2002) Yoga als Gesundheitsförderung. Grundlagen, Methoden, Ziele und Rezeption. Wuppertal: Hans Deutzmann

DGPPN – Deutsche Gesellschaft für Psychiatrie, Psychotherapie und Nervenheilkunde (2012) Positionspapier der Deutschen Gesellschaft für Psychiatrie, Psychotherapie und Nervenheilkunde (DGPPN) zum Thema Burnout. www.dgppn.de/fileadmin/user_upload/_medien/download/pdf/stellungnahmen/2012/stn-2012-03-07-burn out.pdf (letzter Zugriff: 10.03.2014)

DGPPN, BÄK, KBV, AWMF, AkdÄ, BPtK, BApK, DAGSHG, DEGAM, DGPM, DGPs, DGRW (Hrsg.) für die Leitliniengruppe Unipolare Depression. (2012) S3-Leitlinie/Nationale VersorgungsLeitlinie Unipolare Depression-Langfassung 2009. Version 1.3. www.versorgungsleitlinien.de/themen/depression/pdf/s3_nvl_depression_lang.pdf (letzter Zugriff: 10.03.2014)

Dietz P, Striegel H, Franke AG, Lieb K, Simon P, Ulrich R (2013) Randomized response estimates for the 12-month prevalence of cognitive-enhancing drug use in university students. Pharmacotherapy 33(1): 44–50. doi: 10.1002/phar.1166

Diezemann A (2012) Entspannungsverfahren bei chronischem Schmerz. Hessisches Ärzteblatt 5: 300–308

Dobos G, Altner N, Paul A (2006) Mechanismen und klinische Relevanz von Stress – Effektive Nutzung der eigenen körperlichen und psychischen Ressourcen. Bundesarbeitsblatt 11: 20–26

Dobos G, Paul A (Hrsg.) (2011) Mind-Body-Medizin. Die moderne Ordnungstherapie in Theorie und Praxis. München: Urban & Fischer

Ebert D (1986) Physiologische Aspekte des Yoga. Stuttgart: Fischer

Edenfield TM, Saeed SA (2012) An update on mindfulness meditation as a self-help treatment for anxiety and depression. Psychol Res Behav Manag 5: 131–141

Egger JW (2005) Das biopsychosoziale Krankheitsmodell – Grundzüge eines wissenschaftlich begründeten ganzheitlichen Verständnisses von Krankheit. Psychologische Medizin 16(2): 3–12

Ehrenberg A (2008) Das erschöpfte Selbst. Depression und Gesellschaft in der Gegenwart. Frankfurt: Suhrkamp

Engel GL (1976) Psychisches Verhalten in Gesundheit und Krankheit. Bern: Huber

Engel GL (1977) The need for a new medical model: A challenge for biomedicine. Sience 196: 129–137

Esch T (2012) Die Neurobiologie des Glücks. Wie die Positive Psychologie die Medizin verändert. Stuttgart/New York: Thieme

EU High-level Conference (2008) Hochrangige EU-Konferenz „Gemeinsam für psychische Gesundheit und Wohlbefinden". Brüssel, 12.–13. Juni 2008: „Europäischer Pakt für psychische Gesundheit und Wohlbefinden". ec.europa.eu/health/ph_determinants/life_style/mental/docs/pact_de.pdf (letzter Zugriff: 10.03.2014)

Feuerstein G (2008) Die Yoga Tradition. Geschichte, Literatur, Philosophie & Praxis. Wiggensbach: Yoga

Fishman LM, Saltonstall E, Genis S (2009) Yoga therapy in practice. Understanding and preventing yoga injuries. Int J Yoga Therapy 19(1): 47–53

Fogel, A (2013) Selbstwahrnehmung und Embodiment in der Körperpsychotherapie. Vom Körpergefühl zur Kognition. Stuttgart: Schattauer

Forfylow AL (2011) Integrating yoga with psychotherapy: A complementary treatment for anxiety and depression. Canadian Journal of Counselling and Psychotherapy (CJCP) 45(2): 132–150

Franke A (2009) Das HEDE-Training®. Manual zur Gesundheitsförderung auf Basis der Salutogenese. Bern: Huber

Franke A (2012) Modelle von Gesundheit und Krankheit. Bern: Huber

Franke AG, Lieb K (2010) Pharmakologisches Neuroenhancement und „Hirndoping". Chancen und Risiken. Bundesgesundheitsbl – Gesundheitsforsch – Gesundheitsschutz 53: 853–860

Franzkowiak P (2011a) Gesundheits-Krankheits-Kontinuum, in: Bundeszentrale für gesundheitliche Aufklärung – BZgA (Hrsg.) Leitbegriffe der Gesundheitsförderung und Prävention. Glossar zu Konzepten, Strategien und Methoden. Köln: Verlag für Gesundheitsförderung, S. 298–300

Franzkowiak P (2011b) Prävention und Krankheitsprävention, in: Bundeszentrale für gesundheitliche Aufklärung – BZgA (Hrsg.) Leitbegriffe der Gesundheitsförderung und Prävention. Glossar zu Konzepten, Strategien und Methoden. Köln: Verlag für Gesundheitsförderung, S. 437–447

Literatur

Franzkowiak P, Franke A (2011) Stress und Stressbewältigung, in: Bundeszentrale für gesundheitliche Aufklärung – BZgA (Hrsg.) Leitbegriffe der Gesundheitsförderung und Prävention. Glossar zu Konzepten, Strategien und Methoden. Köln: Verlag für Gesundheitsförderung, S. 543–550

Freudenberger HJ (1974) Staff burn-out. J Soc Issues; 30: 159–165

Froböse I (2010) Das neue Rücken-Akut-Training. München: Gräfe und Unzer

Fromm E (1971) Psychoanalyse und Zen-Buddhismus. In: Fromm E, Suzuki DT, Martino Rd (1971) Zen-Buddhismus und Psychoanalyse. Frankfurt: Suhrkamp (st37)

Fuchs T, Schlimme JE (2009) Embodiment and psychopathology: a phenomenological perspective. Curr Opin Psychiatry 22(6): 570–575, doi: 10.1097/YCO.0b013e3283318e5c.

Gallagher S (2005) How the body shapes the mind. New York: Oxford University Press

Galantino ML, Bzdewka TM, Eissler-Russo JL, Holbrook ML, Mogck EP, Geigle P, Farrar JT (2004) The impact of modified hatha yoga on chronic low back pain: a pilot study. Altern Ther Health Med. 10(2): 56–59

Galert T, Bublitz C, Heuser I, Merkel R, Repantis D, Schöne-Seifert B, Talbot D (2009) Das optimierte Gehirn. In: Gehirn und Geist, Magazin für Psychologie und Hirnforschung; 11: 40–48

Gallup (2011) Engagement Index Deutschland 2010. www.gallup.com/strategicconsulting/158192/pr%C3%A4sentation-zum-gallup-eei-2010.aspx (letzter Zugriff: 10.03.2014)

Gallup (2012) Engagement Index Deutschland 2011. www.gallup.com/strategicconsulting/158183/pr%C3%A4sentation-zum-gallup-engagement-index-2011.aspx (letzter Zugriff: 10.03.2014)

Gallup (2013) Engagement Index Deutschland 2012. www.gallup.com/strategicconsulting/158162/gallup-engagement-index.aspx (letzter Zugriff: 10.03.2014)

Gerlinger K (2008) Doping im Leistungs- und Freizeitsport. In: TAB Büro für Technikfolgen-Abschätzung beim Deutschen Bundestag. Brief Nr. 33, Juni, Berlin, S. 6–15

GKV-Gesundheitsreformgesetz (GKVRefG) (2000) vom 22. Dezember 1999 (BGBl. I S. 2626), das durch Artikel 3 des Gesetzes vom 15. Februar 2002 (BGBl. I S. 684) geändert worden ist

GKV Spitzenverband (2010) Leitfaden Prävention. Handlungsfelder und Kriterien des GKV-Spitzenverbandes zur Umsetzung von §§ 20 und 20a SGB V., www.gkv-spitzenverband.de/media/dokumente/presse/publikationen/GKV_Leitfaden_Praevention_RZ_web4_2011_15702.pdf (letzter Zugriff: 10.03.2014)

GKV Spitzenverband (2012a) Eckpunkte des GKV-Spitzenverbandes zu Prävention und Gesundheitsförderung. Beschlossen vom Verwaltungsrat am 5. September 2012, www.gkv-spitzenverband.de/media/dokumente/krankenversicherung_1/praevention__selbsthilfe__beratung/praevention/2012-09-05_Eckpunkte_Gesundheitsfoerdung.pdf (letzter Zugriff: 10.03.2014)

GKV Spitzenverband (2012b) Präventions- und Gesundheitsförderungsziele der GKV 2013-2018. Beschlossen vom Verwaltungsrat am 5. September 2012, www.gkv-spitzenverband.de/media/dokumente/krankenversicherung_1/praevention__selbsthilfe__beratung/praevention/2012-09-05_Praeventions_Gesundheitsfoerderungsziele_2013_2018.pdf (letzter Zugriff: 10.03.2014)

GKV Spitzenverband (2013) Prävention und Gesundheitsförderung weiterentwickeln. Positionspapier des GKV-Spitzenverbandes beschlossen vom Verwaltungsrat am 27. Juni 2013. Berlin, http://www.gkv-spitzenverband.de/media/dokumente/krankenversicherung_1/praevention__selbsthilfe__beratung/praevention/2013-07-11_Positionspapier_Praevention_und_Gesundheit.pdf (letzter Zugriff: 10.03.2014)

GKV Spitzenverband, MDS Medizinischer Dienst des Spitzenverbandes Bund der Krankenkassen e.V. (Hrsg.) (2012a) Präventionsbericht 2011. Leistungen der gesetzlichen Krankenversicherung: Primärprävention und betriebliche Gesundheitsförderung. Berichtsjahr 2010. Berlin/Essen (www.mds-ev.de)

GKV Spitzenverband, MDS Medizinischer Dienst des Spitzenverbandes Bund der Krankenkassen e.V. (Hrsg.) (2012b) Präventionsbericht 2012. Leistungen der gesetzlichen Krankenversicherung: Primärprävention und betriebliche Gesundheitsförderung. Berichtsjahr 2011. Berlin/Essen

GKV Spitzenverband, MDS Medizinischer Dienst des Spitzenverbandes Bund der Krankenkassen e.V. (Hrsg.) (2013a) Präventionsbericht 2013. Leistungen der gesetzlichen Krankenversicherung: Primärprävention und betriebliche Gesundheitsförderung. Berichtsjahr 2012. Berlin/Essen

GKV Spitzenverband, MDS Medizinischer Dienst des Spitzenverbandes Bund der Krankenkassen e.V. (Hrsg.) (2013b) Tabellenband zum Präventionsbericht 2013. Berichtsjahr 2012. Berlin/Essen

Gößwald A, Lange M, Kamtsiuris P, Kurth BM (2012) DEGS: Studie zur Gesundheit Erwachsener in Deutschland. Bundesweite Quer- und Längsschnittstudie im Rahmen des Gesundheitsmonitorings des Robert Koch-Instituts. Bundesgesundheitsbl – Gesundheitsforsch – Gesundheitsschutz. 55: 775–780

Greve G (2010) Organizational Burnout. Das versteckte Phänomen ausgebrannter Organisationen. Wiesbaden: Gabler

Greeson JM (2009) Mindfulness research update: 2008. Complement Health Pract Rev 14(1): 10–18

Grönemeyer D (2009) Das Grönemeyer Rückentraining. München: Zabert Sandmann

Grossmann P, Niemann L, Schmidt S, Walach H (2004) Ergebnisse einer Metaanalyse zur Achtsamkeit als klinischer Intervention. In: Heidenreich T, Michalak J: Achtsamkeit und Akzeptanz in der Psychotherapie. Ein Handbuch. Tübingen: dgvt, S. 703–727

Gustavsson A, Svensson M, Jacobi F, Allgulander C, Alonso J, Beghi E, Dodel R, Ekmann M, Faravelli C, Fratiglioni L, Gannon B, et al. (2011) Cost of disorders of the brain in Europe 2010. Eur Neuropsychopharmacol 21(10): 718–779

Hamm A (2009) Progressive Muskelentspannung. In: Petermann F, Vaitl D (Hrsg.) Entspannungsverfahren. Das Praxisbuch. Weinheim: Beltz PVU, S. 143–164

Haas O, Heigl N (2011) Corporate Happiness. Wie die positive Psychologie und Hirnforschung auf dem Weg zu mehr Rendite ihr Controlling verändert. Controller Magazin 36(4): 80–87

Hapke U, Maske UE, Scheidt-Nave C, Bode L, Schlack R, Busch MA (2013) Chronischer Stress bei Erwachsenen in Deutschland. Ergebnisse der Studie Gesundheit Erwachsener in Deutschland (DEGS1). Bundesgesundheitsbl – Gesundheitsforsch – Gesundheitsschutz. 56(5/6): 749–754

Hauer JW (1983) Der Yoga. Ein indischer Weg zum Selbst. Südergellersen: Bruno Martin

Hauser B (2013) Yoga Traveling: Bodily Practice in Transcultural Perspective. Series: Transcultural Research – Heidelberg Studies on Asia and Europe in a Global Context. Heidelberg: Springer

Hegde SV, Adhikari P, Kotian S, Pinto VJ, D'Souza S, D'Souza V (2011) Effect of 3-Month Yoga on Oxidative Stress in Type 2 Diabetes With or Without Complications: A controlled clinical trial. Diabetes Care 34(10): 2208–2210

Heeg FJ, Karbe-Hamacher S, Schneider-Heeg B, Sperga M (2007) Psychosoziale Belastungen im betriebsärztlichen Alltag – Methoden- und Kompetenzentwicklung für Betriebs- und Arbeitsmediziner/-innen. Schriftenreihe der Bundesanstalt für Arbeitsschutz und Arbeitsmedizin, Forschungsanwendung. Dortmund

Herrigel E (1959) Zen in der Kunst des Bogenschießens. München: O.W. Barth

Heyse H (2008) Psychische Gesundheit im Lehrerberuf. In: BDPP Berufsverband Deutscher Psychologinnen und Psychologen (2008) Psychologie, Politik, Gesellschaft – 2008. Psychische Gesundheit am Arbeitsplatz in Deutschland. Berlin, S. 37–44.

Hilbrecht H (2010) Meditation und Gehirn. Alte Weisheit und moderne Wissenschaft. Stuttgart: Schattauer

Hofmann, L (2013) The impact of Kundalini Yoga on concepts and diagnostic practices in psychology and psychotherapy. In: Hauser B (2013) Yoga Traveling: Bodily Practice in Transcultural Perspective. Series: Transcultural Research – Heidelberg Studies on Asia and Europe in a Global Context. Heidelberg: Springer, S. 88–116

Holt-Lunstad J, Smith TB, Layton JB (2010) Social Relationships and Mortality Risk: A Meta-analytic Review. PLoS Med. 7(7): e1000316. doi: 10.1371/journal.pmed.1000316.

Hölzel BK, Carmody J, Evans KC, Hoge EA, Dusek JA, Morgan L, Pitman RK, Lazar SW (2010) Stress reduction correlates with structural changes in the amygdala. Soc Cogn Affect Neurosci 5(1): 11–17

Huster S (2012) Soziale Gesundheitsungerechtigkeit. Sparen, umverteilen, vorsorgen? Bonn: Bundeszentrale für politische Bildung, Schriftenreihe Bd. 1249

Hüther G (1996) The central adaptation syndrome: Psychological stress as a trigger for the adaptive modification of brain structure and brain function. Prog Neurobiol 48(6): 569–612

Hüther G (2011) Wie Embodiment neurobiologisch erklärt werden kann. In: Storch M, Cantieni B, Hüther G, Tschacher W (2011) Embodiment. Die Wechselwirkung von Körper und Psyche verstehen und nutzen. Bern: Hans Huber, S. 73–97

Hüther G (2012) Biologie der Angst. Wie aus Streß Gefühle werden. Göttingen: Vandenhoeck & Ruprecht

Hüther G, Roth W, von Brück M (2010) Damit das Denken Sinn bekommt. Spiritualität, Vernunft und Selbsterkenntnis. Mit Texten des Dalai Lama. Freiburg/Br.: Herder Spectrum

Illes, J (ed.) (2006) Neuroethics: defining the issues in theory, practice, and policy. Oxford: Oxford University Press

Iyengar BKS (1993) Licht auf Yoga. Das grundlegende Lehrbuch des Hatha-Yoga. Bern, München, Wien: Scherz/O.W. Barth

Iyengar BKS (1995) Der Urquell des Yoga. Die Yoga-Sutras des Patanjali - erschlossen für den Menschen von heute. Bern: O.W. Barth

Jacobi F, Klose M, Wittchen HU (2004) Psychische Störungen in der deutschen Allgemeinbevölkerung: Inanspruchnahme von Gesundheitsleistungen und Ausfalltage. Bundesgesundheitsbl – Gesundheitsforsch – Gesundheitsschutz 47: 736–744

Jacobs BP, Mehling W, Goldberg H, Eppel E, Acree M, Lasater J, Cole RJ, Riley DS, Maurer S (2004) Feasibility of conducting a clinical trial on hatha yoga for chronic low back pain: methodological lessons. Altern Ther Health Med 10(2): 80–83

Jacobson E (1938) Progressive relaxation. Chicago: University of Chicago Press

Jordan S, Lippe Evd (2013) Teilnahme an verhaltenspräventiven Maßnahmen. Ergebnisse der Studie zur Gesundheit Erwachsener in Deutschland (DEGS1). Bundesgesundheitsbl – Gesundheitsforsch – Gesundheitsschutz 56(5/6): 878–884

Kabat-Zinn J. (1998) Gesund durch Meditation. Das große Buch der Selbstheilung. München: O.W. Barth

Kaluza G (2011) Stressbewältigung. Trainingsmanual zur psychologischen Gesundheitsförderung. Berlin/Heidelberg: Springer

Karasek RA, Theorell T (1990) Healthy work. Stress, productivity and the reconstruction of working life. New York: Basic Books

Kinser PA, Goehler LE, Taylor AG (2012) How might yoga help depression? A neurobiological perspective. Explore 8(2): 118–126

Kirsch I, Deacon BJ, Huedo-Medina TB, Scoboria A, Moore TJ, Johnson BT (2008) Initial Severity and Antidepressant Benefits: A Meta-Analysis of Data Submitted to the Food and Drug Administration. PLoS Med 5(2): e45. doi:10.1371/journal.pmed.0050045

Kirschbaum, C (2001) Das Stresshormon Cortisol – Ein Bindeglied zwischen Psyche und Soma? In: Jahrbuch der Heinrich-Heine-Universität Düsseldorf. www.uni-duesseldorf.de/Jahrbuch/2001/kirschbaum/index_html (letzter Zugriff: 10.03.2014)

Kok BE, Coffey KA, Cohn MA, Catalino LI, Vacharkulksemsuk T, Algoe SB, Brantley M, Fredrickson BL (2013) How Positive Emotions Build Physical Health: Perceived Positive Social Connections Account for the Upward Spiral Between Positive Emotions and Vagal Tone. Psychol Sci 24(7): 1123–1132.

Lin KY, Hu YT, Chang KJ, Lin HF, Tsauo JY (2011) Effects of yoga on psychological health, quality of life, and physical health of patients with cancer: a meta-analysis. Evid Based Complement Alternat Med. Article ID 659876. doi: 10.1155/2011/659876. Epub 2011 Mar

Künzler A, Böttcher C, Hartmann R, Nussbaum M-H (Hrsg.) (2010) Körperzentrierte Psychotherapie im Dialog. Grundlagen, Anwendungen, Integration. Der IKP-Ansatz von Yvonne Maurer. Heidelberg: Springer

Kurth BM (2012) Erste Ergebnisse der "Studie zur Gesundheit Erwachsener in Deutschland" (DEGS). Bundesgesundheitsbl – Gesundheitsforsch – Gesundheitsschutz 55(8): 980–990

Lazarus RS (1966) Psychological stress and the coping process. New York: McGraw Hill

Lazarus RS, Launier R (1981) Streßbezogene Transaktionen zwischen Person und Umwelt. In: Nitsch JR (Hrsg.): Stress. Theorien, Untersuchungen, Maßnahmen. Bern: Huber, S. 213–259

Lazarus RS, Folkman S (1984) Stress, Appraisal, and Coping. New York: Springer

Li AW, Goldsmith CAW (2012) The effects of yoga on anxiety and stress. Altern Med Rev 17(1): 21–35

Lieb K (2010) Hirndoping. Warum wir nicht alles schlucken sollten. Mannheim: Artemis & Winkler

Linton SJB, van Tulder MW (2001) Preventive interventions for back and neck pain problems: what is the evidence? Spine 26(7): 778–787

Lohmann-Haislah A (2012) Stressreport Deutschland 2012. Psychische Anforderungen, Ressourcen und Befinden. Bundesanstalt für Arbeitsschutz und Arbeitsmedizin: Dortmund

Luhmann N (1984) Soziale Systeme. Grundriß einer allgemeinen Theorie. Frankfurt: Suhrkamp

Lysebeth Av (1982) Yoga für Menschen von heute. München: Mosaik

Malik F (2011) Strategie. Navigieren in der Komplexität der neuen Welt. Frankfurt/New York: Campus

Manocha R, Black D, Sarris J, Stough C (2011) A randomized, controlled trial of meditation for work stress, anxiety and depressed mood in full-time workers. Evid Based Complement Alternat Med. Article ID 960583. doi: 10.1155/2011/960583

Marlock G, Weiss H (Hrsg.) (2007) Handbuch der Körperpsychotherapie. Stuttgart: Schattauer

Maurer Y (2006) Der ganzheitliche Ansatz in der Psychotherapie. Wien/New York: Springer

Maslach C, Leiter MP (2001) Die Wahrheit über Burnout – Stress am Arbeitsplatz und was Sie dagegen tun können. Heidelberg, Wien, New York: Springer

McEwen BS (1998) Protective and damaging effects of stress mediators. N Engl J Med 338(3): 171–179

McEwen BS (2000) Allostasis and allostatic load: Implications for Neuropsychopharmacology. Neuropsychopharmacology 22(2): 108–124

McEwen BS (2006) Protective and damaging effects of stress mediators: Central role of the brain. Dialogues Clin Neurosci 8(4): 367–381

McEwen BS (2012) Brain on stress: How the social environment gets under the skin. PNAS 109(2): 17180–17185

McEwen BS, Stellar E (1993) Stress and the individual. Mechanisms leading to disease. Arch Intern Med 153(18): 2093–2101

McEwen BS, Gianaros PJ (2010) Central role of the brain and adaptation: Links to socioeconomic status, health, and disease. Ann N Y Acad Sci 1186: 190–222

McEwen BS, Wingfield JC (2010) What's in a name? Integrating homeostasis, allostasis and stress. Horm Behav 57(2): 105

Mehling WE, Wrubel J, Daubenmier JJ, Price CJ, Kerr CE, Silow T, Gopisetty V, Stewart AI (2011) Body awareness: a phenomenological inquiry into the common ground of mind-body therapies. Philos Ethics Humanit Med 6:6. doi: 10.1186/1747-5341-6-6

Mehta S, Mehta M, Mehta S (1991) Yogagymnastik für Entspannung, Energie und Wohlbefinden. München: Christian

Melzer J, Melchart D, Saller R (2004) Entwicklung der Ordnungstherapie durch Bircher-Benner in der Naturheilkunde im 20. Jahrhundert. Forsch Komplementärmed Klass Naturheilkd 11(5): 293–303

Metzinger T (2000) Auf der Suche nach einem neuen Bild des Menschen. Die Zukunft des Subjekts und die Rolle der Geisteswissenschaft. Spiegel der Forschung 17(1): 58–67

Metzinger T (2011a) Der Ego-Tunnel. Eine neue Philosophie des Selbst: Von der Hirnforschung zur Bewusstseinsethik. Berlin: Berliner Taschenbuch

Metzinger T (2011b) Auf der Suche nach dem Selbst. Ein Gespräch mit Prof. Dr. Thomas Metzinger. Viveka 47: 24–30

Metzinger T (2012) Zehn Jahre Neuroethik des pharmazeutischen kognitiven Enhancements – Aktuelle Probleme und Handlungsrichtlinien für die Praxis. Fortschr Neurol Psychiat 80: 36-43, doi: 10.1055/s-0031-1282051

Michalak J, Burg J, Heidenreich T (2012) Don't forget your body: Mindfulness, Embodiment, and the treatment of depression. Mindfulness 3(3): 190–199

Michalak J, Burg J, Heidenreich T (2013) Die Rolle des Körpers im Rahmen achtsamkeitsbasierter Therapieverfahren. Verhaltenstherapie & Psychosoziale Praxis 45(2): 313–326

Michalsen A (2011) Wissenschaftliche Bewertung der Mind-Body-Medizin. In: Dobos G, Paul A (Hrsg.) (2011) Mind-Body-Medizin. Die moderne Ordnungstherapie in Theorie und Praxis. München: Urban & Fischer, S. 18–28

Michalsen A, Traitteur H, Lüdtke R, Brunnhuber S, Meier L, Jeitler M, Büssing A, Kessler C (2012a) Yoga for chronic neck pain: a pilot randomized controlled clinical trial. J Pain 13(11): 1122–1130

Michalsen, A, Jeitler M, Brunnhuber S, Lüdtke R, Büssing A, Musial F, Dobos G, Kessler C (2012b) Iyengar yoga for distressed women: A 3-armed randomized controlled trial. Evid Based Complement Alternat Med. Article ID 408727. doi: 10.1155/2012/408727

Mishra S K, Singh P, Bunch S J, Zhang R (2012) The therapeutic value of yoga in neurological disorders. Ann Indian Acad Neurol 15(4): 247–254

Mohan AG (1994) Yoga. Rückkehr zur Einheit. Integration von Körper, Atem und Geist. Petersberg: Via Nova

Mohan AG (2007) Yoga-Therapie. Gesund und leistungsfähig durch Yoga und Ayurveda. Petersberg: Via Nova

Müller E (1987) Entspannungsmethoden in der Rehabilitation. Grundlagen der gezielten Selbstentspannung in Herzgruppen. Erlangen: perimed

NCCAM – National Center for Complementary and Alternative Medicine (2013) CAM Basics. Complementary, Alternative, or Integrative Health: What's In a Name? www.nccam.nih.gov/health/whatiscam (letzter Zugriff: 05.03.2014)

Niemeyer HH (1997) Yoga erleben – Gelassenheit im Alltag finden. Freiburg/Br.: Herder Spectrum

NIH – National Institutes of Health (2010) Mind-Body Medicine Practices in Complementary and Alternative Medicine. Fact Sheet. www.report.nih.gov/nihfactsheets/Pdfs/MindBodyMedicinePracticesinComplementaryandAlternativeMedicine%28NCCAM%29.pdf (letzter Zugriff: 05.03.2014)

NIST – National Institute of Standards and Technology (2011) The NIST Definition of Cloud Computing. Recommendations of the National Institute of Standards and Technology. U.S. Department of Commerce, Gaithersburg. NIST Special Publication 800–1145

Literatur

Nößler, D (2013) Harsche Kritik an Koalitionsplänen. Scheitert das Präventionsgesetz? www.aerztezeitung.de/politik_gesellschaft/praevention/article/837945/harsche-kritik-koalitonsplaenen-scheitert-praeventionsgesetz.html (letzter Zugriff: 10.03.2014)

O.N. (2013) Streit um Risiken: US-Autor legt sich mit Yoga-Fans an. www.spiegel.de/gesundheit/ernaehrung/yoga-und-die-gefahren-us-autor-legt-sich-mit-yoga-fans-an-a-877357.html (letzter Zugriff: 10.03.2014)

Ott U (2009) Meditation. In: Petermann F, Vaitl D (Hrsg.) (2009): Entspannungsverfahren. Das Praxisbuch. Weinheim: Beltz PVU, S. 132–142

Ott U (2010) Meditation für Skeptiker. Ein Neurowissenschaftler erklärt den Weg zum Selbst. München: O.W. Barth

Ott U (2013) Yoga für Skeptiker. Ein Neurowissenschaftlicher erklärt die uralte Weisheitslehre. München: O.W. Barth

Paul A, Altner N (2011) Die Mind-Body-Medizin: historische Entwicklung und Definition. In: Dobos G, Paul A (Hrsg.) (2011) Mind-Body-Medizin. Die moderne Ordnungstherapie in Theorie und Praxis. München: Urban & Fischer, S. 7–17

Pauls H (2013) Das biopsychosoziale Modell – Herkunft und Aktualität. Resonanzen. E-Journal für Biopsychosoziale Dialoge in Psychotherapie, Supervision und Beratung 1(1): 15–31

Pawelzik M (2011) Gefühlte Epidemie. In: DIE ZEIT, Nr. 49, 01.12.2011, S. 40

Petermann F, Vaitl D (2009): Entspannungsverfahren – eine Einführung. In: Petermann F, Vaitl D (Hrsg.) (2009): Entspannungsverfahren. Das Praxisbuch. Weinheim: Beltz PVU, S. 1–16

Pfeifer K (2007) Rückengesundheit. Grundlagen und Module zur Planung von Kursen, Köln

Piron H, von Queckleberghe R (Hrsg.) (2010): Meditation und Yoga. Achtsamkeit, Heilung, Selbsterkenntnis. Eschborn/Magdeburg: Klotz

Popovic S (2012) Verletzungen beim Yoga. Trendsport mit Nebenwirkungen. www.stern.de/gesundheit/verletzungen-beim-yoga-trendsport-mit-nebenwirkungen-657483.html (letzter Zugriff: 10.03.2014)

Riemann F (1987) Grundformen der Angst. Eine tiefenpsychologische Studie. München, Basel: Ernst Reinhard

RKI – Robert Koch-Institut (Hrsg.) (2004a) Angststörungen, Gesundheitsberichterstattung des Bundes. Heft 21, Berlin

RKI – Robert Koch-Institut (Hrsg.) (2004b) Beiträge zur Gesundheitsberichterstattung des Bundes. Telefonischer Gesundheitssurvey des Robert Koch-Instituts zu chronischen Krankheiten und ihren Bedingungen. Deskriptiver Ergebnisbericht. Martin Kohler, Thomas Ziese. Berlin

RKI – Robert Koch-Institut (Hrsg.) (2008) Psychotherapeutische Versorgung, Gesundheitsberichterstattung des Bundes. Heft 41, Berlin

RKI – Robert Koch-Institut (Hrsg.) (2010) Depressive Erkrankungen, Gesundheitsberichterstattung des Bundes. Heft 51, Berlin

RKI – Robert Koch-Institut (Hrsg.) (2011) Daten und Fakten: Ergebnisse der Studie „Gesundheit in Deutschland 2009". Beiträge zur Gesundheitsberichterstattung des Bundes. Berlin

RKI – Robert Koch-Institut (Hrsg.) (2012a) Daten und Fakten: Ergebnisse der Studie „Gesundheit in Deutschland 2010". Beiträge zur Gesundheitsberichterstattung des Bundes. Berlin

RKI – Robert Koch-Institut (Hrsg.) (2012b) Erste Ergebnisse aus der „Studie zur Gesundheit Erwachsener in Deutschland" (DEGS). Bundesgesundheitsbl – Gesundheitsforsch – Gesundheitsschutz 55(8): 980–990

RKI – Robert Koch-Institut (Hrsg.) (2012c) Rückenschmerzen. Gesundheitsberichtserstattung des Bundes. Heft 53, Berlin

Rosa H (2005) Beschleunigung. Die Veränderung der Zeitstrukturen in der Moderne. Frankfurt: Suhrkamp

Rosa H (2013) Beschleunigung und Entfremdung. Entwurf einer Kritischen Theorie spätmoderner Zeitlichkeit. Berlin: Suhrkamp

Ruch M (2014) Muskeln, Sehnen, Bänder und Gelenke. Interview mit Dr. Ruch vom Rhein-Main-Zentrum für Diagnostik. Die Radiologen. In: GesundLeben heute (1): 6–7

Sander C (2012) Change! Bewegung im Kopf. Ihr Gehirn wird so, wie Sie es benutzen. Mit neuen Erkenntnissen aus Biologie und Neurowissenschaften. Göttingen: BusinessVillage

Sauter A, Gerlinger K (TAB Büro für Technikfolgen-Abschätzung beim Deutschen Bundestag) (2011) Pharmakologische Interventionen zur Leistungssteigerung als gesellschaftliche Herausforderung. Endbericht zum TA-Projekt, Arbeitsbericht Nr. 143. www.tab-beim-bundestag.de/de/publikationen/berichte/index.html (letzter Zugriff: 10.03.2014)

Schleim S (2009) Chance verspielt? Ein deutsches Expertengremium legt seine Empfehlungen zum Umgang mit „Neuro-Enhancement-Präparaten" vor. Telepolis. www.heise.de/tp/artikel/31/31280/1.html (letzter Zugriff: 10.03.2014)

Schleim S (2010) Die Neurogesellschaft. Wie die Hirnforschung Recht und Moral herausfordert. Haar: Telepolis (Heise)

Schleim S, Spranger TM, Walter H (2009) Von der Neuroethik zum Neurorecht? Göttingen: Vandenhoeck & Ruprecht

Schmid W (2007) Glück – Alles, was Sie darüber wissen müssen, und warum es nicht das Wichtigste im Leben ist. Frankfurt: Insel

Schmidtbauer W (1977) Die hilflosen Helfer. Über die seelische Problematik der helfenden Berufe. Reinbek: Rowohlt

Schöne-Seifert B (2008) Enhancement. Die ethische Debatte. Paderborn: Mentis

Schultz JH (2003) Das autogene Training: Konzentrative Selbstentspannung. Versuch einer klinisch-praktischen Darstellung. Stuttgart: Thieme

Segal ZV, Williams JMG, Teasdale JD (2008) Die Achtsamkeitsbasierte Kognitive Therapie der Depression: Ein neuer Ansatz zur Rückfallprävention. Tübingen: dgvt

Seligman MEP (1975) Helplessness: On Depression, Development, and Death. San Francisco: Freeman

Selye H (1936) A syndrome produced by diverse nocuous agents. Nature 138: 32

Sengupta P (2012) Health impacts of yoga and pranayama: A state-of-the-art review. Int J Prev Med 3(7): 444–458

Sennett R (1998) Der flexible Mensch. Die Kultur des neuen Kapitalismus. Berlin: Berlin

SGB V – Sozialgesetzbuch Fünftes Buch (2013) Gesetzliche Krankenversicherung – Artikel 1 des Gesetzes v. 20. Dezember 1988, BGBl. I S. 2477, zuletzt geändert durch dreizehntes Gesetz zur Änderung des Fünften Buches Sozialgesetzbuch (13. SGB V-Änderungsgesetz – 13. SGBVÄndG) vom 22. Dezember 2013, BGBl. I S. 4382

Sherman KJ (2012) Guidelines for developing yoga interventions for randomized trials. Evid Based Complement Alternat Med. Article ID 143271. doi: 10.1155/2012/143271

Sherman KJ, Cherkin DC, Erro J, Miglioretti DL, Deyo RA (2005) Comparing Yoga, Exercise, and a Self-Care Book for Chronic Low Back Pain. Ann Intern Med 143(12): 849–856

Sherman KJ, Cherkin DC, Cook AJ, Hawkes RJ, Deyo RA, Wellman R, Khalsa PS (2010) Comparison of yoga versus stretching for chronic low back pain: protocol for the Yoga Exercise Self-care (YES) trial. Trials 11:36. doi: 10.1186/1745-6215-11-36

Siegel D (2010) The mindful brain – das achtsame Gehirn. In: Hüther G, Roth W, von Brück M (2010) Damit das Denken Sinn bekommt. Spiritualität, Vernunft und Selbsterkenntnis. Mit Texten des Dalai Lama. Freiburg/Br.: Herder Spectrum, S. 38–55

Siegrist J (1996) Soziale Krisen und Gesundheit. Göttingen: Hogrefe

Siegrist J (2010) Stress und Burnout in der Krankenhauspflege. Vortrag auf der Tagesveranstaltung „'Gesund pflegen' – gesund arbeiten im Krankenhaus", Köln. www.bgf-institut.de/uploads/media/Siegrist_Stress_und_Burnout_in_der_Krankenhauspflege_21-01-2010.pdf (letzter Zugriff: 10.03.2014)

Siegrist J, Dragano N (2008) Psychosoziale Belastungen und Erkrankungsrisiken im Erwerbsleben. Befunde aus internationalen Studien zum Anforderungs-Kontroll-Modell und zum Modell beruflicher Gratifikationskrisen. Bundesgesundheitsbl – Gesundheitsforsch – Gesundheitsschutz 51(3): 305–312

Signium International GmbH & Co. KG (Hrsg.) (2011) Unternehmensführung 2030. Innovatives Management für morgen. Düsseldorf

Sivananda Yoga Zentrum (1993) Yoga für alle Lebensstufen in Bildern. München: Gräfe und Unzer

Snower DJ (1998) The organizational revolution and its implications for job creation. In: Gual J (ed.): Job creation: The role of labour market institutions. London, S. 49–70

Sterling P (2012) Allostasis: a model of predictive regulation. Physiol Behav 106(1): 5–15. doi:10.1016/j.physbeh.2011.06.004

Sterling P, Eyer J (1988) Allostasis: a new paradigm to explain arousal pathology. In: Fisher S, Reason J (Hrsg.): Handbook of life stress, cognition and health. New York: Wiley & Sons, S. 631–651

Storch M (2011) Wie Embodiment in der Psychologie erforscht wurde. In: Storch M, Cantieni B, Hüther G, Tschacher W (2011) Embodiment. Die Wechselwirkung von Körper und Psyche verstehen und nutzen. Bern: Hans Huber, S. 35–72

Storch M, Cantieni B, Hüther G, Tschacher W (2011) Embodiment. Die Wechselwirkung von Körper und Psyche verstehen und nutzen. Bern: Hans Huber

Stück M (2008) Neue Wege: Yoga und Biodanza in der Stressreduktion für Lehrer. Berlin/Milow/Strasburg: Schibri

SVR – Sachverständigenrat für die Konzertierte Aktion im Gesundheitswesen (2001) Gutachten 2000/2001, Band 1, BT-Drs. 14/5660

Taylor AG, Goehler LE, Galper DI, Innes KE, Bourguignon C (2010) Top-down and bottom-up mechanisms in mind-body medicine: Development of an integrative framework for psychophysiological research. Explore (NY) 6(1): 29–41. doi: 10.1016/j.explore.2009.10.004

Tekur P, Singphow C, Nagendra HR, Raghuram N (2008) Effect of short-term intensive yoga program on pain, functional disability and spinal flexibility in chronic low back pain: a randomized control study. J Altern Complement Med 14(6): 637–644. doi: 10.1089/acm.2007.0815

Tekur P, Nagarathna R, Chametcha S, Hankey A, Nagendra HR (2012) A comprehensive yoga program improves pain, anxiety and depression in chronic low back pain patients more than exercise: an RCT. Complemt Ther Med 20(3): 107–118. doi: 10.1016/j.ctim.2011.12.009

Teo AR, Choi H, Valenstein M (2013): Social Relationship and Depression: Ten-Year Follow-Up from a Nationally Representative Study. PLoS ONE 8(4): e62396. doi: 10.1371/journal.pone.0062396

Terpitz K (2013) Fitness – das neue Statussymbol. In: Handelsblatt. Nr. 127, S. 53 f.

Thich Nhat Hanh (1993) Das Wunder der Achtsamkeit. Einführung in die Meditation. Zürich/München: Theseus

Thomzik M, Göttel S (2007) Virtuelle Unternehmen und Lifestyle-Management: neue Formen der Integration von Arbeit und Gesundheit. In: Bundesministerium für Bildung und Forschung (BMBF): Gestaltung der Arbeit in virtuellen Unternehmen, Bonn/Berlin, S. 70–72

Tiemann M, Buskies W, Brehm W (2008) Rückentraining sanft und effektiv. Kursmanual. Aachen: Meyer & Meyer

Tietke M (2012) Der Stammbaum des Yoga. 5000 Jahre Yoga-Tradition und Moderne. Bielefeld: Theseus

Tilbrook HE, Cox H, Hewitt CE, Kang'ombe AR, Chuang LH, Jayakody S, Aplin JD, Semlyen A, Trewhela A, Watt I, Torgerson DJ (2011) Yoga for chronic low back pain: a randomized trial. Ann Intern Med 155(9): 569–578

TK (Techniker Krankenkasse) (2008) Gesundheitsreport, Auswertungen 2008. Arbeitsunfähigkeiten und Arzneiverordnungen Schwerpunkt: Psychische Störungen. Bd. 18, Hamburg

TK (Techniker Krankenkasse) (2011) Gesundheitsreport 2011, Auswertungen 2010, Teil 1: Arbeitsunfähigkeiten. Bd. 26, Hamburg

Trewhela A, Semlyen A (2011) Yoga for Healthy Lower Backs. Chichester, England: Lotus Publishing

Trökes A (2000) Das große Yogabuch. Das moderne Standardwerk zum Hatha-Yoga. München: Gräfe und Unzer

Tschacher W (2011) Wie Embodiment zum Thema wurde. In: Storch M, Cantieni B, Hüther G, Tschacher W: Embodiment. Die Wechselwirkung von Körper und Psyche verstehen und nutzen. Bern: Hans Huber, S. 11–34

Tschacher W, Storch M (2010) Embodiment und Körperpsychotherapie. In: Künzler A, Böttcher C, Hartmann R, Nussbaum (Hrsg.): Körperzentrierte Psychotherapie im Dialog. Heidelberg: Springer, S. 161–176

Uebelacker LA, Epstein-Lubow G, Gaudiano BA, Tremont G, Battle CL, Miller IW (2010) Hatha yoga for depression: critical review of the evidence for efficacy, plausible mechanisms of action, and directions for future research. J Psychiatr Pract 16(1): 22–23. doi: 10.1097/01.pra.0000367775.88388.96.

Vaitl D (2009) Autogenes Training. In: Petermann F, Vaitl D (Hrsg.) (2009): Entspannungsverfahren. Das Praxisbuch. Weinheim: Beltz PVU, S. 62–80

Verband der Ersatzkassen (vdek), BKK Dachverband e.V., IKK Classic, IKK Brandenburg und Berlin, BIG direkt gesund, Knappschaft, Sozialversicherung für Landwirtschaft, Forsten und Gartenbau (2013) Qualitätscheck und Zertifizierung für Präventionskurse – ab 1.1.2014 bundesweit, effizienter und kassenübergreifend. Gemeinsame Presseerklärung, Berlin, 30.07.2013. www.vdek.com/presse/presse mitteilungen/2013/praeventionskurse.html (letzter Zugriff: 10.03.2014)

Vivekananda S (1990) Raja-Yoga. Freiburg: Bauer

Vuori J (2001) Dose-response of physical activity and low back pain, osteoarthritis, and osteoporosis. Med Sci Sports Exerc 33 (6 Suppl): 551–586

Waadt S, Duran G, Berg P, Herschbach P (2011) Progredienzangst. Manual zur Behandlung von Zukunftsängsten bei chronisch Kranken. Stuttgart: Schattauer

Wahsner R (2010) Achtsamkeit im Yoga. In: Piron H, von Quecklebergh R (Hrsg.) (2010) Meditation und Yoga. Achtsamkeit, Heilung, Selbsterkenntnis. Eschborn/Magdeburg: Klotz, S. 135–151

Wenig CM, Schmidt CO, Kohlmann T, Schweikert B (2009) Costs of back pain in Germany. Eur J Pain 13(3): 280–286. doi: 10.1016/j.ejpain.2008.04.005

WHO – Weltgesundheitsorganisation (1946) Constitution of the World Health Organization as adopted by the International Health Conference held in New York from 19 June to 22 July 1946, signed on 22 July 1946 by the representatives of 61 States (Off. Rec. Wld Hlth Org., 2, 100). www.who.int/governance/eb/who_constitution_en.pdf (letzter Zugriff: 10.03.2014)

WHO – Weltgesundheitsorganisation (1986) Ottawa Charter for Health Promotion. Dt.: Ottawa-Charta zur Gesundheitsförderung. www.euro.who.int/de/publications/policy-documents/ottawa-charter-for-health-promotion,-1986 (letzter Zugriff: 10.03.2014)

WHO – Weltgesundheitsorganisation (2005) Bangkok Charta für Gesundheitsförderung in einer globalisierten Welt, 6. Weltkonferenz für Gesundheitsförderung in Bangkok, Thailand, 11. August. www.who.int/healthpromotion/conferences/6gchp/BCHP_German_version.pdf (letzter Zugriff: 10.03.2014)

WHO – Weltgesundheitsorganisation (2010a) Internationale Klassifikation psychischer Störungen. ICD-10 Kapitel V (F). Bern: Hans Huber

WHO – Weltgesundheitsorganisation (2010b) Mental health: strengthening our response. Fact sheet, No. 220. www.who.int/mediacentre/factsheets/fs220/en/ (letzter Zugriff: 10.03.2014)

WHO – Weltgesundheitsorganisation (2011) The world health report 2001 – Mental Health: New Understanding, New Hope. Genf: WHO

Williams K, Steinberg L, Petronis J (2003) Therapeutic Application of Iyengar Yoga for Healing Chronic Low Back Pain. International Journal of Yoga Therapy (IJYT) 13: 55–67

Williams KA, Petronis J, Smith D, Goodrich D, Wu J, Ravi N, Doyle EJ, Juckettg G, Munoz Kolarh M., Gross R, Steinberg L (2005) Effect of Iyengar yoga therapy for chronic low back pain. Pain 115(1–2): 107–117

Williams K, Abildso C, Steinberg L, Doyle E, Epstein B, Smith D et al. (2009) Evaluation of the effectiveness and efficacy of Iyengar yoga therapy on chronic low back pain. Spine (Phila Pa 1976). 34(19): 2066–2076. doi: 10.1097/BRS.0b013e3181b315cc

Yadav RK, Magan D, Mehta M, Mehta N, Mahapatra SC (2012) A short-term, comprehensive, yoga-based lifestyle intervention is efficacious in reducing anxiety, improving subjective well-being and personality. Int J Yoga 5(2): 134–139

Yang K (2007) A Review of Yoga Programs for Four Leading Risk Factors of Chronic Diseases. Evid Based Complement Alternat Med 4(4): 487–491. doi: 10.1093/ecam/nem154

Yang K, Bernardo LM, Sereika SM, Conroy MB, Balk J, Burke LE (2011) Utilization of 3-month yoga program for adults at high risk for type 2 diabetes: A pilot study. Evid Based Complement Alternat Med, Article ID 257891. doi: 10.1093/ecam/nep171

Yoga Journal (2013): Yoga Journal Releases 2012 „Yoga in America" Market Study (Studie wurde durchgeführt von Harris Interactive Service Bureau). www.yogajournal.com/press/yoga_in_america (letzter Zugriff: 06.03.2014)

Yoga Vidya e.V. (2014) Presseinformation. www.yoga-vidya.de/fileadmin/yv/presse/pressemappe/pressemappe_2013-10.pdf (letzter Zugriff: 05.03.2014)

ZEIT ONLINE (2010) Der Konsum von Antidepressiva nimmt zu. dpa, Reuters, 12.08.2010. www.zeit.de/gesellschaft/2010-08/depression-medikamente (letzter Zugriff: 10.03.2014)

Sachverzeichnis

A

achtsame Haltung 264–265
Achtsamkeit 149, 263
- Definition 150, 264
- Entscheidungsfähigkeit 265
- für die Gesundheit 36
- große, Bewegungsabläufe 191
- Verbesserung 180
achtsamkeitsbasierte Therapien 132
Achtsamkeitsmeditation 264–265
Achtsamkeitstraining/-übungen 7, 150, 154
- Wiederholung 136–137
Adrenalin 16
adrenokortikotropes Hormon (ACTH) 16–17
affektive Störungen 47–48, 62
Afferenzen 134
Agoraphobie 63
Aktivierung, anhaltende (prolonged response) 23
Akupunktur 143
Alexandertechnik 132
Alkoholabhängigkeit/-störungen 45, 85
- Stressbewältigung 49
allgemeines Adaptationssyndrom (AAS) 14
Allostase-Konzept 22–27
Allostatic Load Index (ALI) 26
allostatische Last 23, 197
- Definition 23
- Gehirn 24–26
- Stress, positiver, ertragbarer, toxischer 23
Alltagsprobleme, dauerhafte kleine (daily hassles) 33
Amygdala 25–26
Anforderungs-Kontroll-Modell (Demand-Control-Model) 34–35
Anforderungs-Ressourcen-Modell 39–42

Angst, Antrieb für Veränderung 30–32
Angststörungen 45, 50, 63–64, 85, 178
- generalisierte 63
- präventive Maßnahmen 159
- Ursachen 64, 185
Anpassungsstörungen 50, 65
Antidepressiva 26, 112
- Konsum 49
Antonovsky, Aaron 37–39, 121, 144, 155
Appraisal (kognitive Bewertung) 19–20
Arachnophobie 63
Arbeitsbelastung, soziologische Erklärungsansätze 33–36
Arbeitsfähigkeit, Definition 109
Arbeits-und Lebensverhältnisse, Bedingungen 96
Arbeitsunfähigkeit, Erwerbstätigkeitsjahre, verlorene 88
Arbeitswelt, Realität 94–95
Asana (Körper) 124, 142, 190
- Atem und Geist, Zusammenhang 127
- Ich-Aufbau 131
- Spiegel der Seele 131
Asanas (Körperübungen/-haltung) 5, 122, 137, 199–220, 226, 229–240
- in der Bauchlage 209–215
- – Die Heuschrecke (*Shalabhasana*) 214–215
- – Die Kobra (*Bhujangasana*) 212–213
- in der Rückenlage 215–220
- – Bauchmuskelübungen (*Yoga-Crunches*) 215–216
- – *Bein heben 216–217*
- – Die (Schulter)Brücke *Setu Bandhasana* oder *Dvi Pada Pitham*) 218–219
- – Knie zum Brustkorb (*Supta Pavana-muktasana*) 217
- – Kreuzstreckung 218
- – Krokodil (*Jatara Parivartanasana*) 219–220

Asanas (Körperübungen/-haltung)
- meditativer Vorgang 197
- im Sitzen 200–209
- – Der halbe Drehsitz
    (*Ardha Matsyendrasana*) 205–207
- – Die Babypose (*Balasana* oder
    Yoga-*Mudra*) 205
- – Die halbe Vorbeuge oder halbe
    Kopf-Knie-Stellung
    (*Janu Shirshasana*) 208–209
- – Die Vorbeuge (Vorwärtsbeuge)
    oder Kopf-Knie-Stellung
    (*Pashchimottan-Asana*) 207–208
- – Fersensitz (*Vajrasana*) 202
- – Kamel (*Ustrasana*) 203
- – Kuhkopfsitz (*Gomukkasana*) 204
- – Lotussitz (halber)
    (*Ardha Padmasana*) 201
- – Schmetterling (*Badda konasana*) 202
- – Schneidersitz (*Sukhasana*) 200–201
- – Seitenbeuge (sitzend) 209
- im Stehen 220–231
- – Ausfallschritt (*Anjaneyasana*) 227
- – Das Dreieck (*Utthita Trikonasana*) 225–226
- – Der aufrechte Stand (*Tadasana* oder *Samasthiti*) 221–222
- – Der Baum (*Vrikshasana*) 222–223
- – Der Halbmond im Ausfallschritt (*Anjaneyasana*) 228
- – Der Halbmond im Stehen (*Ardha Candrasana*) 226
- – Der Krieger (*Virabhadrasana I*) 229–230
- – Der Tisch (im Stehen) (*Ardha Uttanasana*) 229
- – Die Stockhaltung (*Urdhva Hastasana*) 224
- – Die Waage oder die dritte Heldenhaltung (*Virabhadrasana III*) 228
- – Rumpfbeuge zur Seite im Kniestand (*Parighasana*) 230–231
- – Spine-Twist im Stehen 223
- – Stehende Vorwärtsbeuge (*Uttanasana II*) 227
- – Stuhlpose (*Utkatasana*) 224
- – Übungen für Schulter, Hals und Nacken 220
- im Vierfüßerstand 209–212
- – Der Hund mit dem Gesicht nach unten (*Adho Mukha Svanasana*) 211–212
- – Die Katze (*Cakravakasana*) 209–210
- – Die schiefe Ebene oder Stockhaltung (*Caturanga Dandasana*) 210–211

Ashtanga-Yoga 126, 195
Atem/Atmung 243
- Meditationsobjekt 266–267
- Yoga-Wirkungen 183
Atemübungen/-lenkung (*Pranayama*) 5, 122, 124, 137, 142, 190, 199, 241–246, 266
- Bauch- oder Zwerchfellatmung (untere Atmung) 244
- Einfluss 243
- entspannende 187
- Nasenatmung (*Anuloma Viloma*) 245
- Psychohygiene- bzw. Rundatmung 246
- Rippenatmung (mittlere Atmung) 244
- Schlüsselbein- oder Brustatmung (obere Atmung) 244
- Training/Wiederholung 245
- Vier-Phasen-Vollatmung 243
- vollständige Yogaatmung oder Yogavollatmung 244–245
- Zeitaufwand 243
Atemzyklus 242
Aufmerksamkeit
- Konzentration 122
- volle 266
Aufmerksamkeitslenkung 264
Aufwärmübungen 231
- Gehen auf der Stelle oder Yoga-Jumping 231
Autogenes Training (AT) 249, 258–261
- Abschluss 261
- Atemübung 260
- Herzübung 260
- Kopfübung 261
- psychische Störungen 259

- psychosomatische Erkrankungen 258–259
- Schwereübung 260
- Sonnengeflechtsübung 261
- Vor-/Nachteile 259
- Wärmeübung 260

Autopilotenmodus, Unterbrechung 264–265

B

Bandscheiben 78
- -prolaps/-protrusion 74, 76, 79
- Rückenschmerzen 74

Bauch-oder Zwerchfellatmung (untere Atmung) 244
Beck, Ulrich 105, 109
Becker, Peter 39-42
Bedeutsamkeit (meaningfulness), Kohärenzgefühl 39
Belastungen, objektive Stärke 2
Belastungsstörungen 47
Beratungsbranchen 95–96
berufliche Gratifikationskrisen (Effort-Reward-Imbalance-Model) 34–36
Bewältigung s. Coping
Bewältigungsstrategien 120
- Burnout-Syndrom 57–58
- externale 6
- internale 6, 154

Bewegungsangebote, Kurse 167
Bewegungsgewohnheiten 159
Bewegungssystem, Yoga-Wirkungen 182
Beziehungsfähigkeit 2
Bhakti-Yoga 121, 123, 126
Bindegewebserkrankungen, präventive Maßnahmen 159
biopsychosoziales Modell 145–147
- Rückenschmerzen 147

Body-Scan 267–268
bösartige Neubildungen, präventive Maßnahmen 158
Broad, William J. 188, 193
Brühlmann, Toni 62
Burnout-Kompetenz 110
Burnout-Syndrom 4, 46, 50–58
- Abbau 52
- Arbeitsüberforderung 56

- Begleiterkrankungen 85
- Bewältigungsstrategien 57–58
- Engagement, reduziertes 51
- Erkrankungen, spätere 56–57
- Erschöpfung, völlige 53
- Erschöpfungsphase 52
- Euphorie-Phase 52
- Klassifikation 54–56
- Persönlichkeitsmerkmale 52–54
- psychiatrische Diagnose 54–57
- psychosomatische Reaktionen 52
- Reaktionen, emotionale 51
- Selbstverbrenner, aktiver/passiver 53–54
- Stress, chronischer 130
- Verflachung 52
- Verzweiflung 52
- Warnsymptome 51

C

Cannon, Walter Bradford 13
Citta s. Geist
Cloud-Computing 106
Cloud-Working 105–110
- Beziehungskultur, veränderte 108
- Bring your own device (BYOD) 107
- Bürogemeinschaften (Co-Working-Spaces) 108
- digitale Reputation 108
- Freiheiten und Wahlmöglichkeiten 109
- Ressourcen, persönliche 110
- Self-empowerment/-marketing 110
- Zertifizierungsmodelle 107

Coping (Bewältigung) 2, 7, 19, 21, 31, 96, 153, 251
- emotionsorientiertes (internales) 19, 21, 248
- instrumentelles 19, 21
- problemorientiertes 21

Corporate Happiness 36

D

Dauerstress, Begleiterkrankungen 85
Dehnung 180
Denken, Emotionen 149

Depression 45, 50, 58–62, 178
- Abgrenzung 58
- Abwärts-/Aufwärtsspirale 62
- achtsamkeitsbasierte kognitive Therapie 130
- chronische 60
- Erkrankungswahrscheinlichkeit 61
- Komorbiditäten 62, 85
- präventive Maßnahmen 159
- rezidivierende 60, 62
- Suizidraten 49
- unipolare 45, 60
- Ursachen 185
- Vulnerabilitäts-Stress-Bewältigungs-Modell 61

depressive Episoden 47, 59–60, 62

Dharana (Konzentration, Aufmerksamkeit bzw. Achtsamkeit) 123, 125–126, 142, 199, 262

Dhyana (Geist) 125–126, 142, 263

Diabetes mellitus Typ 2, präventive Maßnahmen 158

Dis-Ease (Ent-Gesundung) 37

Dobos, Gustav 145

Doping 111–113

Durchblutungsanregung 183

Dysstress 13, 29, 83, 158, 159, 182
- emotionaler, reduzierter 185

Dysthymie 60

E

edukative Aspekte 7

Efferenzen 134

Ehrenberg, Alain 109, 119

Eigenkompetenz/-verantwortung, Stärkung 162

Einstellung, innere 179

Embodiment 5, 7, 130–137, 187
- Definition 131

Emergenz 146

Emotionen, Denken 149

Empty-Nest-Syndrom 33

Engagement Index, emotionale Bindung von Erwerbstätigen 71

Enhancement-Präparate, Nebenwirkungen 115

Entgrenzung, Folgen 110–116

Entspannung 149, 180

Entspannungsantwort (relaxation response) 248

Entspannungshaltungen 239–240
- Bauchentspannungspose 240
- Totenstellung (*Savasana*) 239

Entspannungsreaktionen 187
- positive Zeichen 252

Entspannungstraining/-übungen bzw. -verfahren 143, 161, 247–268
- aktive/passive 249
- Anwendungsbereiche/Wirkungen 250–251
- Begleiterscheinungen 251
- neurobiologische Untersuchungsverfahren 250
- Spannungsregulation 249
- Stressmanagement 251

Epidemiologie 43–92

Erleuchtung s. *Samadhi*

Ernährung 159

Erschöpfungszustände 36, 178
- Nichtwahrnehmung 153

Erwerbsfähigkeit, verminderte, Rentenzugänge 89

Erwerbstätigkeitsjahre, verlorene 88

escapable stress 13

Eustress 13

Evaluation, meditative Verfahren 174–198

Evidenzbasierte Medizin (EbM) 170, 197

Evidenznachweis 175

F

Fehlhaltungen 197

Feldenkrais-Methode 132

Freudenberger, Herbert J. 51

Fromm, Erich 128, 142

Führungskräfte
- Rollenanforderungen 93–94
- Schulung 161

G

GABA (Gammaaminobuttersäure) 17, 137

Gehirn
- allostatische Last 24–26
- Multitasking 70
- neuroethische Herausforderungen 114
- Neuroplastizität 29
- Schmerzverarbeitung 78–80

Geist (*Citta*) 128
- Trennung vom Körper 143

geistige Beruhigung 180
geistige Leistungsfähigkeit, medikamentöse Verbesserung 113
Gelenkschmerzen 6
General Adaptation Syndrome (GAS) 14
generalisierte Widerstandsressourcen (Generalized Resistance Resources, GRR) 38
Gesundheit 146
- Definition 141–142
- Gleichgewicht 142
- in ausgewählten Berufsfeldern 93–116
- in Deutschland aktuell (GEDA) 44–45
- Lebensqualität 155
- psychische 3
- psychophysische, Verständnis 128
- Verbesserungen 177

Gesundheitsberufe, Arbeitsunfähigkeit 97
Gesundheitsdefinition, WHO 142
Gesundheitsförderung 155, 168
- arbeitsweltbezogene Ziele 162–164
- Ausgaben der GKV 168–169
- betriebliche 161, 173
- lebensweltbezogene Ziele 162–164
- Prävention 154–156

Gesundheits-Krankheits-Kontinuum 37–38
Gesundheitskurse
- Bezuschussung 164–165
- Prüfungs- und Zertifizierungstätigkeit 171
- Qualifikationsanforderungen 170

Gesundheitsleistungen, individuelle (iGeL) 172
Gesundheitsmanagement, betriebliches, Heil- Pflegeberufe 98

Gesundheitsmonitoring 44
Gesundheitsorientierung (Salutogenese) 37
Gesundheitsprophylaxe, Heil-/Pflegeberufe 98
Gesundheitsschutz, Ausgaben 168
Gesundheitssystem, Leistungen, Inanspruchnahme 87
GKV-Spitzenverband, Leitfaden Prävention 158–161
Gleichgewicht (Homöostase) 4, 13
göttliche Kräfte (*Vibhuti*) 123

H

Hals-, Brust- und Lendenwirbelsyndrom 74
Handhabbarkeit (manageability), Kohärenzgefühl 39
Hatha-Yoga 4, 126–128, 138, 156, 170, 231, 249
- Präventionsprinzip 156, 170–174
- Reinigungshandlungen 126
- Übungsprogramm 4

Hatha-Yoga-Pradipika 127
Hauer, Jacob Wilhelm 3
Health-Ease (Gesundheit) 37
HEDE-Kontinuum 37–38
Heil-/Pflegeberufe 97–98
- Gesundheitsmanagement/-prophylaxe 98

Herz-Kreislauf-Erkrankungen 158
Heterostase(modelle) 12, 37
Hilbrecht, Heinz 196
Hippocampus 24
- Atrophie 26

Höhenangst 63
Homöostase 13, 37
- Theorien 12

Hüther, Gerald 28–32, 136
Hyperkyphose (Rundrücken) 76
Hyperlordose (Hohlkreuz) 76
Hypnose 143
Hypothalamus-Hypophysen-Nebennierenrinden-Achse (HHN-Achse) 15–17, 186

I

Iliosakralgelenk (ISG-/ISG-Symptomatik) 76
inescapable stress 14
inneres Milieu 12
Insomnie 46
Invalidität 88
Ischialgie 76
Ist-Soll-Abweichungen 13

J

Jacobson, Edmund 252
Jnana-Yoga 123, 126

K

Kabat-Zinn, Jon 178, 249, 264–265, 267
Kampf-Flucht-Reaktion 185
Karasek, R.A. 34-35
kardiovaskuläre Störungen, Sympatikotonus, permanent erhöhter 94
Karma-Yoga 123, 126
Körper s. *Asana*
Körpererfahrung 130–137
Körpergedächtnis 25
Körperhaltung(en) 131, 149, 197
– Training und Wiederholung 136–137
körperliches Erleben, Änderung 131
Körpersignale, Wahrnehmung 135
Körperübungen/-haltung s. *Asanas*
Körperwahrnehmung 4
– Definition 133
körperzentrierte Psychotherapie 130, 132
kognitives Enhancement als politisch-gesellschaftliches Thema 115–116
Kohärenzgefühl (Sense of Coherence, SOC) 38–39
Konzentration s. *Dharana*
Kopfschmerzen, stressbedingte 120
Kortikotropin-Releasinghormon (CHR) 16–17
Kortisol 30
Krankenkassen, Abhängigkeit 172–173
Krankheit 146
Kreuzschmerzen 73–84
– s.a. Rückenschmerzen
– Adipositas 83
– akute 79
– Chronifizierung/Dauer 74–75, 79
– Klassifikation/Schweregrade 74–75
– Übergewicht 83
– Ursachen 83–84
Kriya-Yoga 126
Kundalini-Erfahrung/-Yoga 190, 195–196
Kursangebote, Dienstleister, externe 173

L

Laya-Yoga 126
Lazarus, Richard S. 18, 21, 22, 62
Lebenserfahrungen, Speicherung 135
Lebensqualität 185
Lebensweise (*Yama und Niyama*) 137
Lehrer(gesundheit) 99–104
– Anforderungen 99–100
– Arbeitsorganisation 104
– Bewältigungsstrategien, subjektive 102–103
– Dienstunfähigkeit 101
– gesundheitsfördernde Faktoren 103
– Misserfolgsverarbeitung 104
– Ressourcen und Interventionsmaßnahmen 103–104
– Selbstmanagement/-wirksamkeit 104
– soziale Unterstützung 104
Leistungssteigerungseffekte
– kognitive 115
– Medikamente 113
Leitfaden Prävention 158–160
– GKV-Spitzenverband 161
Life-Balancing 2
Lifestyle-Drogen 112
Lifestyle-Management 6, 96
Lumbalgie/Lumboischialgie 76

M

Magen-Darm-Wirkungen 184
Mainzer Stadienmodell der Schmerzchronifizierung (MPSS) 75
Malik, Fredmund 105
Mantra-Yoga 126

Sachverzeichnis

McEwen, Bruce 22-27
Medikamente
- leistungssteigernde 113
- neuroethische Herausforderungen 114

Meditation 5, 132, 137, 143, 150, 261–267
- Alltagsrelevanz 151
- Atmung 266–267
- Auswirkungen auf Körper und Gesundheit 262
- Berufsrelevanz 152
- Erfahrungen 135
- klinisch standardisierte (Clinically Standardized Meditation, CSM) 249
- Licht 267
- Objekte 266
- Selbsterforschung 261
- Techniken 262

meditative Verfahren, Evaluation 174–198
Mind-Body-Medizin 7, 121, 132, 175
- Definition 143–147
- ganzheitlicher Ansatz 144
- Praktiken/Verfahren 143, 172

Mindfulness Based Stress Reduction (MBSR) 178, 264
Mobilisierung 180
Mohan, A.G. 138, 141–142., 242
Morbus Bechterew 76
Mortalität, Erwerbstätigkeitsjahre, verlorene 88
Multitasking 70
Muskeldehnungen, sanfte 187
Muskelerkrankungen, präventive Maßnahmen 159
Muskel-Skelett-Erkrankungen 180
- AU-Tage 82
- Krankheitskosten 86
- psychosoziale Risikofaktoren 83
- Risikopotenzial 82

N

Nackenschmerzen 172
Nasenwechselatmung (*Anuloma Viloma*) 245–246

Nervensystem, Yoga-Wirkungen 184
Neubewertungen (Reappraisal) 20–21
Neuro-Enhancement 115–116
neurologische Störungen 91
Neuroplastizität/neuronale Plastizität 29, 134
neurotische Störungen 47
nicht-psychosomatische Krankheiten 146
Niyama (persönliche Disziplin) 124, 137, 142
Noradrenalin 16, 30
Nozizeptoren s. Schmerzrezeptoren

O

Ordnungstherapie 144–145
Organizational Burnout 36
Ott, Ulrich 178

P

Pada (Kapitel, Bücher) 123
Panikstörungen 64
persönliche Disziplin s. *Niyama*
Phobie/phobische Störungen 63–64
präfrontaler Cortex 25
Prävention 155
- Angebote 160
- Ausgaben der GKV 168–169
- Definition 154, 168
- gesetzliche Grundlagen 156–157
- Qualitätsmaßstäbe 160

Präventionsberichte 166
Präventionsempfehlung 157
Präventionsförderung, Finanzierung 164–169
Präventionsförderungsgesetz 156–157, 162, 172
Präventionskurse/-maßnahmen 167
- Anbieter 160–161, 171
- Qualitätsprüfung 171

Präventionsleitfaden 158–161, 168, 170
- Weiterentwicklung 160

Präventionsziele 161–164
- arbeits-/lebensweltbezogene 162–164

Pranayama s. Atemübungen/-lenkung

Pratyahara (Sinne) 125, 142
Primärprävention 154, 156, 168
- finanzielle Ausstattung 173
- GKV-Ausgaben 165
Progressive Muskelrelaxation (PMR) 252–258
- Abschluss 257
- Brust und Bauch 256
- Gesäß und Beine, unterer Rücken 256–257
- Hände und Arme 253–254
- Hals 255
- Kiefer und Lippen 254–255
- Körper, gesamter 257
- kurze Variante 257–258
- Nacken und Schultern 255–256
- Oberarme 254
- Schulterblätter 255–256
- Stirn und Augen 254–255
- Übungen 253–258
psychische Belastungen 7, 147, 172
- am Arbeitsplatz 69
- Gesundheitsreport der BEK 47
psychische Erkrankungen/Störungen 91, 178
- Arbeitsanforderungen 69
- Arbeitsweltwandel 67–73
- DEGS1-Studie 45
- Einzeldiagnosen von BEK-Versicherten 48
- emotionale Bindung zum Unternehmen 72, 74
- Entdeckungsrate, höhere 66–67
- Führungsverhalten 71–72
- Häufigkeitszunahme 65–66
- Handlungsspielräume, eigene 68
- Indikatoren 46
- körperliche Beeinträchtigungen 44
- Komorbidität 46, 84–86
- Krankenstand (AU-Tage) 68
- Krankheitsursachen 69
- Leistungsanforderungen 68
- Leistungsdruck 69
- Multitasking 70
- Organizational burnout 72
- Personenmerkmale, gesundheitsförderliche 70
- Rentenbeginn 90
- Rentenzugänge 89
- Ressourcenverluste 87
- sozioökonomische Folgen 86–92
- stressbedingte Gesundheitsrisiken, Prävention 70–71
- Stressreport Deutschland (2012) 69
- Zunahme 43–50, 65–73
psychische Gesundheit 43
- bevölkerungsrepräsentative Daten 45
- Gesundheitsreport der BEK 47
psychische Spannungen, körperliche Auswirkungen 129
psychische Zustände, Wissen, fehlendes 196
psychisches Allgemeinbefinden 185
psychoaktive Medikamente, Selbstoptimierung 111–113
Psychoneuroimmunologie 18
psychosomatische Erkrankungen 7, 146–147
Psychostimulanzien 112
psychotrope Mittel, Verbreitung 115

Q

Qi Gong 174, 185, 249

R

Raja-Yoga 126
Relaxation Response nach Benson 185, 249
Rentenbeginn, Durchschnittsalter 90–91
Rentenzugänge, Erwerbsfähigkeit, verminderte 89
Repräsentationen
- dispositionelle 134
- kortikale 184
- neuronale 265
Ressourcen, externe/interne 41
Ressourcenmanagement 2
Restless-legs-Syndrom 46
Riemann, Fritz 63
Rippenatmung (mittlere Atmung) 244
Rückenschmerzen 5–6, 172, 179–181
- s.a. Kreuzschmerzen

Sachverzeichnis

- akute 81
- Anatomie 74, 76
- AU-Tage 81
- Bandscheiben 74
- Begleiterkrankungen 86
- biopsychosoziales Modell 147
- Patientenkosten 91
- Prävalenz 81
- Schmerzrezeptoren 78
- stressbedingte 120

Ruhegehalt im Schuldienst, Versorgungszugänge 101–102

S

Salutogenese/salutogenetisches Modell 37–39, 155, 179
Samadhi (Erleuchtung/Geist) 122–123, 125–126, 128, 142, 261, 263
Samyama (Sammlumg) 126
Sanskritbegriffe, Schreib-/Aussprachehinweise 8
Schlafapnoe 46
Schlafstörungen 1, 31, 46, 52, 59, 91, 120, 137, 196, 251, 253
- chronische 85
- funktionelle 259
- stressbedingte 120

Schlaganfallrisiko, yoga-bedingtes 193
Schmerzen, Bewältigung 149
Schmerzlinderung 180
Schmerzpsychotherapie, Entspannungsverfahren 248
Schmerzrezeptoren, Rückenschmerzen 78
Schmid, Wilhelm 3
Schulterschmerzen 172
Schultz, Johannes Heinrich 258
seelische Belastungen 6
Sekundärprävention 154
Selbst
- echtes 132–133
- falsches 133

Selbstausbeutung 93
Selbsterfahrung 2
Selbsterforschung, Meditation 261

Selbsterkenntnis 3
- Meditation 261

Selbstoptimierung, psychoaktive Medikamente 111–113
Selbstreflexion 2
Selbstregulation
- homöostatische 13
- Meditation 261
- Verfahren, Wirkung 251

Selbstwahrnehmung 130–137, 150
- begriffliche 132–133
- verkörperte (embodied selfawareness) 5, 132–133, 136–137

Selye, Hans 14
Shatkarmas 126
Shatkriyas 126
Siegel, Daniel 139
Siegrist, Johannes 35–36
Sinne s. Pratyahara
Situation
- Bewältigung 21–22
- Lageeinschätzung 20–21

Skeletterkrankungen
- präventive Maßnahmen 159
- Rentenbeginn 90

Skelett-Muskel-System, Yoga-Wirkungen 181–182
Skelettmuskulatur, Formung 149
Skoliose 76
somatoforme Störungen 45, 47, 85
- stressbedingte 94

Sonnengruß oder Sonnengebet (Surya Namaskar) 85, 231–238
- für den Rücken 236–238
- – Ausgangsstellung (Tadasana) 236, 238
- – Babypose, gestreckt (Balasana) oder Yoga-Mudra) 237
- – Gebetshaltung (Pranamasana) 236
- – Hund (Adho Mukha Shvanasana) oder Katzenbuckel 237
- – Katze 237
- – Oberkörperbeuge (Uttanasana) 236, 238
- – Schrittstellung 237

Sonnengruß oder Sonnengebet
- für den Rücken
- - Streckhaltung (*Urdhva Hastasana*) 236
- - Über Stuhlhaltung (*Utkatasana*) in Streckhaltung (*Urdhva Hastasana*) 238
- klassische Variante 233–235
- - Ausgangsstellung (*Tadasana*) 233, 235
- - Hund (*Adho Mukha Shvanasana*) 234
- - Kobra (*Bhujangasana*) 234
- - Oberkörperbeuge (*Uttanasana*) 233, 235
- - Raupe (*Ashtanga-Namaskara*) 234
- - Schrittstellung 234–235
- - Stockhaltung 234
- - Streckhaltung (*Urdhva Hastasana*) 233
- - Über Stuhlhaltung (*Utkatasana*) in Rückwärtsbeuge (*Hasta Utthanasana*) 235
soziales Verhalten s. *Yama*
sozioökonomischer Status 26, 171–172
Spannungsregulation, Entspannungstraining 249
Spannungszustände, chronische 247
Spondylolisthesis (Gleitwirbel) 76
Stärkung 180
Stimmungsaufhellung, Medikamente 113
Stress 5
- allostatische Last 23
- Antrieb für Veränderung 30–32
- Beanspruchung, langfristige 15
- chronischer 11–12, 45
- Einfluss, auf das Immunsystem 174
- Erklärungsansätze 11–42
- ertragbarer, (tolerable stress) 23
- individuelle Ebene 27
- negativer 13
- neurowissenschaftliche Sicht 22–32
- Nichtwahrnehmung 153
- physiologische Sicht 12–18
- positiver 13, 23

- psychologische Sicht 18–22
- salutogenetische Sicht 37–39
- soziologische Sicht 32–36
- Stufen 186
- toxischer 23
- Veränderungen in der modernen Welt 27
Stressantwort (Kampf-oder-Flucht-Reaktion) 248
Stressbewältigung 94, 147, 149
- achtsamkeitsbasierte nach Kabat-Zinn 249
Stressbewältigungstraining 161, 171
Stressforschung, biologische 14
Stresskompetenz 110
Stressmanagement 159
- Entspannungstraining 251
Stressmediatoren 24
Stressmodell, transaktionales 18–19
Stressoren 32–33
- berufliche 93
- körperliche 33
- soziale 33
- virtuelles Arbeiten 96
Stressreaktionen
- Auswirkungen, kurzfristige 15
- körperliche 16
- kontrollierbare 30
- Merkmale 32
- unkontrollierbare 31–32
Stressreduktion 4
- achtsamkeitsbasierte 178, 264
- Interventionsziele 153–154
Studie zur Gesundheit
- Erwachsener in Deutschland (DEGS) 44
- von Kindern und Jugendlichen in Deutschland (KiGGS) 44
Subjektivierung, Folgen 110–116
Substanzstörungen 45
Suchtmittelkonsum 159
Surya Namaskar s. Sonnengruß
Sutras (Leitfäden) 122
Sympathikus-Nebennierenmark 15–16
sympathisches Nervensystem, Übersteuerung 185

Sachverzeichnis

T

Teilnehmer, Schulung 154
Telefonsurvey, Gesundheit in Deutschland aktuell (GEDA) 44–45
Thai Chi 132, 143, 174, 185, 196, 249

V

Vedanta-Meditationstechnik (*Sakshi Bhav*) 267
Verhältnisprävention 168
Verhaltensänderung, Yoga 175
Verhaltensprävention 168
Verhaltensstörungen 87
- Diagnosegruppe 90
- Rentenbeginn 90
- Rentenzugänge 89

Verletzungen, yogabedingte 191–194
Verstehbarkeit (comprehensibility), Kohärenzgefühl 39
Vibhuti (göttliche Kräfte) 123
Vini-Yoga 176
Vipassana-Meditation 267
virtuelles Arbeiten 95–96

W

Wirbelsäule 80
- Aufbau 77–78

Work-Life-Effectiveness 2

Y

Yama (soziales Verhalten) 124, 142
Yantra-Yoga 126
Yoga
- achtgliedriger Pfad 142
- Anbieter, GEK-Zulassung 197
- Anfänger 190–191
- Aufmerksamkeit, volle 266
- Definition 121–122
- Entwicklung 189
- Evaluation 174–198
- förderlicher Einfluss 120
- funktionale Integration 139
- gesundheitliche Wirkungen 175–177
- als Gesundheitsbildungsangebot 153–154
- im Rahmen der Gesundheitsförderung und Prävention 154–174
- integrativer Ansatz 138–141
- Intervention 177
- Interventionsansatz, multimodaler 141
- klassisch-philosophischer 123
- Komplementär-Methoden 121
- Kontraindikationen 196
- Metaanalyse, neuere 181
- Nebenwirkungen 188–198
- Ökonomisierung 190
- positive Effekte 4
- psychische Integration 139–140
- psychische Wirkungen 184–186
- Risiken 188–198
- Schulen 190
- soziale Integration 140
- soziale Wirkungen 188
- strukturelle Integration 139
- strukturelle Wirkungen 179–182
- theoretische Grundlagen 121–129
- therapeutisches Ziel 137
- Trainertätigkeit 190
- Übungen 180
- Verhaltensänderung 175
- Verhaltensintervention 178
- Verletzungen 191–195
- Weg der Wandlung 3
- Wirkungen 177, 182–184, 186–187
- zielgerichtete und effektiv 177

Yoga for Healthy Lower Backs-Program 181
Yoga Journal 190
Yogalehrer, Erfahrung und Führung 191

Z

zeittypische Krankheitsbilder 50–65
zentrales Adaptionssyndrom 28–32

Psychotherapie von Schattauer

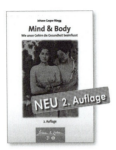

Johann Caspar Rüegg

Wissen & Leben — Herausgegeben von Wulf Bertram

Mind & Body
Wie unser Gehirn die Gesundheit beeinflusst

Wissen & Leben | Herausgegeben von Wulf Bertram

Wissenschaftlich fundiert, anschaulich und verständlich zeigt Rüegg auf, dass man die komplexen Wechselwirkungen zwischen „mind" und „body" gezielt nutzen kann: Neue Denk- und Verhaltensweisen, aber auch spirituelle Erfahrungen können Veränderungen hervorrufen, die über unsere Psyche auf den Körper wirken – denn: Gesundheit beginnt im Kopf!

2., aktualisierte u. erweiterte Aufl. 2014. 189 Seiten, 6 Abb., kart.
€ 16,99 (D) / € 17,50 (A) | ISBN 978-3-7945-3083-0

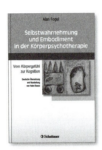

Alan Fogel

Selbstwahrnehmung und Embodiment in der Körperpsychotherapie
Vom Körpergefühl zur Kognition

Deutsche Übersetzung und Bearbeitung von Helmi Boese

Dieses innovative und interdisziplinäre Werk macht den Weg frei für die verkörperte Selbstwahrnehmung in Gestalt von Bewegungen, Empfindungen und Emotionen. Fogels Buch verbindet die komplizierte, technische Welt der psychologischen und biomedizinischen Forschung mit der gelebten Welt menschlicher Entwicklung und Erfahrung.

2013. 383 Seiten, 32 Abb., 17 Tab., geb.
€ 49,99 (D) / € 51,40 (A) | ISBN 978-3-7945-2965-0

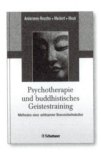

Ulrike Anderssen-Reuster, Petra Meibert, Sabine Meck (Hrsg.)

Psychotherapie und buddhistisches Geistestraining
Methoden einer achtsamen Bewusstseinskultur

Dieses Buch weitet den Horizont beträchtlich und bietet vielfältige Anregungen für die therapeutische Praxis. Darüber hinaus zeigt es dem Therapeuten Auswege aus der Burnout-Falle und vermittelt Haltungen und Methoden, wie mit Schmerz und Leid akzeptierend und offen umgegangen werden kann.

2013. 374 Seiten, 59 Abb., 6 Tab., geb.
€ 49,99 (D) / € 51,40 (A) | ISBN 978-3-7945-2927-8

Schattauer   www.schattauer.de